Sports Physical Therapy Seminar Series ⑫

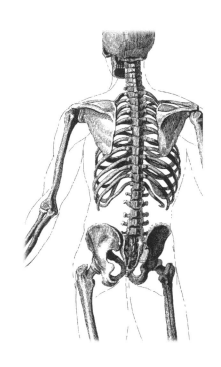

脊柱疾患の リハビリテーションの 科学的基礎

監修

東京有明医療大学特任教授
福林　徹

早稲田大学スポーツ科学学術院教授
金岡恒治

総編集

広島国際大学総合リハビリテーション学部教授
蒲田和芳

北海道千歳リハビリテーション大学准教授
小林　匠

編集

相模原協同病院医療技術部リハビリテーション室
河端　将司

Re-Vive
真木　伸一

北翔大学生涯スポーツ学部スポーツ教育学科
吉田　昌弘

広島国際大学大学院医療・福祉科学研究科
伊藤　一也

NAP Limited

監　修：	福林　　徹	東京有明医療大学
	金岡　恒治	早稲田大学スポーツ科学学術院
総編集：	蒲田　和芳	広島国際大学総合リハビリテーション学部リハビリテーション学科
	小林　　匠	北海道千歳リハビリテーション大学健康科学部リハビリテーション学科
編　集：	河端　将司	相模原協同病院医療技術部リハビリテーション室
	真木　伸一	Re-Vive
	吉田　昌弘	北翔大学生涯スポーツ学部スポーツ教育学科
	伊藤　一也	広島国際大学大学院医療・福祉科学研究科医療工学専攻
執筆者：	中尾　風花	筑波大学大学院
	平　　雅成	とつか西口整形外科スポーツ医学センター
	安井淳一郎	三菱名古屋病院リハビリテーション科
	宮田　　徹	相模原協同病院医療技術部リハビリテーション室
	芦原　光明	相模原協同病院医療技術部リハビリテーション室
	根地嶋　誠	聖隷クリストファー大学リハビリテーション学部理学療法学科
	大野　智貴	目白整形外科内科
	田邊　泰雅	目白整形外科内科
	穐山　大輝	八王子スポーツ整形外科リハビリテーションセンター
	越野　裕太	NTT東日本札幌病院リハビリテーションセンター
	石田　知也	整形外科北新病院リハビリテーション科
	櫻井　佳宏	山形済生病院リハビリテーション部
	須賀　康平	山形済生病院リハビリテーション部
	濱田　孝喜	貞松病院リハビリテーション科
	伊藤　博志	広島国際大学大学院医療・福祉科学研究科医療工学専攻
	小椋　浩徳	スタイル訪問看護ステーション

注意：すべての学問と同様，医学も絶え間なく進歩しています。研究や臨床的経験によってわれわれの知識が広がるに従い，方法などについて修正が必要になります。本書で扱ったテーマに関しても同じことがいえます。本書では，発刊された時点での知識水準に対応するよう著者および出版社は十分な注意をはらいましたが，過誤および医学上の変更の可能性を考慮し，著者，出版社および本書の出版にかかわったすべての者が，本書の情報がすべての面で正確，あるいは完全であることを保証できませんし，本書の情報を使用したいかなる結果，過誤および遺漏の責任も負えません。読者が何か不確かさや誤りに気づかれたら出版社にご一報くださいますようお願いいたします。

序　文

　運動器の役割は，"身体を支えながら動かすこと"であるが，脊柱にはこれらの役割に加えて"神経を保護する"重要な機能がある．椎間板ヘルニアや脊柱管狭窄症によって神経保護機能が破綻し，神経根障害や脊髄障害が生じてしまった場合には，疼痛のみならず麻痺症状などの大きな障害を引き起こしてしまう．そのため整形外科医，特に脊椎外科医は，"いかにして安全に，再発の少ない方法で神経の圧迫をとり除くか？"という命題を追求してきた．さらに近年では極力侵襲の少ない方法を追い求めて脊椎手術の方法はめざましく進歩してきている．

　しかしその一方で，神経症状を呈さない，明らかな画像所見を認めず，手術加療を必要としない，いわゆる非特異的腰痛や頚部痛の患者に対する脊椎外科医の取り組みは積極的とはいえず，疼痛を緩和する各種薬物治療に依存している．手術を必要とする患者よりも圧倒的に数の多い，関節機能の破綻によって生じた疼痛や運動障害を有する患者のニーズに応えるためには，疼痛の発生源となる病態を推定し，その発生メカニズムから症状を誘発している個別の身体機能を評価し，個々にあった最適な機能改善介入を行うことが求められる．

　本書には，脊椎・脊柱に関するこれまでの数々のエビデンスが豊富に紹介されており，その知識を統合することによって患者のさまざまな病態を推定するための判断材料となる．本書の知識を活用することで，より多くの腰痛や頚部痛の患者に正しい対処方法が行われるようになることを願う．

2017年9月

早稲田大学スポーツ科学学術院　教授　金岡　恒治

SPTSシリーズ第12巻
発刊によせて

　SPTSはその名の通り"Sports Physical Therapy"を深く勉強することを目的とし，2004年12月から企画が開始された勉強会です。横浜市スポーツ医科学センターのスタッフが事務局を担当し，2005年3月の第1回SPTSから現在までに12回のセミナーが開催されました。これまでSPTSの運営にご協力くださいました関係各位に心より御礼申し上げます。そして，この度，SPTSシリーズ第12巻を発刊させていただく運びとなりました。

　本書は2016年3月に開催された第12回SPTS「脊椎疾患のリハビリテーションの科学的基礎」における発表を文章化したものです。文献検索は，セミナー発表準備時期である2016年1月前後に行われ，さらに本書の原稿執筆時期である2016年4～8月ころに追加検索が行われました。したがって，本書には2016年夏ころまでの文献レビューが記載されています。

　本書では，頚椎から仙腸関節まで，脊椎に発生するスポーツ外傷・障害を網羅した内容となっています。特に，コンタクトスポーツなどで発生する頚椎外傷は，生命にもかかわる重大な問題を引き起こす可能性があり，スポーツにかかわるうえで軽視することはできません。さらに胸椎・胸郭，腰椎，仙腸関節についての疫学，病態，診断学，評価，治療法，治療成績などについての文献レビューを行いました。そのなかで特筆すべきは，保存療法に関する論文があまりにも少ないという点です。この分野での研究を進めるには理学療法士の関与は不可欠であり，他施設研究に適合しやすいシンプルな介入方法と主観的・客観的なアウトカムの開発が不可欠であると思われます。

　本書が，脊椎のスポーツ疾患に携わるすべての医療従事者，アスレティックトレーナー，研究者のパートナーとなることを祈念しております。臨床家はもとより，論文執筆中の方，研究結果から臨床的なアイデアの裏づけを得たい方，そしてこれからスポーツ理学療法の専門家として歩み出そうとする学生や新人理学療法士など，多数の方々のお役に立つものと考えております。本書が幅広い目的で，多くの方々にご活用いただけることを念願いたします。

　末尾になりますが，SPTSの参加者，発表者，座長そして本書の執筆者および編者の方々，事務局を担当してくださいました横浜市スポーツ医科学センタースタッフに深く感謝の意を表します。

2017年9月

広島国際大学総合リハビリテーション学部リハビリテーション学科　蒲田　和芳

【SPTSについて】

　SPTSは何のためにあるのか？　SPTSのような個人的な勉強会において，出発点を見失うことは存在意義そのものを見失うことにつながります。それを防ぐためにも，敢えて出発点にこだわりたいと思います。その質問への私なりの短い回答は「Sports Physical Therapyを実践する治療者に，専門分野のグローバルスタンダードを理解するための勉強の場を提供する」ということになるでしょうか。これを誤解がないように少し詳しく述べると次のようになります。

　日本国内にも優れた研究や臨床は多数存在しますし，SPTSはそれを否定するものではありません。しかし，"井の中の蛙"にならないためには世界の研究者や臨床家と専門分野の知識や歴史観を共有する必要があります。残念なことに"グローバルスタンダード"という言葉は，地域や国家あるいは民族の独自性を否定するものと理解される場合があります。もしも誰かが1つの価値観を世界に押し付けている場合には，その価値観や情報に対して警戒心を抱かざるを得ません。一方，世界が求めるスタンダードな知識（または価値）を世界中の仲間たちとつくり上げようとするプロセスでは，最新情報を共有することによって誰もが貢献することができます。SPTSは，日本にいながら世界から集められた知識に手を伸ばし，そこから偏りなく情報を収集し，その歴史や現状を正しく理解し，世界の同業者と同じ知識を共有することを目的としています。

　世界の医科学の動向を把握するにはインターネット上での文献検索が最も有効かつ効果的です。また情報を世界に発信するためには，世界中の研究者がアクセスできる情報を基盤とした議論を展開しなければなりません。そのためには，Medlineなどの国際論文を対象とした検索エンジンを用いた文献検索を行います。MedlineがアメリカのNIHから提供される以上，そこには地理的・言語的な偏りが既に存在しますが，これが知識のバイアスとならないよう読者であるわれわれ自身に配慮が必要となります。

　では，SPTSは誰のためにあるのか？　その回答は，「Sports Physical Therapyの恩恵を受けるすべての患者様（スポーツ選手，スポーツ愛好者など）」であることは明白です。したがって，SPTSへの対象（参加者）はこれらの患者様の治療にかかわるすべての治療者ということになります。このため，SPTSは，資格や専門領域の制限を設けず，科学を基盤としてスポーツ理学療法の最新の知識を積極的に得たいという意思のある方すべてを対象としております。その際，職種の枠を超えた知識の共通化を果たすうえで，職種別の職域や技術にとらわれず，"サイエンス"を1つの共通語と位置づけたコミュニケーションが必要となります。

　最後に，"今後SPTSは何をすべきか"について考えたいと思います。当面，年1回のセミナー開催を基本とし，できる限り自発的な意思を尊重してセミナーの内容や発表者を決めていく形で続けていけたらと考えております。また，スポーツ理学療法に関するアイデアや臨床例を通じて，すぐに臨床に役立つ知識や技術を共有する場として，「クリニカルスポーツ理学療法（CSPT）」を開催しております。そして，SPTSの本質的な目標として，外傷やその後遺症に苦しむアスリートの再生が，全国的にシステマティックに進められるような情報交換のシステムづくりを進めて参りたいと考えています。

もくじ

第1章　脊柱の解剖学・運動学（編集：河端　将司）

1. 頚椎 ……………………………………………（中尾　風花）…… 3
2. 胸椎・胸郭 ……………………………………（平　雅成）…… 12
3. 腰椎 ……………………………………………（安井淳一郎）…… 22
4. 筋機能・腹腔内圧 ……………………………（宮田　徹）…… 35
5. Fascia（ファッシャ，筋膜）…………………（芦原　光明）…… 44

第2章　頚椎疾患・胸椎疾患（編集：真木　伸一）

6. 頚椎脱臼骨折 …………………………………（根地嶋　誠）…… 59
7. バーナー症候群・一過性四肢麻痺・頚椎捻挫 …（大野　智貴）…… 71
8. 頚椎椎間板ヘルニア …………………………（田邊　泰雅）…… 82
9. 胸椎疾患 ………………………………………（穐山　大輝）…… 90

第3章　腰椎疾患1 –腰椎分離・すべり症（成長期・成人）・椎間関節障害–
（編集：吉田　昌弘）

10. 腰椎分離・すべり症（成長期）………………（越野　裕太）…… 99
11. 腰椎分離・すべり症（成人）…………………（石田　知也）…… 113
12. 椎間関節障害 …………………………………（櫻井　佳宏 他）… 135

第4章　腰椎疾患2 –腰椎椎間板ヘルニア・腰椎椎間板障害・終板障害・仙腸関節障害–
（編集：伊藤　一也）

13. 腰椎椎間板ヘルニア …………………………（濱田　孝喜）…… 145
14. 腰椎椎間板障害・終板障害 …………………（伊藤　博志）…… 154
15. 仙腸関節障害 …………………………………（小椋　浩徳）…… 160

第1章
脊柱の解剖学・運動学

　脊椎は頚椎–尾椎からなり，身体支持機能，運動機能，神経保護機能の役割を担う。これらの機能を完遂するには，骨と靱帯による構造的な安定性に加えて，固有の関節運動と筋作用による動的な安定性が不可欠である。本章では，「頚椎」「胸椎・胸郭」「腰椎」「筋機能・腹腔内圧」「fascia（ファッシャ，筋膜）」の5項について解剖学と運動学を中心に整理した。以降の章の脊椎疾患を理解するうえで必要な基礎知識を提供することを目的とした。

　「頚椎」は頭部を支える重要な役割を担い，その損傷は生命を脅かすことさえある。解剖学では骨・関節，靱帯，椎間板，神経，血管，筋にわたって幅広く，成書に加え，解剖学的バリエーションや疾患モデルの論文を採用した。運動学では微細な骨運動（回転運動と並進運動）を計測した3D–to–2D registration法を用いた論文を採用した。

　「胸椎・胸郭」は肺や心臓など臓器を保護する構造的な役割だけでなく，脊椎や肩の関節運動や呼吸運動にもかかわる。これらの運動の理解を深めるために，解剖学では骨構造と関節に重点を置いた。運動学では骨運動の計測精度が高い骨ピンやCTを用いた論文を優先的に採用した。ただし，回旋時と側屈時のカップリングモーションに関しては論文数が少なく，体表上から計測した論文も採用したので，計測誤差に留意して解釈する必要がある。

　「腰椎」は脊椎疾患のなかでも頻度が高く，多様な病態を示す。それらの腰椎疾患を理解するうえで必要な腰椎の構造的・機能的な特性についてまとめた。解剖学では成書の範疇は最小限にとどめ，加齢や各種ストレスによる影響も取り上げた。運動学では屈曲，伸展，回旋，側屈の可動域や並進運動，制動要素をまとめた。加えて，健常群と疾患群で異なる運動学的特性の観点から，腰椎運動を捉えるよう心がけた。

　「筋機能・腹腔内圧」では骨盤–胸郭の運動にかかわる動的制御機構に焦点を当てた。解剖学では，骨盤–胸郭の運動にかかわる筋群を対象とした。骨盤–胸郭の運動では，リフティング（持ち上げ動作），ゴルフスイング（回旋動作），ランニングを取り上げた。腹腔内圧はSPTSシリーズ第4巻で取り上げたため，以降アップデートされた論文を中心にリフティングにおける剛体化作用に言及した。

　Fasciaとはあらゆる器官間に存在する膜構造全般を指す用語である。筋に特異的な組織ではないので，ここでは「筋膜」ではなくfasciaと表記した。一方，「胸腰筋膜」(thoracolumbar fascia)は解剖学用語なので筋膜をそのまま用いた。解剖学では，皮下にあるsuperficial fasciaと胸腰筋膜を中心に整理した。胸腰筋膜のなかでも中葉と後葉に重点を置き，fasciaと筋との連結関係や，コンパートメントの理解を深めるようにした。後半では腰痛患者のfasciaの病変を紹介した。腰痛とfasciaの病変の関係については，今後さらなる研究が待たれる分野である。

第1章編集担当　河端　将司

1. 頚　椎

はじめに

　人類が脊柱の解剖について関心を抱いたのは古代エジプト時代といわれる。脊柱は頚椎, 胸椎, 腰椎からなり, 骨格の支持機能や神経の保護機能を果たす。なかでも頚椎は頭部を支える重要な役割を担い, その損傷は生命にかかわることさえある。本項では, スポーツで発生する頚部疾患の理解を深めるために必要な頚部の解剖学・運動学に関する論文をレビューした。

A. 文献検索方法

　文献検索には PubMed を使用した。キーワードは「cervial spine」に「anatomy」「bone」「joint」「ligament」「intervertebral disc」「nerve」「vessel」「muscle」「biomechanics OR kinematics」を組み合わせて検索した。さらに論文の引用文献から適宜ハンドサーチを行った。最終的に, 信頼性の高いデータで臨床的意義があり, 本項のテーマに合致すると判断した英語論文28編を採用した。

B. 骨・関節

　頚椎を構成する椎骨は, 典型的頚椎と非典型的頚椎の2つに分類される[9]。典型的頚椎とは第3-6頚椎を指す。横突起には横突孔があり, 椎体の上外側には鉤状突起が存在する。これらの椎体間で椎間関節ならびに椎体鉤状関節を形成している。椎間関節は矢状面で約45°傾斜し, 屈伸, 側屈, 回旋の3つの運動面を有し, 平面関節でありながら3自由度の頚椎運動を実現している。非典型的頚椎は第1頚椎, 第2頚椎, 第7頚椎が該当する。第1頚椎は環椎と呼ばれ, 椎体がなく, リング状の形態をなす。上関節面は凹面で, 後頭骨の後頭顆と環椎後頭関節を形成する。主な運動は屈伸で, 側屈・回旋はわずかであり, 頭部の支持機能の役割を果たす。第2頚椎である軸椎は, 椎体上方に歯突起をもち, 環椎の歯突起窩と横靭帯とともに正中環軸関節を構成する。主な運動は回旋と屈伸で, 側屈はわずかである。第7頚椎は大きな棘突起をもち, 胸椎に似た構造をもつ[9]。

　頚椎の形態には個体差があることが知られている。Chazono ら[11]は, 米国人とアジア人の男女における頚椎の特徴を調査した。これによると, 椎弓幅は全頚椎レベルで女性よりも男性のほうが広かった。椎弓角は米国人では男女差を認め, アジア人では男女差を認めなかった。健常者と頚椎疾患有症者の比較では, 脊柱管の横径には差を認めなかったが, 前後径は健常者のほうが有意に大きかった。頚椎の形態を表わす Torg-Pavlov 比 (椎体前後径に対する脊柱管前後径の比)[27] (図7-4参照) を用いて定量化した研究もある。Castro ら[10]によると, 米国大学アメリカンフットボール選手における Torg-Pavlov 比は平均0.92であり, 狭窄症のリスクとされる0.80よりも大きかった。Torg-Pavlov 比が最小となる頚椎レベルは一定せず, 個体差があった。

　頚椎の矢状面アライメントは胸郭・胸椎と密接

第1章　脊柱の解剖学・運動学

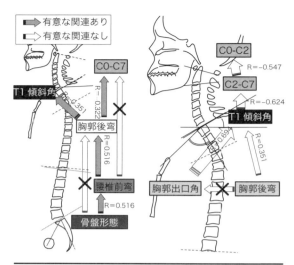

図 1-1　胸郭が頸椎に及ぼす影響（文献 16 より引用）
C0-C7：大後頭孔の前縁と後縁を結んだ線と第 7 頸椎のなす角，C0-C2：大後頭孔の前縁と後縁を結んだ線と第 2 頸椎のなす角，C2-C7：第 2 頸椎と第 7 頸椎のなす角，T1 傾斜角：第 1 胸椎傾斜角。胸郭後弯は，第 1 胸椎傾斜角（R＝0.351）と胸郭出口角（R＝0.694）に正の相関をもつ。第 1 胸椎傾斜角は，大後頭孔の前縁と後縁を結んだ線と第 7 頸椎のなす角に負の相関をもつ（R＝−0.322）。

に関連することが知られている。X 線像において，胸郭出口角と胸椎後弯角はともに第 1 胸椎傾斜角と正の相関がみられた [16]。第 1 胸椎傾斜角は第 2-7 頸椎のなす角に，また第 2-7 頸椎のなす角は大後頭孔の前縁と後縁を結んだ線と第 2 頸椎のなす角との間に負の相関があり，第 1 胸椎傾斜角が急であるほど頸部の前弯が減少することが示された（**図 1-1**）[16]。一方，頸椎アライメントが胸郭アライメントに及ぼす影響も調査された。Lee ら [15] は，頸椎固定術前後での頸椎と胸郭，腰椎，骨盤アライメントの変化を X 線像から計測した。その結果，第 2-7 頸椎前弯の変化は第 1 胸椎傾斜角および胸椎後弯角との間でそれぞれ負の相関があった。すなわち，頸椎アライメントの矯正は胸郭矢状面アライメントには影響したが，腰椎や骨盤アライメントには影響しなかった。

C. 靱　帯

椎体の前方に前縦靱帯，後方に後縦靱帯，椎間孔の後部に黄色靱帯，棘突起間に棘上靱帯と棘間靱帯，側面に椎体関節包靱帯がある [20]。頸部運動に伴うこれらの靱帯へのストレスについては，有限要素モデルを用いた研究により検証が行われてきた [23]。頸部伸展では椎間関節包靱帯と前縦靱帯に，屈曲では椎間関節包靱帯と棘間靱帯にストレスが加わり，屈曲・伸展問わず椎間関節包靱帯へのストレスが最大であった [20]。屈曲・伸展に伴う椎間関節包靱帯へのストレスを検証した研究によると，椎間関節包靱帯の前方部分では屈曲に伴って剪断ストレスが増加し，伸展に伴って離開ストレスが増加した [6]。一方，椎間関節包靱帯の後方部分は屈曲に伴って剪断ストレスが増加したが，離開ストレスは屈曲・伸展で大きく変化しなかった [6]。

頭蓋頸椎移行部の安定性には，横靱帯と翼状靱帯が貢献する。Radcliff ら [24] が行った屍体を使った頭頸部の靱帯切除実験によると，無処置のものと比較して，関節包靱帯に次いで横靱帯や翼状靱帯の切除によって頭頸部の可動性が増加した。

D. 椎間板

椎間板は第 2 頸椎以下の椎体間にあり，頸椎の安定化において必要不可欠な組織である。Panzer ら [23] は第 4-5 頸椎の有限要素モデルを用いて，頸部屈伸，回旋，側屈時に椎間板，靱帯，椎間関節にどの程度の負荷が分布するのかを分析した。その結果，運動ごとに各組織の貢献度が異なった（**図 1-2**）。屈曲初期では椎間板への負荷が大きく，角度の増加に伴い靱帯にかかる負荷が大きくなった。伸展では椎間板への負荷は小さく，椎間関節にかかる負荷が大きかった。回旋および側屈においては全可動域にわたって椎間板

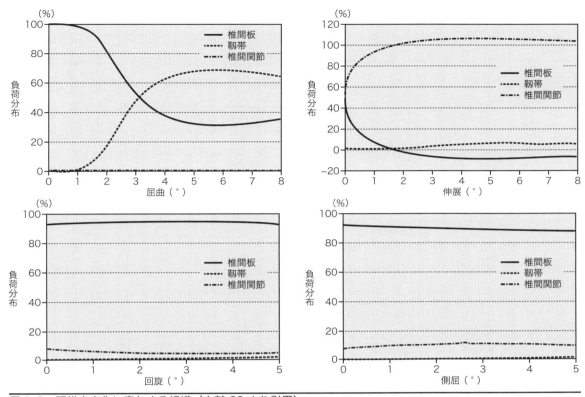

図 1-2 頚椎安定化に寄与する組織（文献 23 より引用）
椎間板は屈曲初期と回旋，側屈時に，靱帯や椎間関節よりも頚椎安定化に寄与している。

にかかる負荷が大きかった。有限要素モデルを用いた他の研究では，頚部屈伸時の椎間板には伸展運動で最も大きな剪断ストレスが加わっていた[12]。2方向X線にて作製した in vivo モデルでは，頚部屈伸に伴う椎間板のストレス分布は，頚椎の屈伸ともに第2-3頚椎間の椎間板に最も大きい圧縮ストレスが生じていた[3]。椎間板のもう1つの作用に圧縮力の分散・伝達がある。Mustafyら[20]は，第2-3頚椎の有限要素モデルを用いて，2種類の速度で圧縮負荷を加えた際の頚部周囲軟部組織に加わるストレスを解析した。圧縮負荷の速度にかかわらず，他の周囲組織より椎間板と海綿骨に大きなストレスが加わっていた。

E. 神　経

7個の頚椎に対し，頭蓋骨と第1頚椎の間から出る神経が第1頚神経と呼ばれるため8対の頚神経がある。したがって，それ以下の頚神経は下位の椎体レベルと一致する。例えば，第5頚椎神経根は第4-5頚椎間において脊柱から出る。第1頚椎神経根は脊柱管から後環椎後頭膜を通過するところ，第2頚椎神経根は環椎弓と軸椎後弓で形成された孔の部分にある。第1，2頚椎以外の頚神経根は椎間孔を通る。頭部中間位での椎間孔は第2-3頚椎レベルで最も大きい（図 1-3）[26]。

椎間孔の大きさは頚部の運動やアライメントにより変化する。Anderstら[4]は2方向X線を用いて，頚部の屈伸に伴う椎間孔断面積の変化を解析した。その結果，第4-5頚椎間および第6-7

第1章 脊柱の解剖学・運動学

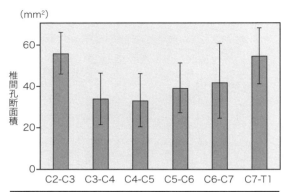

図1-3 頭部中間位での各頚椎レベルの椎間孔の大きさ（文献26より引用）
13屍体を対象にした頭部中間位での椎間孔の断面積。第2-3頚椎間で最大（55.5 mm^2）である。

頚椎間の椎間孔断面積は総じて屈曲で増加し，伸展で減少した（図1-4）。Smithら[26]は，第2-7頚椎のin vitroモデルを用いて，頚椎および胸椎のアライメントが頚椎の椎間孔断面積に及ぼす影響を検証した。アライメント指標にはsagittal vertical alignment（SVA）と第1胸椎傾斜角が用いられた。SVAは第2頚椎の椎体中央部から引いた垂線と第7頚椎椎体後縁上端との最短距離であり，第1胸椎傾斜角は水平線と第1胸椎椎体上面がなす角と定義された。その結果，頚椎の椎間孔断面積は，第1胸椎傾斜角の増加に伴って減少し（図1-5），SVAの増加に伴って増加

した（図1-6）。また，その変化の程度は各頚椎レベルで異なった（図1-7）。これらの結果は，神経根症状と頚部のアライメントや運動との関連を理解するうえで重要な知見であろう。

臨床的に重要な知見として，神経支配のバリエーションがある。例えば，一般的に僧帽筋は副神経と頚神経叢の二重支配を受けるとされる。しかし，Krauseら[14]が47屍体の僧帽筋の神経支配分布を観察した結果，4つのタイプが存在した。すなわち，副神経と頚神経叢が合流しないタイプが22.5%，副神経と頚神経叢の合流部で新たな神経叢が形成されているタイプが24.0%，副神経と頚神経叢が3つの交通枝を形成しているタイプが47.1%，副神経は胸鎖乳突筋のみを支配し頚神経叢が僧帽筋を支配するタイプが6.4%であった。このような神経支配のバリエーションは，筋緊張や筋萎縮などへの介入方法など機能回復に必要な知識であり，臨床的に重要である。

F. 血 管

頚部にある複雑な脈管構造のうち，椎骨動脈は頚椎の筋骨格構造と頚髄の主な血液供給源である。この動脈は，第6頚椎から第1頚椎の横突孔を上行することから力学的負荷に弱く，頚部運

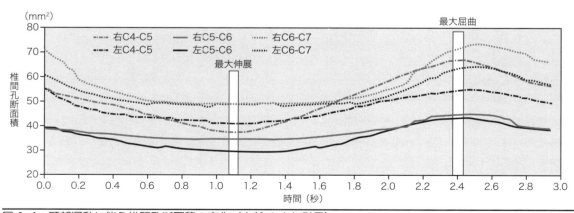

図1-4 頚部運動に伴う椎間孔断面積の変化（文献4より引用）
頚部の中間位から屈伸に伴う椎間孔断面積の変化。総じて伸展で減少し，屈曲で増加している。

1. 頚椎

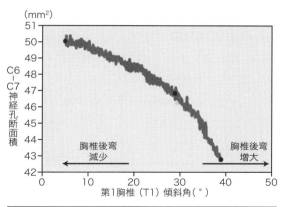

図1-5 胸椎アライメントが頚椎神経孔に及ぼす影響（文献26より引用）
胸椎アライメントの指標として第1胸椎傾斜角を用いた。第6-7頚椎間の神経孔面積は，中間位よりも第1頚椎傾斜角の増加によって9.6％減少した。

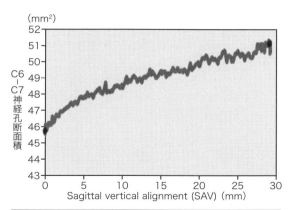

図1-6 頚椎アライメントが頚椎神経孔に及ぼす影響（文献26より引用）
頚椎アライメント指標としてsagittal vertical alignment（SVA）を用いた。第6-7頚椎間の椎間孔断面積は，SVAの増加に伴って11.4％増加した。

動に伴って血流に変化が生じる。Mitchell[19]のメタ分析結果によると，回旋位では頚部中間位に比べて対側の椎骨動脈の血流速度が減少し，その程度は頭蓋内領域において最大であった（**表1-1**）。すなわち，椎骨動脈の血流速度は頚部回旋の影響を受ける。

G. 筋

頭頚部の筋群は，筋付着部と頚椎の運動軸との位置関係から，表層筋群と深層筋群の2つに分類される。表層筋群は頭頚部および典型的頚椎の両側を覆い，頚椎の運動軸から離れた場所に付着する。一方，深層筋群は頭頚部あるいは典型的頚椎に分かれて広がっており，頚椎の運動軸から近い場所に付着する。一般的に表層筋群はレバーアームと筋断面積が大きいため，力の産生に有利である。対して深層筋群は，頚椎の正確な運動コントロールを担うと考えられる。屍体解剖により頭頚部筋の形状や筋横断面積を調査した研究では，僧帽筋上部線維や頭板状筋，頭半棘筋などの筋横断面積は大きかった[13]。Vasavadaら[28]は，身長174cmの男性の頭部から仙骨までの骨モデ

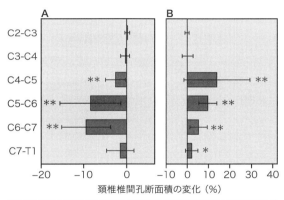

図1-7 胸椎・頚椎アライメント変化が頚椎椎間孔に及ぼす影響の部位特異性（文献26より引用）
A：第1胸椎傾斜角が及ぼす影響，B：SVAが及ぼす影響。第1胸椎傾斜角の影響は第6-7頚椎間（−9.6±5.6％）で，SVAの影響は第4-5頚椎間（13.4±9.6％）で最も大きい。＊ $p<0.05$, ＊＊ $p<0.01$。

表1-1 頚部回旋運動に伴う椎骨動脈血流速度の変化（cm/秒）（文献19より引用）

	頚部中間位	頚部回旋位	変化量
全体	35.42	30.62	−4.79
頭蓋内	36.33	30.43	−5.90
後頭下	24.93	25.18	0.25
頚椎領域	26.78	23.28	−3.51

頚部回旋位では，頚部中間位に比べて対側の椎骨動脈の血流速度が全体で4.79cm/秒減少。変化量は血流域で異なり，頭蓋内領域で5.90cm/秒と最大である。

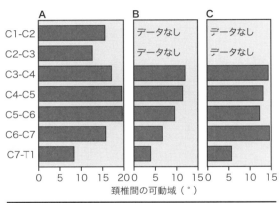

図1-8 各頚椎間の可動域（文献7より引用）
A：屈曲・伸展（総可動域119°），B：片側回旋（総可動域143°），C：片側側屈（総可動域84°）。最大可動域は，屈伸では第5-6頚椎間（19.7°），片側回旋では第3-4頚椎間（11.8°），片側側屈では第6-7頚椎間（14.5°）であった。

ルに，形態測定による詳細な筋の解剖学と椎間の運動学データを反映した筋骨格モデルを用いて，頭頚部筋群のモーメントアームを算出した。頭部中間位のアライメントで最大のモーメントアームを有していた筋は，屈曲方向と側屈方向では胸鎖乳突筋，伸展方向では頭半棘筋と頭板状筋，回旋方向では僧帽筋であった。このように，深層筋群にも筋横断面積やモーメントアームが大きい筋は存在する。

頭頚部疾患のリハビリテーションにおいては，しばしば頚椎の中間位保持が重視される。頚椎を中間位に保持するためには，筋による安定化が求められる。頚椎の可動性は大きく，筋による支持がなければ頭部の1/5以下の重量でも中間位に保持することができないとされる[22]。頭頚部の伸筋群と屈筋群が姿勢保持の共同筋として機能することで，頭部前方位姿勢を防ぐ。伸筋群では頚半棘筋と多裂筋が頚椎前弯の維持に適した配置となっている[21]。第2頚椎の棘突起から頚半棘筋を外科的に切離すると，術後に頚椎前弯が減少した[25]。多裂筋は椎間関節包に付着するため，分節を安定させる作用がある[1]。大・小後頭直筋や上・頭斜筋などの後頭下筋群は，頭頚部の前弯維持に適した位置にある。屈筋群では頭長筋や頚長筋，前頭直筋などの深部屈筋群が伸筋群や他の外力に抵抗し，頚椎前弯の増強を制動している[18]。このように，伸筋群と屈筋群が共同収縮により平衡することで，頭頚部が中間位に保持される。

H. 運動学

頚椎は屈伸，側屈，回旋のすべてにおいて胸椎や腰椎よりも可動域が大きい。頚部全体の可動域は，屈曲50°，伸展80°，側屈40°，回旋80°とされる。近年，頚椎運動に関する研究に3D-to-2D registration法が用いられ，詳細な各頚椎間の運動がわかってきた。Anderstら[7]は，若年健常者29名を対象に，3D-to-2D registration法を用いて頚椎のキネマティクスを解析した。その結果，各頚椎間の屈伸，回旋，側屈の可動域は，下位頚椎間で大きかった（**図1-8**）。屈伸は総可動域119°のうち，第5-6頚椎間が19.7°で最大であった。回旋は総可動域143°のうち，第3-4頚椎間が11.8°で最大であった。側屈は総可動域84°のうち，第6-7頚椎間が14.5°で最大であった。頚椎運動の各相における各頚椎間の貢献についても検証された。屈曲運動時では，開始域である伸展域では環椎後頭関節と下位頚椎運動が，中間域では上位頚椎運動が，屈曲最終域では再び下位頚椎運動の比率が増大していた（**図1-9A**）。伸展運動時には，開始域の屈曲域では環椎後頭関節運動が，中間域で上位頚椎運動が，伸展最終域では下位頚椎運動が増大していた（**図1-9B**）。右側屈時では，左側屈位から右側屈位の全域に通じて，頭部から第3頚椎までの運動比率が最も貢献していた（**図1-10A**）。同様に右回旋でも，左回旋位から右回旋位の全域にわたって，頭部から第3頚椎までの運動の貢献度が高かった（**図1-10B**）[8]。このように，それぞれの運動

1. 頚椎

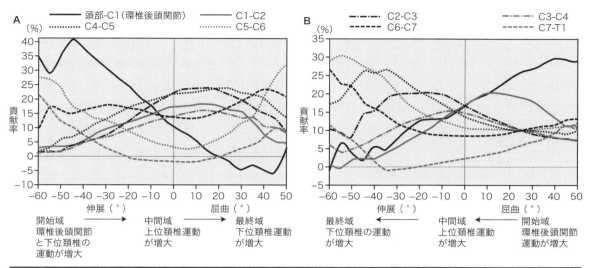

図 1-9　頚部屈伸時の各頚椎の貢献率（文献 8 より引用）
A：伸展位から屈曲運動時。屈曲運動時では，開始域である伸展域では環椎後頭関節と下位頚椎運動が，中間域では上位頚椎運動が，屈曲最終域では再び下位頚椎運動の比率が増大している。B：屈曲位から伸展運動時。伸展運動時には，開始域の屈曲域では環椎後頭関節運動が，中間域で上位頚椎運動が，伸展最終域では下位頚椎運動が増大している。

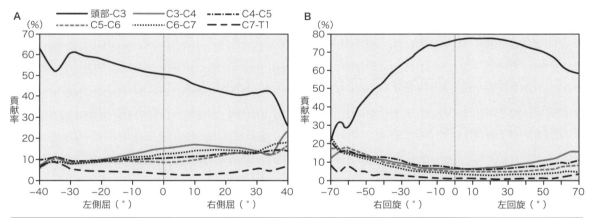

図 1-10　頚部右側屈時と回旋時の各頚椎の貢献率（文献 8 より引用）
A：左側屈位から右側屈運動時。右側屈時では，左側屈位から右側屈位の全域にわたって，頭部から第 3 頚椎までの運動が最も貢献していた。B：左回旋位から右回旋運動時。右回旋でも，左回旋位から右回旋位の全域にわたって，頭部から第 3 頚椎までの運動の貢献度が高かった。

によって，各頚椎レベルにおける運動の貢献度が異なることが示された。

頚部の運動は関節包内運動を伴う。Anderst ら[5]は 18 歳以上の健常男女 20 名を対象に 3D-to-2D registration 法を用いて，頚部の屈伸運動に伴う頚椎の前後並進運動量を解析した。その結果，上位頚椎ほど並進運動量が大きかった。別の Anderst ら[2]の研究においても，頚部屈伸運動において，下位頚椎と比較して上位頚椎の瞬間回転中心は椎体の下方へ変位しており，上位ほど並進運動が大きく，回転運動が小さかった。瞬間回転中心とは，回旋運動をしている剛体の 2 ヵ所から，初動点と停止点を結んだ線から垂線を引いて交わる点，速度ベクトルが 0 になる点と定義され

第1章 脊柱の解剖学・運動学

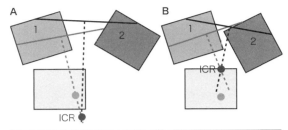

図 1-11　瞬間回転中心（instant center of rotation : ICR）の位置と椎体の運動（文献 2 より改変）
A：瞬間回転中心が下方へ変位している場合，上位椎体は下位椎体に対して並進運動が大きい。B：瞬間回転中心が上方へ変位している場合，上位椎体は下位椎体に対して回転運動が大きい。1：上位椎体の運動開始位置，2：上位椎体の運動停止位置。

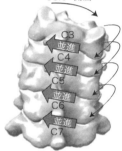

回旋 （°）	対側並進 （mm）
4.2 ± 1.4	0.8 ± 0.4
3.9 ± 1.4	0.9 ± 0.4
2.8 ± 1.0	1.0 ± 0.4
1.3 ± 1.0	0.6 ± 0.4

図 1-12　頚部側屈時のカップリングモーション（文献 17 より引用）
頚部側屈時には，第 3-7 頚椎の椎間関節において，それぞれ同側回旋と対側並進運動が生じていた。

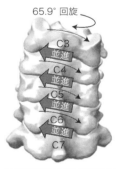

側屈 （°）	対側並進 （mm）
6.3 ± 2.4	1.0 ± 0.5
5.1 ± 1.6	1.1 ± 0.3
5.2 ± 1.6	1.0 ± 0.2
4.5 ± 2.4	0.7 ± 0.4

図 1-13　頚部回旋時のカップリングモーション（文献 17 より引用）
頚部回旋時には，第 3-7 頚椎の椎間関節において，それぞれ同側側屈と対側並進運動が生じていた。

る。すなわち，下位椎体に対する上位椎体の運動の瞬間回転中心が下方へ変位すると並進運動が大きく，上方へ変位すると回転運動が大きくなる（図 1-11）[2]。

脊椎カップリングモーションとは，ある平面上の脊椎運動に自動的に付随する別の平面上の脊椎運動のことをいう。Lin ら[17] は，若年健常者（女性 4 名，男性 6 名，平均 22.6 ± 2.6 歳）を対象に，3D-to-2D registration 法を用いて頚部の側屈時と回旋時のカップリングモーションを分析した。その結果，頚部の側屈時には椎間関節の同側回旋と対側並進運動が生じていた（図 1-12）。つまり，頚部を右側屈させると，椎間関節の右回旋と，椎体の左へのわずかな並進運動が生じていた。また，頚部の回旋時には，椎間関節の同側側屈と対側並進運動が生じていた（図 1-13）。これらの付随した運動が円滑な脊椎運動を可能にしている。

I. まとめ

1. すでに真実として承認されていること

- 頚椎の形態には幅広いバリエーションがある。
- 胸郭アライメントは頚椎アライメントに影響を及ぼす。
- 頚部回旋により，対側の頚骨動脈の血流速度は遅くなる。
- 頚部側屈には椎間関節の同側回旋を伴う。
- 頚部回旋には椎間関節の同側側屈を伴う。

2. 議論の余地はあるが，今後の重要な研究テーマとなること

- 頚椎アライメントが胸郭アライメントに及ぼす影響。
- 頚部運動時には上位椎間板ほど加わるストレスが大きいこと。
- 頚椎の椎間孔断面積が，頚椎運動や頚椎アライ

メントに影響されること。
- 上位頚椎ほど頚部屈伸に伴う前後並進運動が大きいこと。

3. 真実と思われていたが実は疑わしいこと
- 神経支配が画一であるということ。

文献

1. Anderson JS, Hsu AW, Vasavada AN. Morphology, architecture, and biomechanics of human cervical multifidus. *Spine (Phila Pa 1976)*. 2005; 30: E86-91.
2. Anderst W, Baillargeon E, Donaldson W, Lee J, Kang J. Motion path of the instant center of rotation in the cervical spine during *in vivo* dynamic flexion-extension: implications for artificial disc design and evaluation of motion quality after arthrodesis. *Spine (Phila Pa 1976)*. 2013; 38: E594-601.
3. Anderst W, Donaldson W, Lee J, Kang J. Cervical disc deformation during flexion-extension in asymptomatic controls and single-level arthrodesis patients. *J Orthop Res*. 2013; 31: 1881-9.
4. Anderst WJ. Automated measurement of neural foramen cross-sectional area during *in vivo* functional movement. *Comput Methods Biomech Biomed Engin*. 2012; 15: 1313-21.
5. Anderst WJ, Lee JY, Donaldson WF 3rd, Kang JD. Six-degrees-of-freedom cervical spine range of motion during dynamic flexion-extension after single-level anterior arthrodesis: comparison with asymptomatic control subjects. *J Bone Joint Surg Am*. 2013; 95: 497-506.
6. Anderst WJ, Donaldson WF 3rd, Lee JY, Kang JD. *In vivo* cervical facet joint capsule deformation during flexion-extension. *Spine (Phila Pa 1976)*. 2014; 39: E514-20.
7. Anderst WJ, Donaldson WF 3rd, Lee JY, Kang JD. Three-dimensional intervertebral kinematics in the healthy young adult cervical spine during dynamic functional loading. *J Biomech*. 2015; 48: 1286-93.
8. Anderst WJ, Donaldson WF 3rd, Lee JY, Kang JD. Cervical motion segment contributions to head motion during flexion-extension, lateral bending, and axial rotation. *Spine J*. 2015; 15: 2538-43.
9. Bogduk N, Mercer S. Biomechanics of the cervical spine. I: normal kinematics. *Clin Biomech (Bristol, Avon)*. 2000; 15: 633-48.
10. Castro FP Jr, Ricciardi J, Brunet ME, Busch MT, Whitecloud TS 3rd. Stingers, the Torg ratio, and the cervical spine. *Am J Sports Med*. 1997; 25: 603-8.
11. Chazono M, Tanaka T, Kumagae Y, Sai T, Marumo K. Ethnic differences in pedicle and bony spinal canal dimensions calculated from computed tomography of the cervical spine: a review of the English-language literature. *Eur Spine J*. 2012; 21: 1451-8.
12. del Palomar AP, Calvo B, Doblare M. An accurate finite element model of the cervical spine under quasi-static loading. *J Biomech*. 2008; 41: 523-31.
13. Kamibayashi LK, Richmond FJ. Morphometry of human neck muscles. *Spine (Phila Pa 1976)*. 1998; 23: 1314-23.
14. Krause HR, Bremerich A, Herrmann M. The innervation of the trapezius muscle in connection with radical neck-dissection. An anatomical study. *J Craniomaxillofac Surg*. 1991; 19: 87-9.
15. Lee DH, Ha JK, Chung JH, Hwang CJ, Lee CS, Cho JH. A retrospective study to reveal the effect of surgical correction of cervical kyphosis on thoraco-lumbo-pelvic sagittal alignment. *Eur Spine J*. 2016; 25: 2286-93.
16. Lee SH, Son ES, Seo EM, Suk KS, Kim KT. Factors determining cervical spine sagittal balance in asymptomatic adults: correlation with spinopelvic balance and thoracic inlet alignment. *Spine J*. 2015; 15: 705-12.
17. Lin CC, Lu TW, Wang TM, Hsu CY, Hsu SJ, Shih TF. *In vivo* three-dimensional intervertebral kinematics of the subaxial cervical spine during seated axial rotation and lateral bending via a fluoroscopy-to-CT registration approach. *J Biomech*. 2014; 47: 3310-7.
18. Mayoux-Benhamou MA, Revel M, Vallee C. Selective electromyography of dorsal neck muscles in humans. *Exp Brain Res*. 1997; 113: 353-60.
19. Mitchell J. Vertebral artery blood flow velocity changes associated with cervical spine rotation: a meta-analysis of the evidence with implications for professional practice. *J Man Manip Ther*. 2009; 17: 46-57.
20. Mustafy T, El-Rich M, Mesfar W, Moglo K. Investigation of impact loading rate effects on the ligamentous cervical spinal load-partitioning using finite element model of functional spinal unit C2-C3. *J Biomech*. 2014; 47: 2891-903.
21. Nolan JP Jr, Sherk HH. Biomechanical evaluation of the extensor musculature of the cervical spine. *Spine (Phila Pa 1976)*. 1988; 13: 9-11.
22. Panjabi MM, Cholewicki J, Nibu K, Grauer J, Babat LB, Dvorak J. Critical load of the human cervical spine: an *in vitro* experimental study. *Clin Biomech (Bristol, Avon)*. 1998; 13: 11-7.
23. Panzer MB, Cronin DS. C4-C5 segment finite element model development, validation, and load-sharing investigation. *J Biomech*. 2009; 42: 480-90.
24. Radcliff KE, Hussain MM, Moldavsky M, Klocke N, Vaccaro AR, Albert TJ, Khalil S, Bucklen B. *In vitro* biomechanics of the craniocervical junction -a sequential sectioning of its stabilizing structures. *Spine J*. 2015; 15: 1618-28.
25. Sasai K, Saito T, Akagi S, Kato I, Ogawa R. Cervical curvature after laminoplasty for spondylotic myelopathy - involvement of yellow ligament, semispinalis cervicis muscle, and nuchal ligament. *J Spinal Disord*. 2000; 13: 26-30.
26. Smith ZA, Khayatzadeh S, Bakhsheshian J, Harvey M, Havey RM, Voronov LI, Muriuki MG, Patwardhan AG. Dimensions of the cervical neural foramen in conditions of spinal deformity: an *ex vivo* biomechanical investigation using specimen-specific CT imaging. *Eur Spine J*. 2016; 25: 2155-65.
27. Torg JS, Pavlov H, Genuario SE, Sennett B, Wisneski RJ, Robie BH, Jahre C. Neurapraxia of the cervical spinal cord with transient quadriplegia. *J Bone Joint Surg Am*. 1986; 68: 1354-70.
28. Vasavada AN, Li S, Delp SL. Influence of muscle morphometry and moment arms on the moment-generating capacity of human neck muscles. *Spine (Phila Pa 1976)*. 1998; 23: 412-22.

〔中尾　風花〕

2. 胸椎・胸郭

はじめに

　胸椎・胸郭は，肺や心臓など胸部の臓器を保護する構造的な役割と，脊椎のみならず肩関節の運動や呼吸運動にも関与する運動機能的な役割を担う。しかし，その解剖や運動学に関する研究は多いとはいえない。本項では，胸椎・胸郭に関する解剖と運動について，できるだけ最新かつ正確性の高い手法を用いた研究の知見を整理した。

A. 文献検索方法

　文献検索には PubMed を用いた。「thoracic spine」「thoracic vertebra」「thorax」「thoracic cage」「rib cage」「anatomy」「kinematics」の単語を組み合わせて検索した。検索結果より本テーマに関連する英語論文を抽出し，レビュー論文からのハンドサーチも加えて最終的に 31 編を採用した。

B. 解剖学

　胸郭は，胸椎（12 個），肋骨（12 対 24 本），胸骨（1 個）からなり，それを構成する関節は胸肋関節，肋軟骨関節，肋椎関節，椎間関節である[8, 10, 27]。胸郭は上位（第 1～7 肋骨），中位（第 8～10 肋骨），下位（第 11～12 肋骨）に分類されるが，研究によってその定義が異なる場合もある。それぞれの骨構造と関節について整理する。

1. 骨構造
1) 胸 骨

　胸骨は胸骨柄，胸骨体，剣状突起の 3 つの骨部からなる。これらは若年者においては軟骨性に結合しており，加齢とともに骨性結合となる。胸骨の両側面には，それぞれ 8 つの完全な凹面がある。それらは鎖骨が関節する 1 つの鎖骨切痕と，第 1～7 肋骨が関節する 7 つの肋骨切痕である。第 2 肋骨の関節面は胸骨柄と胸骨体の結合部に位置する。第 7 肋骨は胸骨体の下縁に関節し，剣状突起と肋骨が関節することはない[8, 10, 27]。

2) 肋 骨

　肋骨は肋骨頭，肋骨頚，肋骨結節，肋骨体からなる。肋骨頭が肋椎関節をなし，肋骨結節が肋横突関節をなす。肋骨は長軸方向にねじれている。肋骨の長さは第 1 肋骨と第 12 肋骨が最も短く，第 7 肋骨が最も長い[8, 10, 27]。すなわち，第 1 肋骨から第 7 肋骨までは徐々に長くなり，第 7 肋骨から第 12 肋骨までは徐々に短くなる。胸骨に関節する上位肋骨（第 1～7 肋骨）は真肋と呼ばれる。肋骨弓に関節する下位肋骨（第 8～12 肋骨）は仮肋と呼ばれる。この仮肋のうち，第 11～12 肋骨を浮遊肋と呼ぶこともある[8, 10, 27]。

3) 胸 椎

　胸椎は椎体，椎弓，棘突起，横突起，関節突起からなる。関節突起は下関節突起と上関節突起の関節面が椎間関節をなす。椎体の外側面後部には肋骨頭に関節する半円形の関節窩（上・下肋骨

2. 胸椎・胸郭

表 2-1　椎体（第 1 胸椎，第 12 胸椎）の骨構造（文献 13, 23 より作成）

	終板上幅	終板下幅	終板上深	終板下深	椎体後部高	終板上傾	終板下傾
第 1 胸椎	24.5 mm	27.8 mm	18.5 mm	19.7 mm	14.1 mm	1.8°	3.9°
第 12 胸椎	39.0 mm	42.1 mm	32.8 mm	33.4 mm	22.7 mm	2.2°	1.8°

胸椎の椎体の大きさ，後部高は上位から下位まで次第に増加する。終板の傾斜は胸椎全体を通じておおよそ一定である。

窩）があり，第 1〜9 胸椎では下肋骨窩と上肋骨窩が 1 個の関節窩をつくり，1 個の肋骨頭と関節する。第 10 胸椎では上肋骨窩だけが存在する。第 11 胸椎では椎体の上縁に，第 12 胸椎では椎体のほぼ中央にそれぞれ 1 個の肋骨窩がある。第 1〜10 胸椎では横突起の尖端前面にある横突肋骨窩が関節面をなし，第 11, 12 胸椎の横突起には横突肋骨窩はみられない [8, 18, 27]。

胸椎の椎体の幅は上位から下位にかけて次第に広くなる。椎体後部の高さ（後部高）は下位ほど増大する。終板の傾斜は胸椎の全体を通じて一定である [13, 23]（**表 2-1**）。

4）胸郭の経年変化

胸郭と胸椎の経年変化についていくつかの研究がある。Dimeglio ら[4]によると，第 1〜12 胸椎の全長は，出生時で約 12 cm，成人で約 28 cmであった。胸椎の長軸方向の成長は，出生から 5 歳までの間に約 1.3 cm/年，5 歳から 10 歳の間に約 0.7 cm/年，骨格完成時までに約 1.1 cm/年であった[4]。胸郭の前後径/幅の比は出生時に約 1 であり，骨格完成に伴い小さくなった。またその形状は卵形から楕円形に近い形状になっていった[4]。Weaver ら[29]は，0〜100 歳の健常男女 339 名を対象に，CT にて肋骨の傾斜（オイラー角）を測定した。その結果，20 歳から 90 歳にかけて，水平面上で内側方向，矢状面上で上方向，前額面上で上内側方向への胸椎後弯と関連した肋骨の傾斜の変化が認められ，空間的な肋骨の位置は，加齢に伴い前方に移動していた（**図 2-1**）。以上により，加齢に伴い胸郭の形状や肋骨の

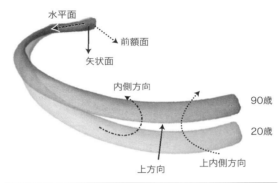

図 2-1　肋骨の経年変化（文献 29 より引用）
0〜100 歳の健常男女 339 名を対象にした。20 歳から 90 歳にかけて，水平面での内側方向，矢状面での上方向，前額面での上内側方向への胸椎後弯と関連した肋骨の傾斜の変化が認められた。

傾斜が変化することが示された。

2. 関　節

1）椎間関節

加齢により椎間関節の傾斜に変化が生じる。Masharawi ら[15]は，240 体のヒト屍体の脊柱の椎間関節の形態を水平面と前額面から測定した。その結果，水平面での椎間関節の向きは，第 1〜11 胸椎では前額面に近く（約 20〜30°），第 12 胸椎では腰椎と類似して矢状面に近かった（約 25.9〜33.9°）。矢状面では上位と下位の椎間関節面の向きが一致していた（**図 2-2**）。このことから，胸椎が側屈・回旋の運動に適することが示唆された。

2）肋椎関節

第 2〜10 肋骨の肋骨頭は上位椎体の下肋骨窩と下位椎体の上肋骨窩に関節し，肋椎関節腔は肋

第1章 脊柱の解剖学・運動学

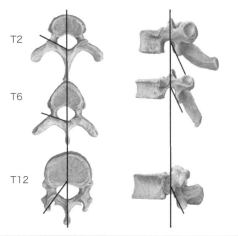

図 2-2 椎間関節の関節面の向き（文献 15 より引用）
水平面での椎間関節面の向きは前額面に近く，矢状面では上位と下位の椎間関節面の向きが一致する。第 12 胸椎で腰椎と類似した椎間関節面の方向になる。

骨頭稜から椎間板をつなぐ関節間靱帯によって二分される。しかし，第 1, 11, 12 肋骨は同高位の 1 つの椎体にしか関節せず，関節間靱帯は存在しない。肋椎関節の関節包の線維は，放射状の肋骨頭靱帯で支持される[27]。

肋椎関節の回転軸は，上位肋骨では前額面から 35°，下位肋骨では矢状面から 35°に位置する。これらの回転軸の違いは，呼吸時の胸郭運動，すなわちポンプハンドル型とバケットハンドル型の肋骨運動を導く[8, 18, 27]。

3）肋横突関節

第 1～10 肋骨の肋横突関節は，胸椎横突起の凹前面と肋骨結節の凸後面がなす関節である。これらは関節腔（滑膜腔）を有する滑膜関節であり，その関節包の線維は上下・外側の肋横突靱帯で支持される[10, 27]。一方，浮遊肋である第 11, 12 肋骨は関節を形成しない[18]。

4）胸肋関節と肋軟骨関節

胸肋関節は肋軟骨と胸骨の肋骨切痕で関節し，肋軟骨関節は平坦化した前方の肋骨と肋骨軟骨凹面で関節する。胸肋関節の関節腔は第 2～5 肋骨の付着部に存在するが，第 1, 6, 7 肋骨では軟骨結合により胸骨と直接結合する[18]。胸肋靱帯は肋軟骨の軟骨膜から反対側の胸骨骨膜まで放射状に広がり線維膜を形成する[8, 18, 27]。

3．椎間板

椎間板の形態と圧を実測した研究を紹介する。Kunkel ら[12]は，屍体標本 30 体における胸部椎間板の前部高（ADH）と後部高（PDH）を測定した。X線と解剖学的実測で比較したところ，両計測間には高い相関を認めた（$R^2=0.690 - 0.921$）。上位胸椎と下位胸椎では ADH のほうが PDH より大きく，中位胸椎では PDH のほうが ADH より大きかった。また，椎間板厚と椎体高にも高い相関を認めた（$R^2=0.659 - 0.835$）。椎間板厚と椎体高の比は，上位胸椎 1：4.0，中位胸椎 1：4.7，下位胸椎 1：3.8（平均 1：4.1）と，ほぼ一定していた。Polga ら[24]は，6 名の健常者を対象に圧力センサーを用いて胸部椎間板内圧を実測した。さまざまな姿勢や負荷において，胸部椎間板内圧は中位（T6-T7 と T7-T8）と下位（T9-T10 と T10-T11）で有意差はなかったが，30°前屈位（20 kg 負荷）では腰部椎間板内圧が胸部よりも高いのに対し，立位では胸部椎間板内圧が腰部よりも高かった[17, 24]（**図 2-3**）。この結果，姿勢により胸椎および腰椎の椎間板内圧に変化が生じることが示唆された。

4．靱　帯

胸椎の靱帯は椎体靱帯と椎弓靱帯に大別される。椎体靱帯とは前縦靱帯と後縦靱帯であり，それぞれ椎体の前方と後方を脊柱全長にわたり走行する。これらの靱帯は椎体と固く結合し，正常な脊柱弯曲の維持に寄与する[1, 21]。椎弓靱帯の代表的なものに黄色靱帯，棘間靱帯，棘上靱帯，横突

2. 胸椎・胸郭

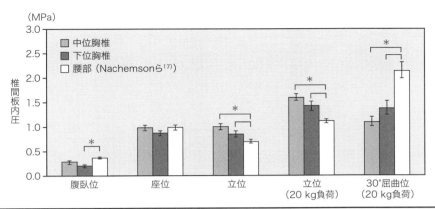

図 2-3 健常者 6 名（男性 4 名，女性 2 名，19〜48 歳）を対象にした椎間板内圧の比較（文献 24 より引用）
椎間板内圧を圧力センサーで調査（中位胸椎：T6-T8，下位胸椎：T9-T11）。Nachemson ら[17]の腰部の研究と比較した。腰部は屈曲位で，胸部は立位で椎間板内圧が高い。＊$p<0.05$。

間靱帯がある。黄色靱帯は弾性線維に富み，厚く強靱で，隣接する椎弓板をつないで脊柱管の後壁を補強する。また椎間関節が滑液包に対して絞扼するのを防ぐ。棘間靱帯と棘上靱帯は棘突起間を連結し，横突起靱帯は左右の横突起をつないで側方の安定性に寄与する[1, 22]。Johnson ら[11]は，靱帯付着部に関して，シート・プラスティネーション・テクニック（-85°で冷凍し，脂肪や組織液を合成樹脂にしたものを 2.5 mm でスライスして調査）を用いて 2 屍体の棘間靱帯と棘上靱帯の付着部を形成する組織を調査した。その結果，上位胸椎（T2-T3）では，棘突起の尖端に大菱形筋，頚板状筋，胸最長筋，腸肋筋が付着しており，これらの腱や筋膜で棘上靱帯が形成されており，棘間靱帯は存在しなかった。一方，下位胸椎（T9-T10）では，僧帽筋と胸腰筋膜が付着し，棘間靱帯と棘上靱帯は胸腰筋膜と合流していた。

5. 筋

胸郭に特有の筋には肋間筋と横隔膜，脊柱起立筋がある。肋間筋は外肋間筋，内肋間筋，最内肋間筋の 3 層構造をなす。筋の走行は外肋間筋が前下方向，内肋間筋が後下方向，最内肋間筋は内肋間筋の一部でもあり，走行は内肋間筋と同様である。その線維方向から一般的には外肋間筋が肋骨を上昇させ，内肋間筋が肋骨を下降させる[3, 18]。横隔膜は筋性部と腱性部（腱中心）で構成される。第 1-3 腰椎，下位 6 本の肋骨外側と剣状突起後面から起始し，胸郭中央に集まり腱中心に付着する。その線維の約半数以上がタイプ I 線維であった[18]。Mannion ら[14]は，若年成人を対象に，脊柱起立筋（T10 レベル）のサイズと筋線維タイプを筋生検により検証した。断面積は男女とも腰部よりも胸部のほうが約 30% 大きく，筋組成の比率は胸部と腰部ともにタイプ I 線維が約 2/3 を占めていた（表 2-2）。胸部のタイプ I 線維の割合は女性のほうが男性よりやや大きかった。

C. 運動学

胸椎はその椎間関節の方向により，屈曲伸展に比べて回旋と側屈に適する関節である[15]。しかし，構造的に安定した椎間関節 1 つひとつをみると可動性は小さく，正確に計測することは難しい。また，胸椎では主要運動に伴う他軸の運動（いわゆるカップリングモーション）が多彩な脊

表 2-2 胸部と腰部の脊柱起立筋のサイズと筋組成タイプの比率（文献 14 より引用）

		胸部		腰部	
		男性	女性	男性	女性
断面積 (μm^2)	タイプ I	6,314	4,846	5,058	3,809
	タイプ IIa	6,703	3,343	4,941	2,560
	タイプ IIb	6,031	2,981	4,703	2,374
筋組成比率 (%)	タイプ I	62.0	67.8	65.0	63.6
	タイプ IIa	26.8	27.3	24.2	26.9
	タイプ IIb	10.9	4.6	9.6	9.0

対象：健常者 31 名（男性 17 名, 23.0 ± 0.4 歳, 女性 14 名, 29.4 ± 10.6 歳）。

表 2-3 胸部以外の脊椎疾患患者 50 名（男性 34 名, 女性 16 名, 55.4 ± 14.7 歳）の胸椎の最大屈曲・伸展可動域（文献 16 より引用）

胸椎レベル	ROM	p 値（屈曲-伸展後弯角）
T1-T2	3.9 ± 2.8	<0.0001
T2-T3	2.6 ± 3.3	<0.001
T3-T4	1.2 ± 2.5	<0.05
T4-T5	0.9 ± 3.0	0.16
T5-T6	1.5 ± 2.9	<0.01
T6-T7	2.1 ± 2.5	<0.001
T7-T8	1.9 ± 2.6	<0.01
T8-T9	2.7 ± 2.6	<0.0001
T9-T10	3.3 ± 2.5	<0.0001
T10-T11	3.6 ± 2.2	<0.0001
T11-T12	3.8 ± 2.5	<0.0001
T12-L1	4.2 ± 2.1	<0.0001

椎運動を可能にする。ここでは，骨運動をより正確に捉えるために CT や骨ピンを用いた研究を中心に整理する。

1. 可動域

1) 屈曲・伸展

胸椎の屈曲と伸展の可動域を精密に計測した研究は少ない。Morita ら[16]は，50 例の胸椎疾患のない脊椎疾患患者（頸部か腰部の疾患）を対象に，CT 画像を用いて背臥位における他動的な最大屈曲位と最大伸展位の可動域を測定した。胸椎の後弯角（第 1 胸椎～第 1 腰椎）は，第 6-7 胸椎を頂点として，最大屈曲位で 40.2 ± 11.4°（平均 ± 標準偏差），最大伸展位で 8.5 ± 12.8°であった。すなわち胸椎全体の可動域は 31.7 ± 11.3°であった。各分節の可動域は第 1-2 胸椎から第 4-5 胸椎にかけて漸減し，第 4-5 胸椎から第 12 胸椎-第 1 腰椎まで漸増した。この可動域の最大値は第 12 胸椎-第 1 腰椎で 4.2 ± 2.1°，最小値は第 4-5 胸椎の 0.9 ± 3.0°であった（表 2-3）。この研究により，屈曲・伸展ともに中位胸椎の可動域が小さいことが示唆された。

2) 回旋・側屈

胸椎の回旋と側屈の可動域に関する研究は，屈曲伸展に関するものより多いが，研究デザイン，測定方法，標本組織の違いにより一致した結論は得られていない[5~7, 9, 28, 30]（表 2-4, 表 2-5）。Fujimori ら[5]は，CT 画像を用いて背臥位における他動的な最大回旋位の可動域を測定した。各分節の可動域は，上位胸椎から第 9-10 胸椎にかけて漸増し，第 9-10 胸椎から第 12 胸椎-第 1 腰椎まで漸減した。この可動域の最大値は第 9-10 胸椎で 2.7 ± 0.6°，最小値は第 12 胸椎-第 1 腰椎で 0.5 ± 0.4°であった。この研究により，中位胸椎（第 6-7 胸椎から第 10-11 胸椎）が上位や下位よりも回旋可動域が大きいことが示唆された。さらに Fujimori ら[6]は，CT 画像を用いて背臥位における他動的な最大側屈位の可動域を測定した。この可動域の最大値は第 11-12 胸椎で 2.3 ± 1.0°，最小値は第 5-6 胸椎で 0.8 ± 1.0°であった。この研究により，中位胸椎（第 4-5 胸椎から第 6-7 胸椎）の側屈可動域は他の胸椎よりも小さいことが示唆された。

2. カップリングモーション

Panjabi ら[21]は，カップリングモーションを，1 軸についての主要運動に付随するもう 1 軸の

表 2-4 胸椎の回旋可動域（文献 5, 7, 9, 28, 30 より作成）

胸椎レベル	屍体[28]	骨ピン[9]	in vivo 3-space track system[30]	in vivo 骨ピン[7]	in vivo 3D CT[5]
T1-T2		16	4.5	—	1.2
T2-T3		0		—	1.6
T3-T4		0.5		—	1.4
T4-T5		9		—	1.6
T5-T6		−5.5	5.8	—	1.8
T6-T7	23.0	6		—	1.9
T7-T8		2.5		—	2.3
T8-T9		−2		—	2.5
T9-T10		4	22.3	—	2.7
T10-T11		3		—	2.6
T11-T12		3.5		1.3	1.3
T12-L1				1.0	0.5

表 2-5 胸椎の側屈可動域（文献 6, 7, 28, 30 より作成）

胸椎レベル	屍体[28]	in vivo 3-space track system[30]	in vivo 骨ピン[7]	in vivo 3D CT[6]
T1-T2		2.0	—	1.4
T2-T3			—	1.3
T3-T4			—	1.4
T4-T5			—	0.9
T5-T6		2.0	—	0.8
T6-T7	10.4		—	1.1
T7-T8			—	1.7
T8-T9			—	1.3
T9-T10		3.2	—	1.6
T10-T11			—	1.8
T11-T12			3.5	2.3
T12-L1			5.0	2.2

表 2-6 胸椎回旋時の側屈カップリング

屍体[21]	屍体[20]	In vivo 骨ピン[2]	In vivo 骨ピン[7]
左	同側	可変	（胸腰椎屈曲）

表 2-7 胸椎側屈時の回旋カップリング

屍体[21]	屍体[2]	In vivo 骨ピン[9]	In vivo 骨ピン[7]
上位：同側 中・下位：可変	対側	同側	（胸腰椎屈曲）

運動と定義した。回旋および側屈時のカップリングモーションは，同側に起こる[9,20,25,30]，対側に起こる[2]，部位によって異なる[2,5〜7,20,21]と一致しない（**表 2-6，表 2-7**）。測定肢位や試技の違い，個体差によって結果が異なる可能性がある。

1) 回旋時のカップリングモーション

胸椎の回旋運動の精密な測定は容易ではない。Willems ら[30]は，60 例の健常者の体表上から三次元的に自動運動での胸椎の領域でのカップリングモーションの違いを計測した。胸椎の領域によってカップリング方向は異なり，回旋に付随する同側の側屈カップリングは，上位胸椎で全対象者の 18%，中位で 99%，下位で 93% において認められた（**表 2-8**）。つまり，中・下位胸椎領域では回旋に同側側屈が起こることが示された。Fujimori ら[5]は，CT 画像を用いて胸椎運動を計

表 2-8 胸椎回旋時と側屈時のカップリングモーション（文献 30 より引用）

動作	T1-T4	T4-T8	T8-T12
回旋時の同側の側屈カップリング	22 (18%)	119 (99%)	111 (93%)
側屈時の同側の回旋カップリング	56 (47%)	99 (83%)	82 (68%)

測し，第 12 胸椎–第 1 腰椎を除き，回旋に伴う側屈カップリングは回旋と同方向に起こるとした（**図 2-4**）。これは，上位胸椎と中位胸椎では同側に，下位胸椎では可変的なカップリングが起こることを意味する。ただし，前者の研究は体表からの測定であるため正確性に劣り，後者の研究はCT 画像を用いていることから背臥位の静的な測定条件であったことに留意すべきである。

第1章 脊柱の解剖学・運動学

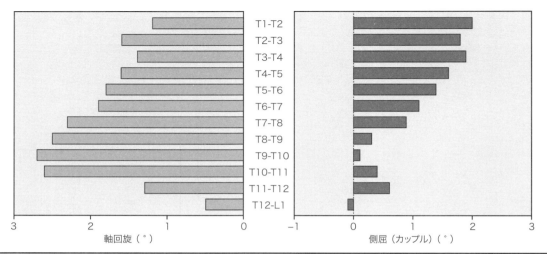

図2-4 健常男性13名（30〜36歳）における体幹回旋時の側屈のカップリング（文献5より引用）
回旋の際の同側の側屈は，第12胸椎-第1腰椎を除いて回旋と同方向に起こる。

2）側屈時のカップリングモーション

胸椎側屈の精密な測定も容易ではない。Willemsら[30]は，60名の健常者の体表上から三次元的に自動運動での胸椎の領域でのカップリングモーションの違いを計測した。側屈時の同側の回旋カップリングは，上位胸椎で全対象者の47％，中位で83％，下位で68％で起こった（**表2-8**）。この結果より，中位胸椎領域では側屈に同側回旋が起こることがわかった。Fujimoriら[6]のCT画像を用いた計測の結果，ばらつきは大きいものの，第2-3胸椎から第3-4胸椎を除き，側屈と同方向に回旋カップリングが起こった（**図2-5**）。このことから，上位胸椎では可変的，中・下位で同側のカップリングが起こるといえる。

3）上肢挙上時のカップリングモーション

上肢挙上に伴う胸椎のカップリングモーションについても計測が試みられた。Theodoridisら[26]は，20例の健常者を対象として，体表上より上肢自動挙上時の胸椎のカップリングモーションを三次元的に計測した。その結果，矢状面の上肢屈曲で全対象者の92％，肩甲骨面挙上で76％において，同側の側屈・回旋のカップリングが認めら

れた。すなわち，上肢挙上では胸椎の同側の側屈・回旋のカップリングが起こることが示された。ただし，体表からの測定であるため，正確性に劣る。

3．胸郭の運動

胸郭運動は呼吸機能と密接に関係する。Willsonら[31]は，健常男性の機能的残気量（functional reserve capacity：FRC）と全肺気量（total lung capacity：TLC）をCT画像にて計測した。その結果，上位胸郭ではポンプハンドル運動が優位，下位胸郭ではバケットハンドル運動が優位であることが示された（**図2-6**）。

4．胸椎・胸郭の構造的制動効果

胸椎と胸郭の構造的安定性は屍体研究において検証された。Odaら[19]は，胸椎の前方構成体や後方構成体を切除した時の関節可動域の増加量を実測した。椎間板を切除すると正常関節に比べて屈伸可動域が193％増加し，さらに肋骨頭を切除すると可動域は81％増加した（**表2-9**）。この結果から，椎間板と肋椎関節の前方要素は関節のすべての運動方向において構造的な制動効果が高

2. 胸椎・胸郭

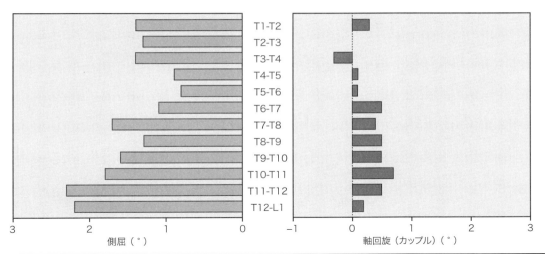

図 2-5 健常男性 15 名（32.8 ± 1.6 歳）における体幹側屈時の回旋のカップリング（文献 6 より引用）
側屈の際の同側の回旋は，第 2-3 胸椎から第 3-4 胸椎まで大きな変動性があるが，おおよそ側屈と同方向に起こる。

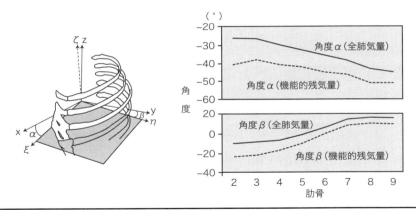

図 2-6 健常男性 5 名を対象にした肋骨運動（文献 31 より引用）
角度 α がポンプハンドル運動，角度 β がバケットハンドル運動を示し，上位胸郭はポンプ優位で，下位胸郭はバケット優位である。機能的残気量：x, y, z の軸，全肺気量：ζ, η, ξ の軸。

表 2-9 6 屍体（男性 4 例，女性 2 例，68.8 ± 9.8 歳）における胸椎の構造的安定性（文献 19 より引用）

	前方				後方			
	椎間板	右肋骨頭	右肋横突関節	左肋骨頭	内側椎弓	全椎弓	右肋椎関節	左肋椎関節
屈曲伸展	193%	+81%	→	+114%	22%	+28%	+15%	→
側屈	79%	+103%	+60%	+104%	22%	+15%	+17%	+49%
回旋	111%	+72%	+66%	+189%	30%	+15%	+43%	+39%

椎間板を切除すると，正常関節に比べて屈伸時の可動性が 193% 増加，さらに肋骨頭を切除すると可動性が 81% 増加した。→：右肋横突関節，左肋椎関節を切除しても可動性に変化なし。

表 2-10　8 屍体（男性 5 例，女性 3 例，36〜92 歳）における胸郭の構造的安定性（文献 2 より引用）

	胸骨切開	胸骨切除	肋骨 50%切除	肋骨 75%切除	肋骨切除
屈曲	0%	74%	141%	154%	181%
伸展	35%	260%	631%	694%	702%
側屈	8%	16%	31%	96%	182%
回旋	103%	190%	527%	801%	948%

胸骨切開から胸骨切除にかけて胸椎の伸展と回旋の可動性が大きく増大し，さらに肋骨の切除を進めていくとすべての運動方向の可動性が大きく増大した。

いと推測される。一方，後方構成体は，前方構成体よりも安定性への貢献度は小さいと考えられる。Brasiliense ら[2]は，正常胸郭から胸骨と肋骨を徐々に切除した際の胸椎の可動性の増加量を実測した。その結果，胸骨切開から胸骨切除にかけて胸椎の伸展と回旋の可動性が大きく増大した（**表 2-10**）。さらに肋骨を切除するとすべての運動方向の可動性が大きく増大した。つまり，胸骨と肋骨からなる胸郭は，胸椎の可動性を制限しているといえる。

D. まとめ

1. すでに真実として承認されていること

- 胸椎の骨構造は下位ほど大きくなり，前方が薄く，後方が厚い。
- 胸部椎間板の形態は胸椎と一定の関係性をもつ。
- 胸椎の椎間関節は側屈・回旋に適している。
- 胸郭ではポンプハンドル運動，バケットハンドル運動が起こる。
- 胸椎カップリングモーションでは側屈と回旋が互いにカップリングする。
- 胸椎の構造的安定性には胸郭が関与している。

2. 議論の余地はあるが，今後重要な研究テーマとなること

- 胸椎・胸郭の可動性をより正確に計測するバイオメカニクス研究。

3. 真実と思われていたが実は疑わしいこと

- 胸椎の各分節レベルの可動域の大きさ。研究手法により誤差が大きく明確ではない。
- 胸椎のカップリングモーションに一定方向のパターンが存在すること。

文　献

1. Andriacchi T, Schultz A, Belytschko T, Galante J. A model for studies of mechanical interactions between the human spine and rib cage. *J Biomech*. 1974; 7: 497-507.
2. Brasiliense LB, Lazaro BC, Reyes PM, Dogan S, Theodore N, Crawford NR. Biomechanical contribution of the rib cage to thoracic stability. *Spine*. 2011; 36: 1686-93.
3. De Troyer A, Kirkwood PA, Wilson TA. Respiratory action of the intercostal muscles. *Physiol Rev*. 2005; 85: 717-56.
4. Dimeglio A, Canavese F. The growing spine: how spinal deformities influence normal spine and thoracic cage growth. *Eur Spine J*. 2012; 21: 64-70.
5. Fujimori T, Iwasaki M, Nagamoto Y, Ishii T, Kashii M, Murase T, Sugiura T, Matsuo Y, Sugamoto K, Yoshikawa H. Kinematics of the thoracic spine in trunk rotation: *in vivo* 3-dimensional analysis. *Spine*. 2012; 37: 1318-28.
6. Fujimori T, Iwasaki M, Nagamoto Y, Matsuo Y, Ishii T, Sugiura T, Kashii M, Murase T, Sugamoto K, Yoshikawa H. Kinematics of the thoracic spine in trunk lateral bending: *in vivo* three-dimensional analysis. *Spine J*. 2014; 14: 1991-9.
7. Gercek E, Hartmann F, Kuhn S, Degreif J, Rommens PM, Rudig L. Dynamic angular three-dimensional measurement of multisegmental thoracolumbar motion *in vivo*. *Spine*. 2008; 33: 2326-33.
8. Graeber GM, Nazim M. The anatomy of the ribs and the sternum and their relationship to chest wall structure and function. *Thorac Surg Clin*. 2007; 17: 473-89.
9. Gregersen GG, Lucas DB. An *in vivo* study of the axial rotation of the human thoracolumbar spine. *J Bone Joint Surg Am*. 1967; 49: 247-62.
10. Ibrahim AF, Darwish HH. The costotransverse ligaments in human: a detailed anatomical study. *Clin Anat*. 2005;

18: 340-5.
11. Johnson GM, Zhang M. Regional differences within the human supraspinous and interspinous ligaments: a sheet plastination study. *Eur Spine J*. 2002; 11: 382-8.
12. Kunkel ME, Herkommer A, Reinehr M, Bockers TM, Wilke HJ. Morphometric analysis of the relationships between intervertebral disc and vertebral body heights: an anatomical and radiographic study of the human thoracic spine. *J Anat*. 2011; 219: 375-87.
13. Kunkel ME, Schmidt H, Wilke HJ. Prediction equations for human thoracic and lumbar vertebral morphometry. *J Anat*. 2010; 216: 320-8.
14. Mannion AF, Dumas GA, Cooper RG, Espinosa FJ, Faris MW, Stevenson JM. Muscle fibre size and type distribution in thoracic and lumbar regions of erector spinae in healthy subjects without low back pain: normal values and sex differences. *J Anat*. 1997; 190: 505-13.
15. Masharawi Y, Rothschild B, Dar G, Peleg S, Robinson D, Been E, Hershkovitz I. Facet orientation in the thoracolumbar spine: three-dimensional anatomic and biomechanical analysis. *Spine*. 2004; 29: 1755-63.
16. Morita D, Yukawa Y, Nakashima H, Ito K, Yoshida G, Machino M, Kanbara S, Iwase T, Kato F. Range of motion of thoracic spine in sagittal plane. *Eur Spine J*. 2014; 23: 673-8.
17. Nachemson A, Elfström G. Intravital dynamic pressure measurements in lumbar discs: a study of common movements, maneuvers and exercises. *Scand J Rehabil Med Suppl*. 1970; 1: 1-40.
18. Naidu BV, Rajesh PB. Relevant surgical anatomy of the chest wall. *Thorac Surg Clin*. 2010; 20: 453-63.
19. Oda I, Abumi K, Cunningham BW, Kaneda K, McAfee PC. An *in vitro* human cadaveric study investigating the biomechanical properties of the thoracic spine. *Spine*. 2002; 27: 64-70.
20. Oxland TR, Lin RM, Panjabi MM. Three-dimensional mechanical properties of the thoracolumbar junction. *J Orthop Res*. 1992; 10: 573-80.
21. Panjab MM, Brand RA Jr, White AA 3rd. Mechanical properties of the human thoracic spine as shown by three-dimensional load-displacement curves. *J Bone Joint Surg Am*. 1976; 58: 642-52.
22. Panjabi MM, Hausfeld JN, White AA 3rd. A biomechanical study of the ligamentous stability of the thoracic spine in man. *Acta Orthop Scand*. 1981; 52: 315-26.
23. Panjabi MM, Takata K, Goel V, Federico D, Oxland T, Duranceau J, Krag M. Thoracic human vertebrae. Quantitative three-dimensional anatomy. *Spine*. 1991; 16: 888-901.
24. Polga DJ, Beaubien BP, Kallemeier PM, Schellhas KP, Lew WD, Buttermann GR, Wood KB. Measurement of *in vivo* intradiscal pressure in healthy thoracic intervertebral discs. *Spine*. 2004; 29: 1320-4.
25. Sizer PS Jr, Brismee JM, Cook C. Coupling behavior of the thoracic spine: a systematic review of the literature. *J Manipulative Physiol Ther*. 2007; 30: 390-9.
26. Theodoridis D, Ruston S. The effect of shoulder movements on thoracic spine 3D motion. *Clin Biomech*. 2002; 17: 418-21.
27. Vallieres E. The costovertebral angle. *Thorac Surg Clin*. 2007; 17: 503-10.
28. Watkins RT, Watkins R 3rd, Williams L, Ahlbrand S, Garcia R, Karamanian A, Sharp L, Vo C, Hedman T. Stability provided by the sternum and rib cage in the thoracic spine. *Spine*. 2005; 30: 1283-6.
29. Weaver AA, Schoell SL, Stitzel JD. Morphometric analysis of variation in the ribs with age and sex. *J Anat*. 2014; 225: 246-61.
30. Willems JM, Jull GA, J KF. An *in vivo* study of the primary and coupled rotations of the thoracic spine. *Clin Biomech*. 1996; 11: 311-6.
31. Wilson TA, Legrand A, Gevenois PA, De Troyer A. Respiratory effects of the external and internal intercostal muscles in humans. *J Physiol*. 2001; 530: 319-30.

〔平　　雅成〕

3. 腰　椎

はじめに

腰部疾患には，腰椎分離・すべり症，椎間関節捻挫，腰椎椎間板ヘルニア，腰椎椎間板症，終板障害などがある。これら疾患に対するリハビリテーションを行う際には，病態の理解だけでなく腰椎の解剖学・運動学の理解が重要である。本項では，腰椎の解剖学・運動学の最新の科学的情報を整理した。

A. 文献検索方法

文献検索には PubMed を用い，言語は英語に限定した。検索ワードとして「lumbar intervertebral joint」または「lumbar facet」に「biomechanics」「kinematics」「kinetics」「loading」「shear force」「compression force」「rupture strength」「finite element」「anatomy」「ligament」「muscle」「lumbar multifidus」「psoas major」「capsule」「disk」を掛け合わせ検索を行った。得られた 7,007 編のうち，原著論文以外のもの，動物を対象にしたもの，手術手技に関連するものを除き，本テーマに関連する 2010 年以降の論文を選択した。2010 年以前の論文は 2010 年以降に報告がない内容，複数の論文から引用されている論文を採用し，ハンドサーチを加えた。最終的に 59 編の論文を採用した。

B. 解剖学

1. 腰椎・椎間関節

脊椎は S 字に弯曲しており，5 椎体をなす腰椎は生理的前弯を呈する。Korovessis ら[23]は健常ギリシャ人 99 名（20〜79 歳）を対象に，立位の X 線上で腰椎の前弯角度（第 1-5 腰椎）を測定した。その結果，前弯角度は全年代平均は 45.7 ± 12°であった。年代別にみると 20 歳代〜60 歳代では平均 40〜50°であるのに対し，70 歳代では平均 20°未満まで急激に減少していた（図 3-1）。また，隣接する椎体間の傾斜角度は第 4-5 腰椎間が平均 17°に対して，第 5 腰椎−第 1 仙椎間で平均 40.5°であり，腰椎のなかで最も傾斜角度の差が大きかった。

腰椎の骨の構成要素は，前方に円柱状で腰椎の主要部である椎体，その後方に椎弓根と呼ばれる 2 本の骨支柱がある。椎弓根の後方に棘突起，側方に横突起がある（図 3-2）。椎弓根の後方は正中で合流し，前方の椎体とともに椎孔を形成する（図 3-2）。これが上下に連なり脊髄神経が入る脊

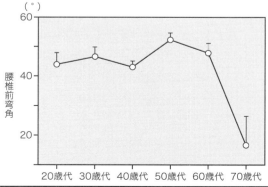

図 3-1　世代別の腰椎前弯角度（文献 23 より引用）
20 歳代〜60 歳代の平均 40〜50°に対し，70 歳代では 20°未満まで減少する。

3. 腰椎

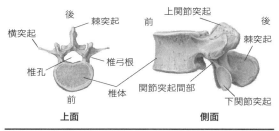

図 3-2 腰椎の構成要素

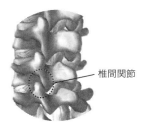

図 3-3 椎間関節
椎間関節は上位椎体の下関節突起と下位椎体の上関節突起で構成される。

柱管を形成する。椎孔の後方には棘突起や横突起に加え，上下椎体との椎間関節面を形成する上関節突起と下関節突起がある。上関節突起，下関節突起の間を関節突起間部と呼び（図 3-2），腰椎分離症はこの部位の骨連結がスポーツ活動などのストレスにより破断した状態である[47]。

上位と下位の腰椎の間には 3 つの関節がある。1 つは椎体と椎体の間の関節であり，他の 2 つは左右の椎間関節である。椎間関節は上位腰椎の下関節突起と下位腰椎の上関節突起で構成される（図 3-3）。椎体間の関節には椎間板が存在する。変形可能な椎間板の存在により椎体同士の接触を伴わずに，椎体の可動性が確保されている。

椎間関節は卵形で関節包を有し，その関節包には神経終末が存在するため疼痛を知覚する[11]。成人 90 名を対象に CT を用いて第 3 腰椎−第 1 仙椎までの左右の椎間関節面の面積を測定した研究によると，第 3–4 腰椎間と第 4–5 腰椎間では上関節面のほうが大きく，第 5 腰椎−第 1 仙椎間は下関節面のほうが大きかった（図 3-4）[35]。Simon ら[49] は 20 歳代から 50 歳代までの腰痛群 34 名と非腰痛群 62 名を対象に，第 1–2 腰椎間から第 5 腰椎−第 1 仙椎間の椎間関節の幅を比較した。その結果，腰痛群は健常群よりも椎間関節の幅が狭く，さらに加齢に伴って幅が狭くなっていた[49]。同様に片側性の腰椎分離症患者 35 名の椎間関節の矢状面に対する角度を，CT 画像により測定したところ，分離側の関節面は矢状面に

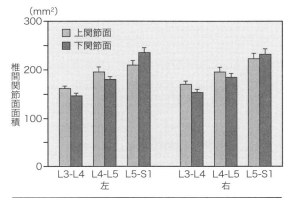

図 3-4 椎間関節面の面積（文献 35 より引用）
L3-L4，L4-L5 は上関節面，L5-S1 は下関節面が大きい。

対して 52°であったのに対し，健側の関節面は 44.8°であった[42]。以上より，腰椎分離症の発生要因に骨形態が関係する可能性が示唆された。

2. 椎間板・終板

上下の椎体間には椎間板と終板がある。腰椎椎間板の直径は約 40 mm，厚みは 7～10 mm であり，その中心にある髄核と周辺を覆う線維輪で構成される（図 3-5）[40, 45]。椎間板は後方が凹の楕円形で，外周にある線維輪は 15～20 層のコラーゲン線維層が重なっている[26]。線維輪層の線維方向は隣接する層で交互に交差し，垂直に対して約 60°である（図 3-6）[15～17]。椎間板の髄核の生存細胞数は加齢に伴い減少する[13]。加齢に伴い線維輪のコラーゲン層板は厚く線維化し[26]，

第1章 脊柱の解剖学・運動学

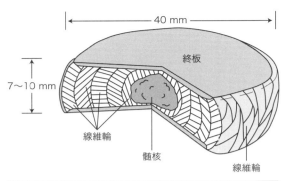

図 3-5 腰椎椎間板の構成（文献 40 より引用）
腰椎椎間板は中心にある髄核とその周囲を覆う線維輪で構成され，その上端・下端に終板が存在する。

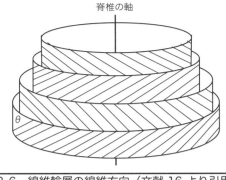

図 3-6 線維輪層の線維方向（文献 16 より引用）
θは約 60°であり，隣接する層の線維方向は逆になる。

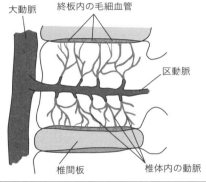

図 3-7 椎間板・終板への血行（文献 40 より引用）
椎間板と終板は血流に乏しい。

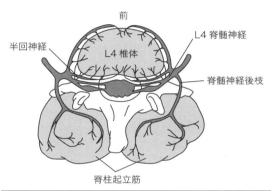

図 3-8 L4 椎体周囲の神経（文献 40 より引用）
線維輪の外側縁には神経が分布する。

亀裂や空洞が出現する[4]。椎間板と終板は血流に乏しく，終板に毛細血管が走行するのみである（**図 3-7**）[40, 44]。線維輪の外側縁には前縦靱帯，後縦靱帯があり，靱帯上には侵害受容線維が分布する（**図 3-8**）[6, 40]。そのため線維輪の外側縁が損傷すると疼痛が知覚される。椎間板は主に荷重支持の役割を担っており，髄核の変形は単純な屈曲伸展運動よりも回旋を加えたほうが大きい[10]。線維輪は互いに交差する線維の半分のみが伸張される回旋運動（3°以上）において損傷しやすい[15]。これらより，椎間板は屈曲伸展運動よりも回旋運動で損傷しやすいと考えられる。

軟骨性の終板は，椎間板の上端と下端に存在する（**図 3-5**）[40, 45, 52]。終板は約 1 mm の厚さの硝子軟骨層で，頭側のほうが尾側より厚い[54]。終板は髄核全体を覆うが，周辺部の線維輪を覆っていない[45]。終板のコラーゲン線維の一部は椎間板内まで走行している[26]。終板は軸圧に弱く，髄核上で破壊が生じやすい[8]。

椎間板内圧に関しては，生体内で実測されたデータとともに数学的シミュレーションの研究が存在した。Nachemson ら[30, 32, 34]は，生体の椎間板に圧トランスデューサーを刺入し，立位，座位，臥位，前屈位などにおける椎間板内圧を測定した。その結果，立位の椎間板内圧を 100％とした場合，背臥位や側臥位では約 25～75％，座位では約 150％，重量物を保持した前屈位では約 225％となり，座位のほうが立位よりも椎間

3. 腰椎

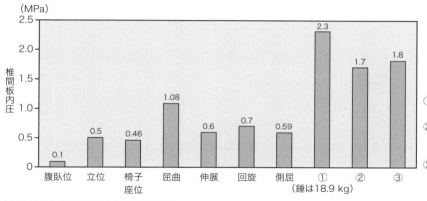

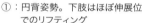

図 3-9 椎間板内圧の変化（文献 56 より引用）
椎間板内圧は屈曲位やリフティング動作で高い。

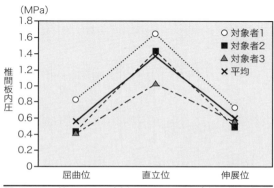

図 3-10 約 7 kg の錘をリフティング中の椎間板内圧（文献 53 より引用）
屈曲位・伸展位より直立位で椎間板内圧が高い。

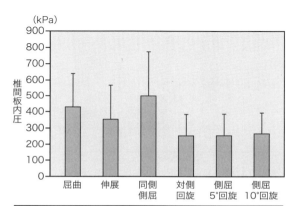

図 3-11 屈曲，伸展，回旋，側屈による椎間板内圧の変化（文献 39 より引用）
屈曲や同側側屈で椎間板内圧が高い。

板内圧が高いと考えられてきた。これに対しWilke ら[56]は，45 歳男性の椎間板に圧センサーを挿入し，姿勢や動作中の椎間板内圧を測定した。その結果，屈曲やリフティング動作，立位で重量物を保持したときに椎間板内圧が上昇し，安静立位（0.5 MPa）と背もたれなしの椅子座位（0.46 MPa）では大きな差はなかった（図 3-9）。Sato ら[48]も同様の結果を報告しており，座位と立位では椎間板内圧に大差がないと結論づけられる。また，健常成人 3 名のリフティング動作中の第 3-4 腰椎の椎間板内圧を 3D-to-2D registration 法と有限要素法を用いて計算した研究によると，屈曲位（平均 0.4 MPa）や伸展位（平均 0.6 Mpa）よりも直立位（平均 1.4 Mpa）で内圧が上昇した[53]（図 3-10）。一方，屍体を用いて屈曲，伸展，回旋，仙骨側屈 5°での回旋，仙骨側屈 10°での回旋の 5 つの条件で椎間板内圧を測定した研究では，屈曲や同側側屈で椎間板内圧が高かった[39]（図 3-11）。以上より，椎間板内圧が上昇しやすいのは屈曲やリフティング動作，立位で重量物の保持，側屈であると考えられる。なお，いずれの研究も対象者数が少ないため，さらなる研究が必要である。

3. 靱　帯

腰椎に付着する靱帯には，椎体前方を上下に走

第1章 脊柱の解剖学・運動学

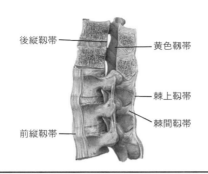

図 3-12 腰椎に付着する靱帯

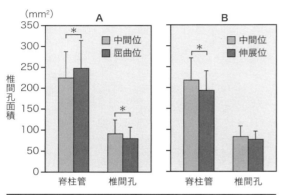

図 3-13 屈曲位と中間位（A）と伸展位と中間位（B）における脊柱管と椎間孔の面積（文献 19 より引用）
A：脊柱管の面積は中間位よりも屈曲位で約 11%大きく，椎間孔の面積は中間位よりも屈曲位で約 12%小さい。B：脊柱管の面積は中間位よりも伸展位で約 11%小さく，椎間孔の面積は中間位よりも伸展位で約 8%小さい。*p＜0.05。

行する前縦靱帯，椎体後方を上下に走行する後縦靱帯，脊柱管の後面に付着する黄色靱帯，棘突起間を連結する棘間靱帯と棘上靱帯がある（**図3-12**）。前縦靱帯は椎体前端の垂直方向の離開の制限や，椎間関節伸展時の腰椎の前弯増強に抵抗する [18]。後縦靱帯は椎体後端の離開を制限し，腰椎の過度な屈曲に抵抗する [18]。黄色靱帯は連続する椎骨の椎弓板を連結する弾性のある靱帯で，椎弓板の過剰な離開を制限する [18]。棘間靱帯，棘上靱帯は隣接する棘突起を連結する [14]。棘間靱帯は腹側部，中間部，背側部の３つの部分からなる [14]。棘間靱帯，棘上靱帯の線維方向がX

線解析法によって検討された [18]。その結果，棘間靱帯は棘突起に対してほぼ平行に走行しており，棘上靱帯とともに腰椎の屈曲に対する抵抗はわずかであることが明らかにされた [18]。靱帯の神経支配に関しては，前縦靱帯，後縦靱帯，棘間靱帯には知覚受容器や神経終末が分布するため，疼痛を知覚できる [6, 7, 12, 43]。一方，黄色靱帯には神経終末がほとんど分布しないため，疼痛を知覚できない [41, 43]。腰椎の靱帯に対する近年の研究は少ない。その機能や病態，疼痛発生部位の理解のためにさらなる解剖学的研究が必要である。

4．脊柱管・椎間孔

5つの腰椎の椎孔は上下に１列に連なり，脊髄を収めるための脊柱管を形成する。脊柱管の前壁は椎体後面，椎間板後面，後縦靱帯で構成され，後壁は椎弓板と黄色靱帯で構成される。側壁は椎弓根で構成されるが，上下の椎弓根間は外側壁を構成する靱帯をもたず，側面には椎間孔が開口している。脊柱管内には脊髄や馬尾神経が走行し，椎間孔から末梢へと走行する。

脊柱管や椎間孔の断面積は脊椎運動やアライメントの影響で変化する。Inufusa ら [19] は屍体の腰椎を対象に，CT にて腰椎アライメントと脊柱管と椎間孔の面積を計測した。その結果，脊柱管の面積は中間位（223.8 ± 63.5 mm²）に比べて屈曲位（248.2 ± 66.4 mm²）で有意に（約 11%）大きかった。一方，椎間孔の面積は中間位（91.4 ± 33.0 mm²）に比べて屈曲位（80.4 ± 25.8 mm²）で有意に（約 12%）小さかった（**図 3-13A**）。中間位の脊柱管の面積（233.8 ± 57.4 mm²）に比べて伸展位（207.6 ± 52.0 mm²）で有意に（約 11%）小さく，椎間孔の面積は中間位（90.0 ± 25.5 mm²）に比べて伸展位（83.2 ± 20.0 mm²）で有意ではないものの約 8%小さかった（**図 3-13B**）。Zhong ら [59] は健常成人 10 名を対象に，3D-to-2D registration 法を用いて，屈

3. 腰 椎

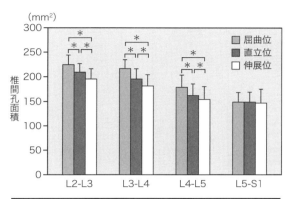

図 3-14 運動時の椎間孔面積（文献 59 より引用）
椎間孔の面積は屈曲位よりも伸展位で小さい。*p＜0.05。

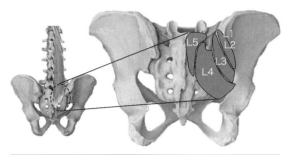

図 3-15 多裂筋の仙骨付着部（文献 25 より引用）
多裂筋は背筋群の最内側に位置し，5 つの線維束で構成され，棘突起のすぐ外側の椎間関節包から，仙腸関節をまたいで仙骨に付着する。

曲位，直立位，伸展位における第 2-3 腰椎から第 5 腰椎-第 1 仙椎までの運動に伴う椎間孔の面積の変化を比較した。その結果，第 2-3 腰椎，第 3-4 腰椎，第 4-5 腰椎では屈曲位，直立位，伸展位の順で椎間孔の面積が大きかった（図 3-14）。以上より，椎間孔は屈曲位で大きくなり，伸展位で小さくなると考えられる。

5. 筋

腰椎周囲には傍脊柱筋として多裂筋，最長筋，腸肋筋，腸腰筋，腰方形筋などがあり，なかでも多裂筋，大腰筋は腰椎の分節的運動に関与する。多裂筋は背筋群の最内側に位置し，5 つの線維束で構成され[25]，棘突起のすぐ外側の椎間関節包から，仙腸関節をまたいで仙骨に付着する[20,25]（図 3-15）。多裂筋の機能として腰椎の回旋や伸展のほかに，腰椎の安定化に重要な役割を果たすと考えられている。多裂筋は筋長が短く付着面積が大きいため，力の発揮に適している[55]。多裂筋は機能的に浅層と深層に分けられる[29]。浅層は 3～5 椎間を結び，深層は隣接する 2 椎間を連結する。そのため，多裂筋の深層は腰椎の分節的安定化に適している。Wilke ら[57]は，屍体を用いて多裂筋，腸肋筋，大腰筋の筋張力をシミュレーションし，腰椎の可動域との関係を検証した。その結果，筋張力がない場合の屈曲可動域が 4.5°であるのに対して多裂筋の張力を加えると 0.8°に減少した。この結果から，多裂筋は腰椎の安定化に貢献する可能性がある。Kalichman ら[21]は，CT を用いて多裂筋を含む脊柱起立筋の萎縮と器質的変性の関連を評価した。その結果，筋萎縮と変性（椎間板厚の減少，椎間関節の変形性関節症，腰椎分離症，腰椎分離・すべり症）は関連したが，腰痛の有無とは必ずしも関連しなかった。よって多裂筋が腰椎，椎間板の変性に関連することが示唆された。

大腰筋は下位腰椎に付着する筋のなかで最大の筋である[28]。大腰筋は腰椎の横突起と第 5 腰椎-第 1 仙椎を除く椎間板の前内側に付着し（図 3-16）[5]，腰椎屈曲の回転軸に近い位置にある。このため，大腰筋が最大収縮しても腰椎屈曲作用は小さく，軸圧増強作用が大きい[5]。針筋電図を用いた研究によると，大腰筋は立位や前屈，リフティング動作で活動した[31,33]。前述の Wilke ら[57]の屍体研究によると，筋張力がない場合の屈曲可動域は 4.5°であるのに対して大腰筋の張力を加えると 3.0°に減少した。これらの結果から大腰筋は腰椎安定化に作用する可能性があると考えられる。

第 1 章 脊柱の解剖学・運動学

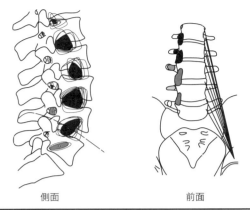

側面　　　　　　　前面

図 3-16　大腰筋の腰椎付着部（文献 5 より引用）
6 体の標本の大腰筋付着部を重ね，重複部を着色した。色が濃いほど多くの標本で大腰筋が付着することを示す。

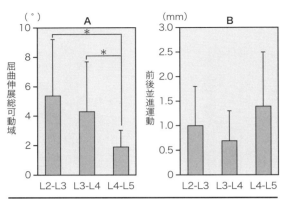

図 3-17　屈曲伸展総可動域（A）と前後並進運動（B）（文献 24 より引用）
第 2-3 腰椎間，第 3-4 腰椎間の屈曲伸展可動域は第 4-5 腰椎間より大きい。前後方向の並進運動には高位レベル間の差はない。＊p＜0.05。

6. 血管・神経

今回渉猟した範囲では，腰椎の神経・血管に関して科学的に検証した研究はみつからず，成書の範疇にとどまった。臨床的視点を背景にした検証が待たれる。

C. 運動学

1. 屈曲・伸展

腰椎の可動域は屈曲，伸展が最大である。腰椎の椎間関節の関節面は，胸椎よりも矢状面に近いため，屈曲伸展運動に比較的有利である[27]。Pearcy ら[37]は，健常男性 11 名に対して前方と側面からの X 線撮影により（誤差は 2 mm，1.5°未満），屈曲伸展運動を測定した。その結果，腰椎全体の屈曲可動域は 52°，伸展可動域は 16°であった。生体における精密な腰椎の屈曲伸展運動の分析手法として，MRI や CT から三次元骨モデルを作製し，運動中の透視画像とマッチングさせる 3D-to-2D registration 法がある。この手法の誤差は，並進で 0.3 mm，回転で 0.7°以下であり，精度が高い[24]。Li ら[24]はこの方法を用いて，健常成人 8 名を対象に，屈曲伸展運動中における第 2-5 腰椎の総可動域および並進運動を測定した。その結果，総可動域は約 2〜5°であり，第 2-3 腰椎間と第 3-4 腰椎間の可動域は第 4-5 腰椎間より有意に大きかった（図 3-17A）。しかし，前後の並進運動は約 0.5〜1.5 mm 程度で，腰椎の高位レベル間に有意差はなかった（図 3-17B）。この結果から，上位腰椎のほうが下位腰椎よりも屈曲伸展の可動域が大きいと結論づけられた。

腰椎の屈曲運動の制動要素に関しても検討された。Adams ら[2]は，15 体の腰椎の屍体を用いて屈曲負荷を加えた後に，棘上・棘間靱帯，黄色靱帯，椎間関節・関節包を順に切離し，切離後の可動域の増加量から各組織の貢献度を検証した。その結果，制動効果は椎間関節・関節包約 39%，椎間板約 29%，棘上・棘間靱帯約 19%，黄色靱帯約 13%であった（図 3-18A）。これにより，腰椎の屈曲に対する第一の制動要素は椎間関節・関節包であることが明らかとなった。

腰椎の伸展運動の制動要素に関する研究も 1 編存在した。Adams ら[1]は，44 体の腰椎の屍体に伸展負荷を加えた後，棘突起，椎間関節の関節包・黄色靱帯・椎間関節を順に切離し，切離後の

3. 腰椎

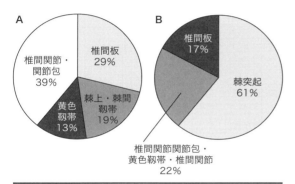

図 3-18 屈曲運動（A）と伸展運動（B）の制動要素（文献 1，2 より引用）
屈曲運動の第一の制動要素は椎間関節・関節包であり（A），伸展運動の第一の制動要素は棘突起である（B）。

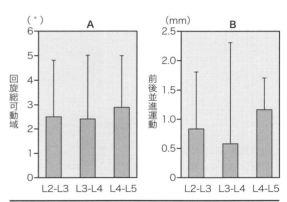

図 3-19 回旋可動域（A）と並進運動（B）（文献 24 より引用）
第 2-3 腰椎間，第 3-4 腰椎間，第 4-5 腰椎間で回旋可動域，並進運動に差はない。

可動域の増加量から各組織の貢献度を検証した。その結果，制動効果は棘突起約 61%，椎間関節の関節包・黄色靱帯・椎間関節約 22%，椎間板約 17% であった（**図 3-18B**）。これにより，腰椎の伸展に対する第一の制動要素は棘突起であることが明らかとなった。また，Adams ら[1]は同研究のなかで，伸展強制をした場合に最初に損傷する組織を観察した。結果は棘突起が最初となる場合が最も多かったが（27/44 体），6 体は椎間関節が最初に損傷し，11 体は椎間板が最初に損傷した。伸展強制をした際に最初に損傷する部位が異なる原因は，棘突起の長さやアライメントなどの解剖学的特徴が影響していると考察した。

2. 回旋

腰椎における回旋運動の制限因子として，椎間関節の関節面の方向があげられる。具体的には，椎間関節の関節面が矢状面に近く，回旋時に関節面が圧迫される特徴がある[51]。健常男性 16 名を対象に第 3-4 腰椎棘突起にワイヤーを刺入し，回旋可動域を測定した研究では，第 3-4 腰椎の回旋可動域は片側約 1.1° であった[50]。Li ら[24]は 3D-to-2D registration 法を用いて，健常者の回旋運動中の第 2-5 腰椎の総可動域と並進運動を測定した。その結果，回旋総可動域は約 2° で（**図 3-19A**），前後並進運動は 1〜2 mm であり（**図 3-19B**），高位レベル間で差がなかった。この結果から，腰椎の回旋可動域が小さく，椎体間の可動域の差も小さいことが明らかになった。

回旋運動の制動要素に関する研究がある。Asano ら[3]は 10 体の屍体の第 4-5 腰椎を用いて回旋負荷を加えた後，棘上・棘間靱帯，黄色靱帯・片側椎間関節，両側椎間関節，残った後方要素すべてを順に切離し，切離後の可動域の増加量から各組織の貢献度を検証した。その結果，制動効果は後方要素すべてで 42〜54%，そのうち 33〜48% が椎間関節であった。後方要素を除いた制動要素は椎間板であるため，椎間板の貢献度は 46〜58% であると考えられる。Farfan ら[9]は，66 体の屍体を用い腰椎に回旋ストレスを加え，椎間関節の運動を観察した。その結果，回旋と反対側の椎間関節の衝突が強まり，回旋側の関節包は伸張された（**図 3-20**）。その後も回旋ストレスを加え続けると，衝突した椎間関節を回転軸とした回旋運動が生じ，その後，破壊が観察された[9]。Sairyo ら[46]は，有限要素モデルを用いて腰椎の回旋と伸展の複合運動時に関節突起間部に加わるストレスを算出した。その結果，回旋と反

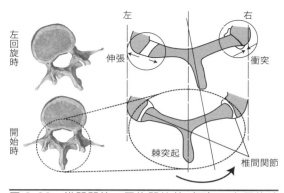

図 3-20　椎間関節の回旋開始前（下）と左回旋時（上）の棘突起と椎間関節の運動（文献 9 より引用）
左回旋運動によって対側椎間関節の衝突が強まり，回旋側の関節包が伸張される。

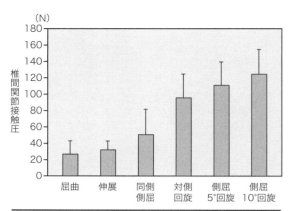

図 3-21　椎間関節の接触圧（文献 39 より引用）
側屈が加わると回旋時の椎間関節の接触圧は上昇する。

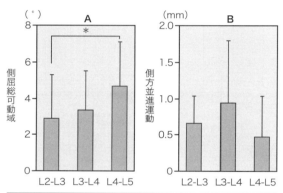

図 3-22　側屈可動域（A）と並進運動（B）（文献 24 より引用）
第 2-3 腰椎間は第 4-5 腰椎間より側屈可動域は小さい。側方の並進運動に高位レベル間の差はない。＊ $p<0.05$ 。

対側の関節突起間部にストレスが集中していた。この回旋と伸展ストレスが腰椎分離症発生に関連すると考察した。Popovich ら[39]は，屍体を用いて 5 つの条件（屈曲，伸展，回旋，仙骨側屈 5°での回旋，仙骨側屈 10°での回旋）における椎間関節の接触圧を測定した。その結果，椎間関節の接触圧は屈曲，伸展，側屈に比べて回旋時に上昇し，仙骨側屈を加えた回旋においてさらに上昇した（図 3-21）。これは仙骨の側方傾斜によって腰椎回旋時の椎間関節の接触圧が上昇すること

を示している。仙骨の側方傾斜など，隣接関節のマルアライメントが腰椎椎間関節の接触圧に影響を及ぼす可能性がある。

3. 側　屈

脊椎の側屈運動において回旋カップリングモーションが生じることが知られている。腰椎側屈に伴うカップリングモーションは個体差が大きく，一定の法則がないとされた[38]。10 名の健常男性を対象に，2 方向からの X 線による測定の結果，腰椎全体の側屈可動域は左右合計で 15～20°であった[38]。3D-to-2D registration 法を用いて健常者の側屈運動中の第 2-5 腰椎の総可動域と並進運動を測定した結果，側屈の総可動域は 3～5°（図 3-22A），側方並進運動は約 0.5～1.0 mm であった（図 3-22B）[24]。側屈総可動域は第 2-3 腰椎間のほうが第 4-5 腰椎間よりも小さく，側方の並進運動に高位レベル間の差は認められなかった[24]。腰椎側屈の分析は不十分であり，さらなる研究が必要である。

4. 腰椎の異常に伴う運動の特性

椎間板変性症患者の腰椎に生じる異常運動が報告されてきた。Passias ら[36]は，第 4-5 腰椎間

3. 腰 椎

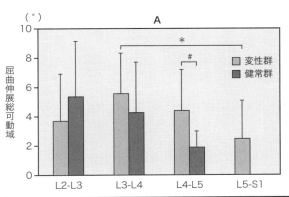
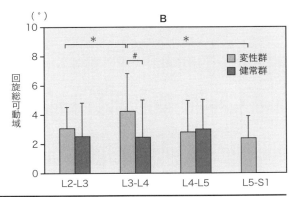

図3-23 健常群と椎間板変性群の屈曲伸展総可動域（A）と回旋総可動域（B）（文献36より引用）
椎間板変性群は健常者より第3-4腰椎間の屈曲伸展，回旋可動域が大きく，第5腰椎-第1仙椎間で小さい。椎間板変性群は第3-4腰椎間，第4-5腰椎間に過剰な運動が出現する可能性が考えられる。＊：変性群内の椎間レベルで有意差あり（$p<0.05$），＃：変性群と健常群間で有意差あり（$p<0.05$）。

および第5腰椎-第1仙椎間の椎間板変性患者10名と健常成人8名を対象に，3D-to-2D registration法を用いて，腰仙部の屈曲伸展，回旋運動を測定した。その結果，屈曲伸展運動における総可動域は，椎間板変性群内において第3-4腰椎間のほうが第5腰椎-第1仙椎間よりも大きく（図3-23A），椎間板変性群と健常群との比較では第4-5腰椎間において変性群のほうが有意に大きかった（図3-23A）。回旋運動における総可動域は，椎間板変性群内において第3-4腰椎間のほうが第2-3腰椎間，第5腰椎-第1仙椎間よりも大きく（図3-23B），椎間板変性群と健常者との比較では第3-4腰椎間で椎間板変性群のほうが大きかった（図3-23B）。このことから，第4-5腰椎間および第5腰椎-第1仙椎間の椎間板変性患者において，第3-4腰椎間と第4-5腰椎間に過剰な運動が出現する可能性が考えられる。

Keorochanaら[22]は下肢痛のない腰痛患者430名を対象に，MRIの矢状面アライメントから腰椎後弯，正常，前弯の3群に分け，椎間板変性の程度と可動域の変化を検証した。椎間板変性に関して，全群において上位より下位椎間板で変性が進行する傾向があった。また，正常群と比較

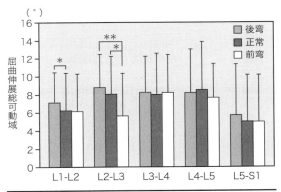

図3-24 矢状面アライメントと屈曲伸展総可動域（文献22より引用）
屈曲伸展可動域は第1-2腰椎間において，後弯群が正常群より大きく，第2-3腰椎間では後弯群，正常群が前弯群より大きい。＊$p<0.05$，＊＊$p<0.01$。

して後弯群は第5腰椎-第1仙椎間，前弯群は第1-2腰椎間の椎間板変性が進行した。総可動域に関して，第1-2腰椎間においては後弯群が正常群と比較して大きくなり，第2-3腰椎間では後弯群と正常群が前弯群より大きくなった（図3-24）。椎間板変性と可動の関係は，3群いずれにおいても変性が進行するにつれて可動域が小さくなる傾向を示した。このことから矢状面アライメントの変化で椎間板変性の程度と総可動域が変化し，椎間板変性が進行することで可動域が減

第1章 脊柱の解剖学・運動学

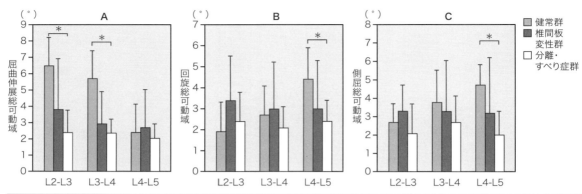

図 3-25 腰椎分離・すべり症群，健常群，椎間板変性群の屈曲伸展総可動域（A），回旋総可動域（B），側屈総可動域（C）（文献 58 より引用）
A：分離・すべり症群は健常群と比較して第 2-3 腰椎間，第 3-4 腰椎間において屈曲伸展総可動域が小さい。
B：分離・すべり症群は健常群と比較して第 4-5 腰椎間において回旋総可動域が小さい。C：分離・すべり症群は健常群と比較して第 4-5 腰椎間において側屈総可動域が小さい。＊p＜0.05。

少すると考えられる。

腰椎分離・すべり症患者の腰椎運動の分析も行われてきた。Yao ら[58]は，第 4-5 腰椎の腰椎分離・すべり症患者 10 名と椎間板変性症患者 10 名，健常成人 8 名を対象に 3D-to-2D registration 法を用いて第 2-5 腰椎の屈曲・伸展，側屈，回旋運動を測定した。その結果，屈曲・伸展，側屈，回旋いずれの運動においても，総可動域は腰椎分離・すべり症群内において第 4-5 腰椎間と第 2-3 腰椎間，第 3-4 腰椎間との間に有意な差はなかった。腰椎分離・すべり症群と健常群，椎間板変性群との比較では，第 4-5 腰椎間は健常群，椎間板変性群と有意差はなかったが，第 2-3 腰椎間と第 3-4 腰椎間は健常群よりも有意に屈曲・伸展総可動域が小さかった（図 3-25A）。回旋運動における総可動域は，腰椎分離・すべり症群と健常群，椎間板変性群との比較では第 4-5 腰椎間で椎間板変性群とは有意差がなかったが，健常群より小さかった（図 3-25B）。第 4-5 腰椎間の側屈運動中の総可動域に関して，腰椎分離・すべり症群は，椎間板変性群と有意差を認めなかったが，健常群より有意に小さかった（図 3-5C）。この結果より，第 4-5 腰椎に腰椎分離・すべり症がある場合，第 4-5 腰椎間は健常群よりも可動域が小さくなり，上位隣接関節も健常群よりは可動域が小さくなると結論づけられる。

D. まとめ

1. すでに真実として承認されていること
- 椎間関節は回旋運動で接触圧が増加する。
- 椎間板は回旋ストレスで損傷しやすい。
- 椎間板内圧が高い動作は屈曲やリフティング，重量物の保持である。
- 椎間孔の断面積は腰椎屈曲位で大きく，伸展位で小さくなる。

2. 議論の余地はあるが，今後の重要な研究テーマとなること
- アライメント変化や椎間板変性により関節運動に変化が生じる。
- 下位腰椎の腰椎分離・すべり症がある場合，上位隣接関節よりも可動域が小さくなる。
- 多裂筋や大腰筋の作用が腰椎の運動，安定化に及ぼす影響。

3. 真実と思われていたが実は疑わしいこと
- 椎間板内圧は立位より座位のほうが高いこと。

E. 今後の課題

- 腰椎の靱帯や血管，神経に関する解剖学的研究。
- 腰椎分離症の発生と骨形態の関係に関する研究。
- 腰椎の運動解析において隣接関節の条件設定を明確にした生体を対象とする精度の高い研究。

文献

1. Adams MA, Dolan P, Hutton WC. The lumbar spine in backward bending. *Spine (Phila Pa 1976)*. 1988; 13: 1019-26.
2. Adams MA, Hutton WC, Stott JR. The resistance to flexion of the lumbar intervertebral joint. *Spine (Phila Pa 1976)*. 1980; 5: 245-53.
3. Asano S, Kaneda K, Umehara S, Tadano S. The mechanical properties of the human L4-5 functional spinal unit during cyclic loading. The structural effects of the posterior elements. *Spine (Phila Pa 1976)*. 1992; 17: 1343-52.
4. Bernick S, Walker JM, Paule WJ. Age changes to the anulus fibrosus in human intervertebral discs. *Spine (Phila Pa 1976)*. 1991; 16: 520-4.
5. Bogduk N, Pearcy M, Hadfield G. Anatomy and biomechanics of psoas major. *Clin Biomech (Bristol, Avon)*. 1992; 7: 109-19.
6. Bogduk N, Tynan W, Wilson AS. The nerve supply to the human lumbar intervertebral discs. *J Anat*. 1981; 132 (Pt 1): 39-56.
7. Bogduk N, Wilson AS, Tynan W. The human lumbar dorsal rami. *J Anat*. 1982; 134 (Pt 2): 383-97.
8. Brinckmann P, Horst M. The influence of vertebral body fracture, intradiscal injection, and partial discectomy on the radial bulge and height of human lumbar discs. *Spine (Phila Pa 1976)*. 1985; 10: 138-45.
9. Farfan HF, Cossette JW, Robertson GH, Wells RV, Kraus H. The effects of torsion on the lumbar intervertebral joints: the role of torsion in the production of disc degeneration. *J Bone Joint Surg Am*. 1970; 52: 468-97.
10. Fazey PJ, Song S, Price RI, Singer KP. Nucleus pulposus deformation in response to rotation at L1-2 and L4-5. *Clin Biomech (Bristol, Avon)*. 2013; 28: 586-9.
11. Giles LG, Taylor JR, Cockson A. Human zygapophyseal joint synovial folds. *Acta Anat (Basel)*. 1986; 126: 110-4.
12. Groen GJ, Baljet B, Drukker J. Nerves and nerve plexuses of the human vertebral column. *Am J Anat*. 1990; 188: 282-96.
13. Gruber HE, Hanley EN Jr. Analysis of aging and degeneration of the human intervertebral disc. Comparison of surgical specimens with normal controls. *Spine (Phila Pa 1976)*. 1998; 23: 751-7.
14. Heylings DJ. Supraspinous and interspinous ligaments of the human lumbar spine. *J Anat*. 1978; 125 (Pt 1): 127-31.
15. Hickey DS, Hukins DW. Relation between the structure of the annulus fibrosus and the function and failure of the intervertebral disc. *Spine (Phila Pa 1976)*. 1980; 5: 106-16.
16. Hickey DS, Hukins DW. X-ray diffraction studies of the arrangement of collagenous fibres in human fetal intervertebral disc. *J Anat*. 1980; 131 (Pt 1): 81-90.
17. Horton WG. Further observations on the elastic mechanism of the intervertebral disc. *J Bone Joint Surg Br*. 1958; 40-B: 552-7.
18. Hukins DW, Kirby MC, Sikoryn TA, Aspden RM, Cox AJ. Comparison of structure, mechanical properties, and functions of lumbar spinal ligaments. *Spine (Phila Pa 1976)*. 1990; 15: 787-95.
19. Inufusa A, An HS, Lim TH, Hasegawa T, Haughton VM, Nowicki BH. Anatomic changes of the spinal canal and intervertebral foramen associated with flexion-extension movement. *Spine (Phila Pa 1976)*. 1996; 21: 2412-20.
20. Jemmett RS, Macdonald DA, Agur AM. Anatomical relationships between selected segmental muscles of the lumbar spine in the context of multi-planar segmental motion: a preliminary investigation. *Man Ther*. 2004; 9: 203-10.
21. Kalichman L, Hodges P, Li L, Guermazi A, Hunter DJ. Changes in paraspinal muscles and their association with low back pain and spinal degeneration: CT study. *Eur Spine J*. 2010; 19: 1136-44.
22. Keorochana G, Taghavi CE, Lee KB, Yoo JH, Liao JC, Fei Z, Wang JC. Effect of sagittal alignment on kinematic changes and degree of disc degeneration in the lumbar spine: an analysis using positional MRI. *Spine (Phila Pa 1976)*. 2011; 36: 893-8.
23. Korovessis PG, Stamatakis MV, Baikousis AG. Reciprocal angulation of vertebral bodies in the sagittal plane in an asymptomatic Greek population. *Spine (Phila Pa 1976)*. 1998; 23: 700-4; discussion 704-5.
24. Li G, Wang S, Passias P, Xia Q, Li G, Wood K. Segmental *in vivo* vertebral motion during functional human lumbar spine activities. *Eur Spine J*. 2009; 18: 1013-21.
25. Macintosh JE, Valencia F, Bogduk N, Munro RR. The morphology of the human lumbar multifidus. *Clin Biomech (Bristol, Avon)*. 1986; 1: 196-204.
26. Marchand F, Ahmed AM. Investigation of the laminate structure of lumbar disc anulus fibrosus. *Spine (Phila Pa 1976)*. 1990; 15: 402-10.
27. Masharawi Y, Rothschild B, Dar G, Peleg S, Robinson D, Been E, Hershkovitz I. Facet orientation in the thoracolumbar spine: three-dimensional anatomic and biomechanical analysis. *Spine (Phila Pa 1976)*. 2004; 29: 1755-63.
28. McGill SM, Patt N, Norman RW. Measurement of the trunk musculature of active males using CT scan radiography: implications for force and moment generating capacity about the L4/L5 joint. *J Biomech*. 1988; 21: 329-41.

29. Moseley GL, Hodges PW, Gandevia SC. Deep and superficial fibers of the lumbar multifidus muscle are differentially active during voluntary arm movements. *Spine (Phila Pa 1976)*. 2002; 27: E29-36.
30. Nachemson A. The effect of forward leaning on lumbar intradiscal pressure. *Acta Orthop Scand*. 1965; 35: 314-28.
31. Nachemson A. Electromyographic studies on the vertebral portion of the psoas muscle: with special reference to its stabilizing function of the lumbar spine. *Acta Orthop Scand*. 1966; 37: 177-90.
32. Nachemson A. The load on lumbar disks in different positions of the body. *Clin Orthop Relat Res*. 1966; 45: 107-22.
33. Nachemson A. The possible importance of the psoas muscle for stabilization of the lumbar spine. *Acta Orthop Scand*. 1968; 39: 47-57.
34. Nachemson A, Morris JM. *In vivo* measurements of intradiscal pressure. Discometry, a method for the determination of pressure in the lower lumbar discs. *J Bone Joint Surg Am*. 1964; 46: 1077-92.
35. Otsuka Y, An HS, Ochia RS, Andersson GB, Espinoza Orias AA, Inoue N. *In vivo* measurement of lumbar facet joint area in asymptomatic and chronic low back pain subjects. *Spine (Phila Pa 1976)*. 2010; 35: 924-8.
36. Passias PG, Wang S, Kozanek M, Xia Q, Li W, Grottkau B, Wood KB, Li G. Segmental lumbar rotation in patients with discogenic low back pain during functional weight-bearing activities. *J Bone Joint Surg Am*. 2011; 93: 29-37.
37. Pearcy M, Portek I, Shepherd J. Three-dimensional x-ray analysis of normal movement in the lumbar spine. *Spine (Phila Pa 1976)*. 1984; 9: 294-7.
38. Pearcy MJ. Stereo radiography of lumbar spine motion. *Acta Orthop Scand Suppl*. 1985; 212: 1-45.
39. Popovich JM Jr, Welcher JB, Hedman TP, Tawackoli W, Anand N, Chen TC, Kulig K. Lumbar facet joint and intervertebral disc loading during simulated pelvic obliquity. *Spine J*. 2013; 13: 1581-9.
40. Raj PP. Intervertebral disc: anatomy-physiology-pathophysiology-treatment. *Pain Pract*. 2008; 8: 18-44.
41. Ramsey RH. The anatomy of the ligamenta flava. *Clin Orthop Relat Res*. 1966; 44: 129-40.
42. Rankine JJ, Dickson RA. Unilateral spondylolysis and the presence of facet joint tropism. *Spine (Phila Pa 1976)*. 2010; 35: E1111-4.
43. Rhalmi S, Yahia LH, Newman N, Isler M. Immunohistochemical study of nerves in lumbar spine ligaments. *Spine (Phila Pa 1976)*. 1993; 18: 264-7.
44. Roberts S, Eisenstein SM, Menage J, Evans EH, Ashton IK. Mechanoreceptors in intervertebral discs. Morphology, distribution, and neuropeptides. *Spine (Phila Pa 1976)*. 1995; 20: 2645-51.
45. Roberts S, Menage J, Urban JP. Biochemical and structural properties of the cartilage end-plate and its relation to the intervertebral disc. *Spine (Phila Pa 1976)*. 1989; 14: 166-74.
46. Sairyo K, Katoh S, Komatsubara S, Terai T, Yasui N, Gowl V, Vadapalli S, Biyani A, Ebraheim N. Spondylolysis fracture angle in children and adolescents on CT indicates the facture producing force vector: a biomechanical rationale. *Int J Spine Surg*. 2004; vol. 1, No.2.
47. Sairyo K, Katoh S, Sasa T, Yasui N, Goel VK, Vadapalli S, Masuda A, Biyani A, Ebraheim N. Athletes with unilateral spondylolysis are at risk of stress fracture at the contralateral pedicle and pars interarticularis: a clinical and biomechanical study. *Am J Sports Med*. 2005; 33: 583-90.
48. Sato K, Kikuchi S, Yonezawa T. *In vivo* intradiscal pressure measurement in healthy individuals and in patients with ongoing back problems. *Spine (Phila Pa 1976)*. 1999; 24: 2468-74.
49. Simon P, Espinoza Orias AA, Andersson GB, An HS, Inoue N. *In vivo* topographic analysis of lumbar facet joint space width distribution in healthy and symptomatic subjects. *Spine (Phila Pa 1976)*. 2012; 37: 1058-64.
50. Steffen T, Rubin RK, Baramki HG, Antoniou J, Marchesi D, Aebi M. A new technique for measuring lumbar segmental motion *in vivo*. Method, accuracy, and preliminary results. *Spine (Phila Pa 1976)*. 1997; 22: 156-66.
51. Taylor JR, Twomey LT. Age changes in lumbar zygapophyseal joints. Observations on structure and function. *Spine (Phila Pa 1976)*. 1986; 11: 739-45.
52. Twomey LT, Taylor JR. Age changes in lumbar vertebrae and intervertebral discs. *Clin Orthop Relat Res*. 1987; 224: 97-104.
53. Wang S, Park WM, Kim YH, Cha T, Wood K, Li G. *In vivo* loads in the lumbar L3-4 disc during a weight lifting extension. *Clin Biomech (Bristol, Avon)*. 2014; 29: 155-60.
54. Wang Y, Battie MC, Boyd SK, Videman T. The osseous endplates in lumbar vertebrae: thickness, bone mineral density and their associations with age and disk degeneration. *Bone*. 2011; 48: 804-9.
55. Ward SR, Kim CW, Eng CM, Gottschalk LJ IV, Tomiya A, Garfin SR, Lieber RL. Architectural analysis and intraoperative measurements demonstrate the unique design of the multifidus muscle for lumbar spine stability. *J Bone Joint Surg Am*. 2009; 91: 176-85.
56. Wilke H, Neef P, Hinz B, Seidel H, Claes L. Intradiscal pressure together with anthropometric data -a data set for the validation of models. *Clin Biomech (Bristol, Avon)*. 2001; 16 Suppl 1: S111-26.
57. Wilke HJ, Wolf S, Claes LE, Arand M, Wiesend A. Stability increase of the lumbar spine with different muscle groups. A biomechanical *in vitro* study. *Spine (Phila Pa 1976)*. 1995; 20: 192-8.
58. Yao Q, Wang S, Shin JH, Li G, Wood KB. Lumbar facet joint motion in patients with degenerative spondylolisthesis. *J Spinal Disord Tech*. 2013; 26: E19-27.
59. Zhong W, Driscoll SJ, Tsai TY, Wang S, Mao H, Cha TD, Wood KB, Li G. *In vivo* dynamic changes of dimensions in the lumbar intervertebral foramen. *Spine J*. 2015; 15: 1653-9.

（安井淳一郎）

4. 筋機能・腹腔内圧

はじめに

ヒトの脊柱はしなやかに動き，なおかつ身体を支持する役割をもつ．この相反する機能を骨・靱帯のみで達成することはできず，筋や腹腔内圧による動的な制御が不可欠である．本項では骨盤・胸郭にかかわる筋や運動に関する論文をレビューした．骨盤・胸郭筋の解剖として骨盤・胸郭の筋付着部位や筋の特性をまとめ，骨盤・胸郭の運動についてはコンピュータシミュレーションによる研究および身体運動（リフティング，ゴルフスウィング，ランニング）に関する研究を整理した．

A. 文献検索方法

文献検索には PubMed を用いた．言語を英語に限定し，検索ワードとして解剖には「anatomy」「biomechanics」に「erector spinae」「quadratus lumborum」「rectus abdominis」「external oblique」「internal oblique」「transvers abdominis」を掛け合わせた．身体運動には「pelvis」「thorax」に「biomechanics」「muscle activation」「muscle activity」「kinetics」を掛け合わせた．さらに抽出された論文からハンドサーチにより論文を加え，最終的に 42 編を採用した．

B. 骨盤・胸郭筋の解剖（背部筋群）

骨盤と胸郭に付着をもつ背部筋群は腸肋筋と最長筋，腰方形筋である．各筋の付着部位，線維，生理学的筋横断面積，筋束長についてまとめた．

1. 腸肋筋，最長筋

傍脊柱背側に存在する脊柱起立筋として，外側に腸肋筋，中央に最長筋，内側に多裂筋などが位置する[5]．これらの筋は，腰部において脊柱起立筋腱膜によって覆われる（**図 4-1**）[5]．腰部において腸肋筋と最長筋の間は腰部筋間腱膜（lumbar intermuscular aponeurosis）で分けられる[5, 12]．Macintosh ら[24]は，5 体の屍体標本を用いて，腸肋筋，最長筋の付着部位を詳細に分析した．腸肋筋は上後腸骨棘（posterior superior iliac spine：PSIS）と腸骨稜上方から上行し，下から 8～9 の肋骨に付着していた[24]．PSIS に起始する腸肋筋の線維束は第 4 肋骨まで上行していたのに対し，外側の腸骨稜に起始する線維束は下位肋骨に付着し，腸骨稜付着部の最外側から生じる線維束は第 12 肋骨に付着していた[24]．胸最長筋は腰椎棘突起，仙椎，PSIS 付近に起始し，第 1–12 胸椎横突起下外側角ならびに第 3, 4 肋

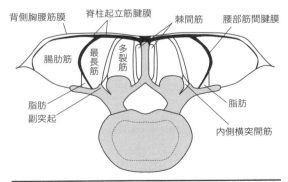

図 4-1 腰部背筋の位置（文献 5 より引用）
脊柱起立筋は，外側に腸肋筋，中央に最長筋，内側に多裂筋が位置し，脊柱起立筋腱膜によって覆われる．腸肋筋と最長筋の間は腰部筋間腱膜で分けられる．

第 1 章　脊柱の解剖学・運動学

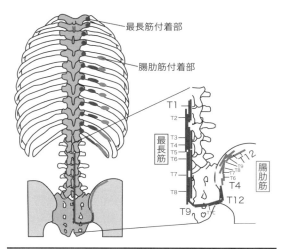

図 4-2　腸肋筋，最長筋の付着部位（文献 25 より引用）
腸肋筋の PSIS に起始する線維束は第 4 肋骨に走行し，外側の腸骨稜に起始する線維束ほど下位肋骨に付着する。一方，最長筋の第 1 腰椎に起始する線維束は第 1 胸椎に停止し，仙骨部から PSIS 付近に付着する線維端は下位肋骨に付着する。

骨より下位に付着していた[24]。線維束別にみると，第 1 腰椎から第 1 胸椎に，仙骨部から第 9 胸椎に，PSIS 付近から第 12 胸椎にそれぞれ筋線維が走行していた[24,25]（**図 4-2**）。

2．腰方形筋

腰方形筋は腸骨稜と腰椎横突起に起始し，第 12 肋骨と第 12 胸椎椎体に停止する。Phillips ら[33]は，6 体の屍体標本の解剖から腰方形筋が 3 層からなることを見出した（**図 4-3**）。前層は四辺形の薄い層であり，主に腸骨から第 12 肋骨や第 12 胸椎椎体に付着していた。中間層は腰椎から肋骨へ向かう線維の層であり，主に第 3 腰椎横突起先端から第 12 肋骨に斜走していた。後層は前層に類似し，腸骨から第 12 肋骨や腰椎横突起へ付着していた。これら腰方形筋の線維束には個体差，左右差があり，複雑な線維の集合体であると結論づけられた[16,33]。

3．背部筋の特性

生理学的筋横断面積は研究によってばらついていた。Daggfeldt ら[12]は，Visible Human Project® の解剖データを用いて，各腰椎レベルにおける胸最長筋と腰腸肋筋の生理学的筋横断面積を測定した。その結果，各腰椎レベルでの生理学的筋横断面積は異なっていた。Chaffin ら[8]は，CT を用いて 96 名の女性の腰部筋のサイズと部位を測定した。その結果，脊柱起立筋の生理学的筋横断面積に左右差はなかった（**表 4-1**）。その他の研究でも測定結果にばらつきがみられたが（**表 4-2**），屍体の年齢[12]や姿勢の違い[19]，測定方法の違い[8,12,27,28]の影響と考えられた。Stark ら[39]は，1 体の屍体標本から各線維束の走行をデジタルデータ化し三次元で再構成することで詳細な筋束長（筋実質長，腱束長）を報告した。右

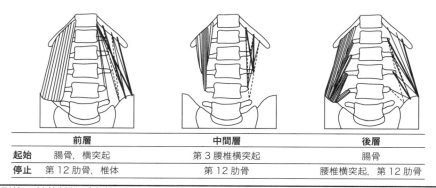

	前層	中間層	後層
起始	腸骨，横突起	第 3 腰椎横突起	腸骨
停止	第 12 肋骨，椎体	第 12 肋骨	腰椎横突起，第 12 肋骨

図 4-3　腰方形筋の付着部位（文献 33 より引用）
腰方形筋は 3 層に分けられる。前層は四辺形の薄い層であり，中間層は主に第 3 腰椎横突起先端から第 12 肋骨に斜走する線維，後層は前層に類似していた。

4. 筋機能・腹腔内圧

表 4-1　脊柱起立筋の生理学的筋横断面積（単位：cm²）

		平均値		L1-L2		L2-L3		L3-L4		L4-L5		L5-S1	
		右	左	右	左	右	左	右	左	右	左	右	左
脊柱起立筋[8]		—	—	—	—	18.2	17.9	18.5	18.5	17.4	17.3	—	—
最長筋[12]	男性	24.0	24.0	24.7	27.6	32.9	23.7	25.9	29.4	22.9	25.2	13.9	13.9
	女性	14.8	14.1	13.5	14.4	6.8	14.5	18.6	13.7	11.7	15.5	19.7	15.7
腸肋筋[12]	男性	—	—	20.8	38.0	57.4	66.0	39.0	27.3	18.3	32.5	12.5	13.9
	女性	—	—	23.3	16.3	33.1	52.2	31.2	21.7	8.4	8.0	3.0	2.5

表 4-2　背部筋の筋横断面積（単位：cm²）

報告者	脊柱起立筋全体	最長筋		腸肋筋		腰方形筋
		右	左	右	左	
Stark ら[39]*	—	3.6	4.3	1.8	1.9	—
Delp ら[13]	11.6	—	—	—	—	2.8
Bogduk ら[6]	16.5	—	—	—	—	—
McGill ら[28]**	—	—	—	—	—	6.1
Chaffin ら[8]	18.0	—	—	—	—	4.2

＊：解剖学的筋横断面積として測定，＊＊：CT，MRIで平均値を測定。

側のみの結果であるが，筋実質長は胸最長筋 9.6 ± 3.7 cm，腰腸肋筋 10.2 ± 3.4 cm であった。腱束長は胸最長筋で平均 11.3 ± 9.2 cm，腰腸肋筋で平均 6.3 ± 4.5 cm であり，胸最長筋は腰腸肋筋の約2倍の長さの腱を有していた。今後，詳細な研究結果が増え，コンピュータシミュレーションなどで活用されることが期待される。

C. 骨盤・胸郭筋の解剖（腹部筋群）

骨盤・胸郭に付着をもつ腹部筋には腹直筋，外腹斜筋，内腹斜筋，腹横筋がある。各筋の付着部位と線維束の走行，生理学的筋横断面積，筋束長，筋の微細構造などについて研究が行われてきた。

1. 腹直筋

腹直筋は腹直筋鞘の中に存在し，腱画を含んだ多腹筋である。腹直筋の起始は恥骨体および恥骨結合であり，停止は5-7肋軟骨と剣状突起である。恥骨結合部において，腹直筋は長内転筋とともに関節包に付着部をもつ[35]。Norton-Old

ら[32]は，屍体において腹直筋鞘から反対側長内転筋への線維連絡を測定し，ほとんどの屍体で線維連絡があったとした。さらに実験で直接長内転筋を引っぱり，腹直筋に生じるひずみを測定した。その結果，ひずみの程度は平均 0.23 ± 0.43% とばらつきが大きく，線維間における張力伝達の再現性は低かった[32]。

筋電図的な検討では，腹直筋の上部と下部の違いが検討された。Moreside ら[30]は，中東のダンス熟練者9名を対象に，動作時の腹直筋の上部と下部の筋活動パターンを測定した。その結果，30動作のうち3動作で腹直筋の上部と下部が分離した筋活動パターンが観察された[30]。骨盤から動く運動と胸郭から動く運動で腹直筋の上部と下部の筋活動パターンが異なる[42]。以上より，ある種の動作では腹直筋の上部と下部で異なる筋活動パターンになる可能性がある。

2. 外腹斜筋

外腹斜筋は体幹中央の白線に起始し，第5-12肋骨外側の下面に停止する。線維としては上部，

表 4-3 腹部筋の生理学的筋横断面積（単位：cm²）

報告者	腹直筋	外腹斜筋	内腹斜筋	腹横筋
Brown ら [7] *	3.3	8.6	6.6	4.7
Delp ら [13]	2.6	—	—	—
Chaffin ら [8] **	3.8	—	—	—
McGill ら [28] **	7.9	9.4	8.1	2.9

＊：屍体から重量・羽状角などを加味して測定，＊＊：CTで測定．

中部，後部に分類された [40]。上部および中部線維は内下方へ走行して，対側の内腹斜筋と連絡している可能性がある [34]。外腹斜筋と胸腰筋膜との付着に関しては意見が対立している。Barker ら [4] は，腹横筋，内腹斜筋，外腹斜筋が胸腰筋膜に付着するとした。一方，Schuenke ら [37] は，12体の屍体標本において，外腹斜筋が胸腰筋膜へ直接付着していた者はいなかったと述べた。今後，付着部についてさらに詳細な研究が必要である。

3．内腹斜筋

内腹斜筋は腸骨稜，鼠径靱帯外側2/3に起始し，第11-12肋骨および白線に停止する。上部・中部線維は腸骨稜からみて内上方に走行し，下部線維は水平方向に走行して対側の外腹斜筋と連結する [40]。一部の線維は外側縫線に付着するため，胸腰筋膜と連結している可能性がある [4]。

4．腹横筋

腹横筋の付着部に関しては，上部線維は第6-12肋軟骨，中部線維は胸腰筋膜，下部線維は腸骨稜内側唇前2/3および鼠径靱帯外側に起始し，いずれも内側に走行して白線に停止する。Barker ら [4] は，腹横筋が腰椎横突起に起始することを報告した。線維の走行に関して，上部および中部線維は水平方向に走行して腹直筋鞘の深層を形成するのに対し，下部線維は内腹斜筋とともに鼠径靱帯・腸骨稜に付着する [40]。

5．腹部筋の特性

腹筋群の機能は主に筋電図によって検証されてきた。Urquhart ら [41] は，筋電図を用いて体幹回旋動作に貢献する体幹筋群を分析した。その結果，外腹斜筋活動は体幹の対側回旋において，内腹斜筋活動は体幹の同側回旋において強い活動を認めた。腹横筋は体幹の回旋中に持続的に活動するが，上部線維は外腹斜筋と同様に対側回旋において，下部線維は内腹斜筋と同様に同側回旋において活動した [41]。

腹部筋の役割を理解するうえで，生理学的筋横断面積や筋の微細構造を参考にする場合がある。McGill ら [28] は，CTを用いて13人の活動的な男性の生理学的筋横断面積を測定した。各筋の平均値は，腹直筋7.9 cm²，外腹斜筋9.4 cm²，内腹斜筋8.1 cm²，腹横筋2.9 cm²であった。その他，生理学的筋横断面積は研究間にばらつきがあった（表4-3）。これは屍体による研究 [7, 13] や生体におけるCTによる研究 [8, 27, 28] など，方法や姿勢の違い [19, 27] に起因すると考えられる。Brown ら [7] は，腹直筋，外腹斜筋，内腹斜筋，腹横筋の微細構造を分析し，それぞれの機能的特性を考察した。その結果，腹直筋は筋束長が長く，広い範囲で張力を発揮できる特性を有していた（表4-4）[7]。内腹斜筋は筋束長が短いが生理学的筋横断面積が大きいことから，狭い範囲で強い張力を発揮できる特性を有していた [7]。外腹斜筋と腹横筋は，腹直筋と内腹斜筋の中間的な特性を有していた [7]。

D．骨盤・胸郭の運動

骨盤・胸郭の運動について，コンピュータシミュレーションと身体運動についての研究があった。コンピュータシミュレーションは，動作時の発揮筋力の推定に用いられた。身体運動では，重量物のリフティング動作時の発揮筋力や腹腔内

4. 筋機能・腹腔内圧

表 4-4 腹部筋の筋微細構造（文献 7 より引用）

	生理学的筋横断面積（cm²）	筋全体の長さ（cm）	サルコメア長(μm)	サルコメア数
腹直筋	3.3 ± 0.5	26.7 ± 1.6	3.29 ± 0.07	98,747 ± 5,795
内腹斜筋	8.6 ± 0.8	7.8 ± 0.4	2.61 ± 0.06	28,715 ± 1,619
外腹斜筋	6.6 ± 0.9	14.6 ± 1.0	3.18 ± 0.11	53,893 ± 3,604
腹横筋	4.7 ± 0.6	9.7 ± 0.4	2.58 ± 0.05	36,051 ± 1,601

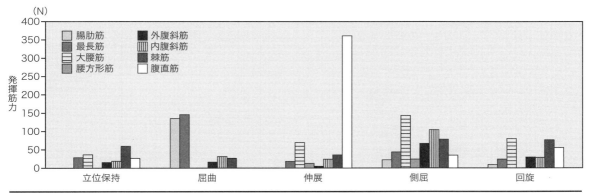

図 4-4 シミュレーションされた背部・腹部筋活動（文献 15 より引用）
体幹屈曲では腸肋筋と最長筋が，体幹伸展では腹直筋が，体幹側屈では大腰筋が最も強く動作の制動に貢献していた。

圧，ゴルフスウィング動作では骨盤と胸郭の回旋運動，ランニング動作では骨ピンを用いた精密な運動解析が実施された。

1. コンピュータシミュレーション

コンピュータシミュレーションでは，骨格の形状，筋の走行や横断面積などの多数の前提条件に基づいて計算される。Han ら[15]は，ソフトウエアに AnyBody Modeling System (AnyBody Technology) を用い，動作を制動するための抵抗力として発揮筋力を推定した。その結果，体幹屈曲では腸肋筋と最長筋が，体幹伸展では腹直筋が，体幹側屈では大腰筋が最も強く動作の制動に貢献していた（図 4-4）。

コンピュータシミュレーションによる動作の解析は発展途上である。生体において体幹筋は胴を覆い，脊柱に沿って存在しているため，筋の弯曲を考慮することが重要とされる[2]。Hwang ら[18]は，脊柱における生体力学のシステマティックレビューを公表した。近年のコンピュータシミュレーションでは筋の弯曲を考慮した論文が多かったが，計算方法は論文によって異なっていた[18]。今後，生体反応との整合性を高めた，身体運動解析の発展が期待される。

2. 身体運動

1) リフティング

重量物を床からもち上げる動作に代表される「リフティング」において，腹腔内圧が骨盤・胸郭の剛体化に関与すると考えられてきた。Cresswell ら[11]は，等速性ダイナモメーターを用いて，もち上げ・下ろし動作時の張力と腹腔内圧の関係を分析した。その結果，腹腔内圧は張力に比例して上昇し，骨盤・胸郭の剛体化に貢献していることが示された。Cholewicki ら[10]は，体幹屈曲・伸展動作の等尺性筋収縮において腹腔内圧と体幹筋の筋電図は r=0.59–0.95 で相関したと報告した。Kawabata ら[21]は，健常男性 11

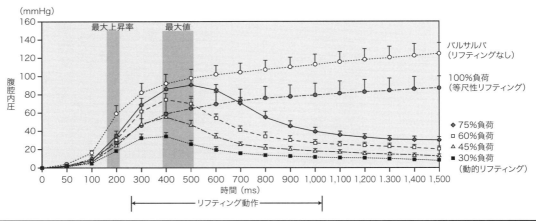

図 4-5　リフティング時の腹腔内圧（文献 21 より引用）
腹腔内圧は負荷に比例して動作前に急上昇している。

名を対象として，バーベルを挙上するリフティング動作中の腹腔内圧を直腸内で実測した。バーベルのもち上げ動作に約 250 ミリ秒先行して，腹腔内圧が上昇した。リフティング重量の増加に伴い腹腔内圧の最大値は増大し，動作直前の上昇率も増大した（図 4-5）。この結果より，腹腔内圧は動作の準備段階から骨盤・胸郭の剛体化を制御していると考えられる。Arshad ら[3]は，コンピュータシミュレーションにより，体幹前傾に伴う腹腔内圧，腰椎負荷，筋力の関係を分析した。その結果，腹腔内圧を上昇させた条件において，第 4-5 腰椎間の圧縮力，腰背部のグローバル筋の張力が減少した。以上，生体での実測とコンピュータシミュレーションの結果から，リフティングにおいて腹腔内圧が骨盤・胸郭の剛体化に貢献していることが示唆された。

2）ゴルフスウィング

ゴルフスウィングでは骨盤・胸郭の回旋運動（X-factor）が注目され，障害やパフォーマンスとの関係が報告された。X-factor とはゴルフスウィング中，テイクバック期に骨盤の可旋を胸郭の回旋が追い越した捻転差と定義される。右利きの例では，ゴルフスウィング中，骨盤はテイクバック期に右回旋し，トップより前にピークを迎え，その後左回旋する。体幹は骨盤より回旋角度が大きく，トップ付近で最大値，インパクトもしくはインパクトより後に骨盤を追い抜き左回旋位となる。トップの位置より X-factor のピークが遅れているとき，トップから X-factor 最大値までを X-factor stretch と定義した（図 4-6）[9]。

X-factor と腰痛の関係について検証が行われてきた。Lindsay ら[23]は，男子プロ選手を対象に，腰痛者と非腰痛者のゴルフスウィングと体幹可動域の関係を分析した。その結果，腰痛者のゴルフスウィングの X-factor は自動回旋可動域よりも大きく，過剰な回旋ストレスが生じている可能性が示唆された[23]。Gluck ら[14]は，レビュー論文において，回旋ストレス減弱のため X-factor の少ないゴルフスウィングを推奨した。しかし，X-factor と腰痛の関係を示す論文は数が少なく，コンセンサスは得られていない。

X-factor とゴルフパフォーマンスの関連について検証した論文は多い。Healy ら[17]は，三次元動作解析を行い，スウィングのヘッドスピードの高低によって 2 群に分け，X-factor との関連性を分析した。その結果，高速度群は低速度群に比べて X-factor が大きかった[17]。Cheetham ら[9]は，

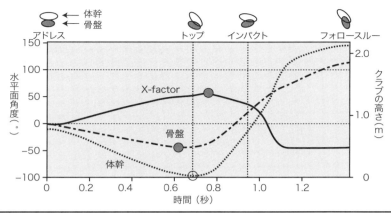

図 4-6　右利き選手のゴルフスウィング（文献 29 より引用）
ゴルフスウィング中の骨盤，体幹の回旋運動を示す．トップで体幹の回旋は最大となるが，骨盤が先行して反対側方向に回旋しはじめるため，トップの少し後にX-factorが増大する．トップからX-factor最大値までをX-factor stretchという．

競技者と初心者のスウィングを比較し，X-factorの大きさに差はないがX-factor stretchには差があることを見出した．Myersら[31]は，レクリエーションレベルのゴルファー100人の骨盤・胸郭捻転差とボール速度の関係を調査した．その結果，ボール速度とX-factorとの間に負の相関（r=-0.55, p<0.001），ボール速度とX-factor stretchとの間に負の相関（r=-0.54, p<0.001）があった[31]．Meisterら[29]は，プロ選手におけるボール速度とX-factorに正の相関（r=0.86）があることを示した．なお，これらの研究において相関係数の正負が逆転しているのは骨盤・胸郭の回旋方向の定義の違いのためであった．初心者を対象とした練習方法の違いがボール飛距離に及ぼす影響を検討した研究では，飛距離が増加した群でX-factorが有意に増加していた[1]．このようにX-factorがゴルフパフォーマンス，特にスウィングスピードや飛距離に関連するという研究は多い．

三次元での回旋運動の測定方法には課題がある．Healyら[17]は，空間座標系における骨盤・胸郭の回旋角度を測定した研究では，骨盤の傾きなどは考慮されず，誤差が生じる可能性があることを指摘した．このため，空間座標系ではなく対象者の骨に埋設した局所座標系上での回旋角度を計測すべきと提唱した[17]．これに対して，近年，対象者の局所座標系上での分析結果が公表された[20, 22, 38]．今後は測定方法の確立とともに身体運動における詳細な回旋運動の解析が望まれる．

3）ランニング

ランニング中の脊椎運動の精密な計測は容易ではない．MacWilliamら[26]は，健常成人8名の腰椎に骨ピンを刺入し，平均9.7±1.0 km/時のランニング中の胸郭から骨盤の精密な運動解析を行った．骨盤運動は空間座標系における骨盤運動として，腰椎運動は隣接する下位椎体の局所座標系上の運動として，胸郭運動は第1腰椎の局所座標系と内側鎖骨下領域と第7頸椎の3点がつくる局所座標系の相対的な角度と定義された．前額面上の運動（左右側屈の合計値）は，胸郭5.7±3.6°，腰椎17.7±6.6°，骨盤11.9±3.6°であった．矢状面上での運動（屈曲伸展の合計）は，胸郭6.3±1.2°，腰椎4.7±1.9°，骨盤6.1±1.1°であった．水平面上での運動（左右回旋の合計）は，胸郭15.7±3.7°，腰椎5.6±2.1°，骨盤8.9±4.0°であった（**図4-7**）[26]．以上より，ランニング中の腰椎運動は小さいと推測される．

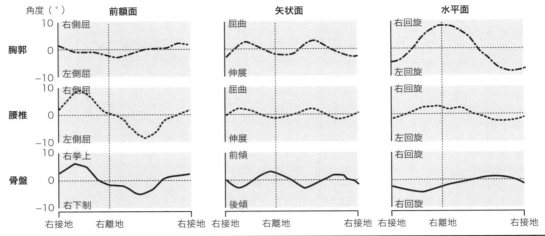

図4-7 ランニング中の胸郭-骨盤運動（文献26より引用）
ランニング中の胸郭，腰椎，骨盤の運動を示す．横軸は右足の1ストライドを示している．腰椎の矢状面ならびに水平面の運動は小さい．

　体表マーカーを用いた研究では，反膚運動による計測誤差が含まれる可能性が高い．Schacheら[36]による体表マーカーを用いたランニング動作の解析では，腰椎の前額面運動は18.5°，矢状面運動は13.3°，水平面運動は23.0°であった．骨ピンを用いたMacWilliamら[26]の結果では，矢状面・水平面の腰椎の可動性は4～5°程度であり，体表マーカーによる分析結果との間に大きな差があった．体表マーカーは慣性の影響による皮膚運動の影響で数値が大きくなるため，ランニング中の腰椎運動が過大評価された可能性がある．

E. まとめ

1. すでに真実として承認されていること

- 腰方形筋の線維束は個体差，左右差がある．
- 腹腔内圧は骨盤・胸郭の剛体化に貢献している．

2. 議論の余地はあるが，今後の重要な研究テーマとなること

- 腹直筋上部と下部の機能的差異の研究．
- 実際の運動に近似したコンピュータシミュレーション研究．
- 骨盤・胸郭の連動と身体運動との関連性の研究．
- 回旋運動の正確な測定．

3. 真実と思われていたが実は疑わしいこと

- ランニング動作時の腰椎回旋運動が大きいこと．

文　献

1. An J, Wulf G, Kim S. Increased carry distance and X-factor stretch in golf through an external focus of attention. *JMLD*. 2013; 1: 2-11.
2. Arjmand N, Shirazi-Adl A, Bazrgari B. Wrapping of trunk thoracic extensor muscles influences muscle forces and spinal loads in lifting tasks. *Clin Biomech (Bristol, Avon)*. 2006; 21: 668-75.
3. Arshad R, Zander T, Dreischarf M, Schmidt H. Influence of lumbar spine rhythms and intra-abdominal pressure on spinal loads and trunk muscle forces during upper body inclination. *Med Eng Phys*. 2016; 38: 333-8.
4. Barker PJ, Briggs CA, Bogeski G. Tensile transmission across the lumbar fasciae in unembalmed cadavers: effects of tension to various muscular attachments. *Spine (Phila Pa 1976)*. 2004; 29: 129-38.
5. Bogduk N. A reappraisal of the anatomy of the human lumbar erector spinae. *J Anat*. 1980; 131(Pt 3): 525-40.
6. Bogduk N, Macintosh JE, Pearcy MJ. A universal model of the lumbar back muscles in the upright position. *Spine (Phila Pa 1976)*. 1992; 17: 897-913.
7. Brown SH, Ward SR, Cook MS, Lieber RL. Architectural analysis of human abdominal wall muscles: implications for mechanical function. *Spine (Phila Pa*

1976). 2011; 36: 355-62.
8. Chaffin DB, Redfern MS, Erig M, Goldstein SA. Lumbar muscle size and locations from CT scans of 96 women of age 40 to 63 years. *Clin Biomech (Bristol, Avon)*. 1990; 5: 9-16.
9. Cheetham PJ, Martin PE, Mottram RE, St Laurent BS. The importance of stretching the X factor in the golf downswing. In: *Book of Abstracts 2000 Pre-Olympic Congress International Congress on Sport Science Sports Medicine and Physical Education*. 2000: 7-12.
10. Cholewicki J, Ivancic PC, Radebold A. Can increased intra-abdominal pressure in humans be decoupled from trunk muscle co-contraction during steady state isometric exertions? *Eur J Appl Physiol*. 2002; 87: 127-33.
11. Cresswell AG, Thorstensson A. Changes in intra-abdominal pressure, trunk muscle activation and force during isokinetic lifting and lowering. *Eur J Appl Physiol Occup Physiol*. 1994; 68: 315-21.
12. Daggfeldt K, Huang QM, Thorstensson A. The visible human anatomy of the lumbar erector spinae. *Spine (Phila Pa 1976)*. 2000; 25: 2719-25.
13. Delp SL, Suryanarayanan S, Murray WM, Uhlir J, Triolo RJ. Architecture of the rectus abdominis, quadratus lumborum, and erector spinae. *J Biomech*. 2001; 34: 371-5.
14. Gluck GS, Bendo JA, Spivak JM. The lumbar spine and low back pain in golf: a literature review of swing biomechanics and injury prevention. *Spine J*. 2008; 8: 778-88.
15. Han KS, Zander T, Taylor WR, Rohlmann A. An enhanced and validated generic thoraco-lumbar spine model for prediction of muscle forces. *Med Eng Phys*. 2012; 34: 709-16.
16. Hansen L, de Zee M, Rasmussen J, Andersen TB, Wong C, Simonsen EB. Anatomy and biomechanics of the back muscles in the lumbar spine with reference to biomechanical modeling. *Spine (Phila Pa 1976)*. 2006; 31: 1888-99.
17. Healy A, Moran KA, Dickson J, Hurley C, Smeaton AF, O'Connor NE, Kelly P, Haahr M, Chockalingam N. Analysis of the 5 iron golf swing when hitting for maximum distance. *J Sports Sci*. 2011; 29: 1079-88.
18. Hwang J, Knapik GG, Dufour JS, Marras WS. Curved muscles in biomechanical models of the spine: a systematic literature review. *Ergonomics*. 2016; 2: 1-12.
19. Jorgensen MJ, Marras WS, Smith FW, Pope MH. Sagittal plane moment arms of the female lumbar region rectus abdominis in an upright neutral torso posture. *Clin Biomech (Bristol, Avon)*. 2005; 20: 242-6.
20. Joyce C, Burnett A, Ball K. Methodological considerations for the 3D measurement of the X-factor and lower trunk movement in golf. *Sports Biomech*. 2010; 9: 206-21.
21. Kawabata M, Shima N, Nishizono H. Regular change in spontaneous preparative behaviour on intra-abdominal pressure and breathing during dynamic lifting. *Eur J Appl Physiol*. 2014; 114: 2233-9.
22. Kwon YH, Han KH, Como C, Lee S, Singhal K. Validity of the X-factor computation methods and relationship between the X-factor parameters and clubhead velocity in skilled golfers. *Sports Biomech*. 2013; 12: 231-46.
23. Lindsay D, Horton J. Comparison of spine motion in elite golfers with and without low back pain. *J Sports Sci*. 2002; 20: 599-605.
24. Macintosh JE, Bogduk N. The morphology of the lumbar erector spinae. *Spine (Phila Pa 1976)*. 1987; 12: 658-68.
25. Macintosh JE, Bogduk N. The attachments of the lumbar erector spinae. *Spine (Phila Pa 1976)*. 1991; 16: 783-92.
26. MacWilliams BA, Rozumalski A, Swanson AN, Wervey R, Dykes DC, Novacheck TF, Schwartz MH. Three-dimensional lumbar spine vertebral motion during running using indwelling bone pins. *Spine (Phila Pa 1976)*. 2014; 39: E1560-5.
27. McGill SM, Juker D, Axler C. Correcting trunk muscle geometry obtained from MRI and CT scans of supine postures for use in standing postures. *J Biomech*. 1996; 29: 643-6.
28. McGill SM, Patt N, Norman RW. Measurement of the trunk musculature of active males using CT scan radiography: implications for force and moment generating capacity about the L4/L5 joint. *J Biomech*. 1988; 21: 329-41.
29. Meister DW, Ladd AL, Butler EE, Zhao B, Rogers AP, Ray CJ, Rose J. Rotational biomechanics of the elite golf swing: benchmarks for amateurs. *J Appl Biomech*. 2011; 27: 242-51.
30. Moreside JM, Vera-Garcia FJ, McGill SM. Neuromuscular independence of abdominal wall muscles as demonstrated by middle-eastern style dancers. *J Electromyogr Kinesiol*. 2008; 18: 527-37.
31. Myers J, Lephart S, Tsai YS, Sell T, Smoliga J, Jolly J. The role of upper torso and pelvis rotation in driving performance during the golf swing. *J Sports Sci*. 2008; 26: 181-8.
32. Norton-Old KJ, Schache AG, Barker PJ, Clark RA, Harrison SM, Briggs CA. Anatomical and mechanical relationship between the proximal attachment of adductor longus and the distal rectus sheath. *Clin Anat*. 2013; 26: 522-30.
33. Phillips S, Mercer S, Bogduk N. Anatomy and biomechanics of quadratus lumborum. *Proc Inst Mech Eng H*. 2008; 222: 151-9.
34. Rizk NN. A new description of the anterior abdominal wall in man and mammals. *J Anat*. 1980; 131(Pt 3): 373-85.
35. Robinson P, Salehi F, Grainger A, Clemence M, Schilders E, O'Connor P, Agur A. Cadaveric and MRI study of the musculotendinous contributions to the capsule of the symphysis pubis. *AJR Am J Roentgenol*. 2007; 188: W440-5.
36. Schache AG, Blanch P, Rath D, Wrigley T, Bennell K. Three-dimensional angular kinematics of the lumbar spine and pelvis during running. *Hum Mov Sci*. 2002; 21: 273-93.
37. Schuenke MD, Vleeming A, Van Hoof T, Willard FH. A description of the lumbar interfascial triangle and its relation with the lateral raphe: anatomical constituents of load transfer through the lateral margin of the thoracolumbar fascia. *J Anat*. 2012; 221: 568-76.
38. Smith AC, Roberts JR, Wallace ES, Kong P, Forrester SE. Comparison of two- and three-dimensional methods for analysis of trunk kinematic variables in the golf swing. *J Appl Biomech*. 2016; 32: 23-31.
39. Stark H, Frober R, Schilling N. Intramuscular architecture of the autochthonous back muscles in humans. *J Anat*. 2013; 222: 214-22.
40. Urquhart DM, Barker PJ, Hodges PW, Story IH, Briggs CA. Regional morphology of the transversus abdominis and obliquus internus and externus abdominis muscles. *Clin Biomech (Bristol, Avon)*. 2005; 20: 233-41.
41. Urquhart DM, Hodges PW. Differential activity of regions of transversus abdominis during trunk rotation. *Eur Spine J*. 2005; 14: 393-400.
42. Vera-Garcia FJ, Moreside JM, McGill SM. Abdominal muscle activation changes if the purpose is to control pelvis motion or thorax motion. *J Electromyogr Kinesiol*. 2011; 21: 893-903.

〔宮田　徹〕

5. Fascia（ファッシャ，筋膜）

はじめに

Fascia（膜）は「不規則に配列されたコラーゲン線維で構成された結合組織」と定義され，腱や靱帯などの規則性のある組織とは異なる膜状または帯状の組織である[21, 39]。線維方向が不規則なfasciaは組織を包み，多方向からの外力に抵抗できる特性をもつ。膜（fascia）は体内のあらゆる器官間などに存在する膜構造全般を指す用語であり，筋に特異的な組織ではない。このため，本項ではfasciaを「筋膜」と訳さず，原則として英語表記（fascia）を用いた。なお，胸腰筋膜など解剖学用語として使用されているものについては，そのまま「筋膜」と記載した。

Fasciaは主に4つの構造に分類される。最も表層には皮下に存在するsuperficial fasciaと呼ばれる皮下脂肪内の膜構造があり，その深層に骨格筋を覆うdeep fasciaがある。これは四肢と体幹で異なり，体幹では軸性筋膜となり，脊椎の前腹側を覆う膜と後背側を覆う胸腰筋膜（thoracolumbar fascia）とに分けられる。その他に神経を覆うmeningeal fasciaや内臓を保護するvisceral fasciaがある。

脊椎および骨盤帯の安定性を得るには，それを取り囲むfasciaによる支持が必要となる。その中心を担う構造が胸腰筋膜である。胸腰筋膜はコラーゲン線維の配列が不規則なfasciaとコラーゲン線維の配列が規則的な腱膜の複合体からなる。この胸腰筋膜は，骨盤周囲から下部脊椎の脊柱筋群を包み込んでいる。体幹と四肢を繋ぐ筋は背部にて胸腰筋膜深層に入り込み，構造の緊張と硬さが調整されている。また，fasciaには感覚受容器としての役割も指摘されている。以上を踏まえ，本項では胸腰筋膜の解剖学，神経支配，生体力学的特性，病理学モデルに関する研究をレビューする。

A. 文献検索方法

文献検索にはPubMedを用いた。キーワード別に抽出された論文数は，「thoracolumbar fascia」6,605編，「myofascial AND spine」210編であった。さらに，「biomechanics」「anatomy」「sensory」「low back pain」のいずれかを組み合わせて絞り込んだ。なお，「myofascial」の四肢，顔面に関する論文は除外した。またレビュー論文などからハンドサーチによって，本テーマに関連する解剖学，バイオメカニクスの英語論文を収集し，最終的に41編を採用した。

B. 解剖学的構造

1. Superficial fascia

Superficial fasciaは体幹間葉から派生した組織である。皮下組織は組織学的に脂肪組織と疎性結合組織（膠原線維や弾性線維など）で構成される。脂肪組織には粒状の脂肪小葉が観察される。疎性結合組織はその脂肪小葉間を埋める白い膜状の構造物として観察される。Lancerottoら[19]は，10体の屍体標本（平均69歳，男性4体，女性6体）の腹部のsuperficial fasciaを肉眼的

および組織学的に調べた。その結果，superficial fascia は真皮下に脂肪組織浅層（superficial adipose layer：SAT），膜状層（membranous layer＝superficial fascia），脂肪組織深層（deep adipose layer：DAT）の3層をなしていた。SAT は厚い脂肪層で，組織学的には蜂の巣様である。皮膚に垂直に走る皮膚小帯がみられ，高い安定性と弾性特性をもつ。膜状層（superficial fascia）は，尾側では鼠径靱帯へ，頭側では胸郭内へと続いていた。この膜状層の厚さは均一ではなく，尾側で厚く頭側で薄くなっていた。また，弾性線維が豊富な組織であり，外部からの直接的な圧力を分散して皮下組織の機械的恒常性を担っていると推測される。DAT は SAT と比べ薄いが，変位しやすい弾性特性があり，deep fascia に対する滑走性を担っていると推測される。血管や神経構造は DAT において観察された。組織学的には SAT と DAT には多角楕円形の脂肪細胞がみられ，その周径はそれぞれ 0.856 ± 0.113 mm，0.473 ± 0.07 mm であった。

Superficial fascia の滑走性についての研究が行われてきた。Kawamata ら[18] は，superficial fascia の滑走性のメカニズムについて，ラットの皮下組織を対象に組織学的検討を行った。superficial fascia は真皮とその下にある筋外膜とを弾性線維で強く結びつけていた。伸張刺激がない状態では緩いメッシュ状を呈していたが，剪断力が加えられると弾性線維と膠原線維は張力に平行に大きな滑走がみられ，弾性線維が伸張された。機械的刺激が取り除かれると，弾性線維の復元によって膠原線維はもとの配列にもどった。血管や神経は superficial fascia の中で曲がっているため，伸張に適応できる。これらの結果から，superficial fascia は弾性線維によって支持され，多層膠原線維膜間の滑走によって広範囲に可動すると推測される。

5. Fascia（ファッシャ，筋膜）

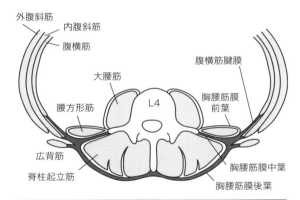

図 5-1　胸腰筋膜の水平面（文献 5 より引用）
胸腰筋膜は体幹，四肢の筋を分ける fascia で前葉，中葉，後葉の 3 層構造となっている。

2．胸腰筋膜

胸腰筋膜は，腰部の superficial fascia の深層に位置する体幹部の deep fascia である。胸腰筋膜は外腹斜筋，内腹斜筋，腹横筋，腰方形筋，大・小腰筋，広背筋，脊柱起立筋を分ける強靱な fascia で，前葉，中葉，後葉の 3 層構造となっている（図 5-1）。

1）胸腰筋膜前葉

胸腰筋膜の前葉は，腰方形筋と大腰筋の間にあり，規則的に配列されたコラーゲン束の腱膜である。第 3 腰椎高位の前葉の平均厚は 0.10 mm（範囲 0.06〜0.14 mm）であり，中葉の 1/5 程度の厚さであった[5]。解剖学的には，腹壁からの腹横筋筋膜と連続性をもつが，筋からの張力を脊椎に伝達できないほど薄い。そのため，胸腰筋膜のレビューにおいて前葉に関する記載はほとんどなかった[39]。

2）胸腰筋膜中葉

胸腰筋膜の中葉は，腹横筋と内腹斜筋の腱膜に起始し，腰方形筋と脊柱起立筋の間を通り，腰椎横突起と横突間靱帯に停止する[9]。中葉の上縁は第 12 肋骨であり，第 12 肋骨から第 2 腰椎横突

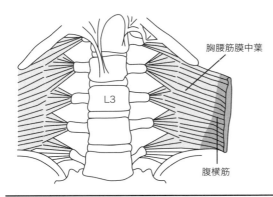

図 5-2　胸腰筋膜中葉の前額面の形態（文献 5 より引用）
中葉の線維は腰椎横突起から下外側方向へ向かうが，腸骨稜付近では水平方向となり，内腹斜筋よりも腹横筋の線維方向に近い。

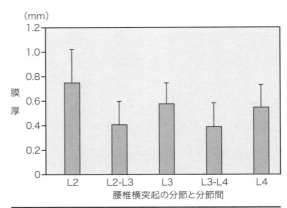

図 5-3　胸腰筋膜中葉の厚さ（文献 5 より改変）
中葉の膜厚は横突起付着部のほうが横突起間よりも厚い。

起間では腰肋靱帯によって補強される。中葉の下縁は腰腸靱帯と腸骨稜に付着する。外側縁は腹筋群の腱膜が腹側で PRS（paraspinal retinacular sheath）（胸腰筋膜後葉の深層）に合流して外側縫線を形成している[9, 27]。Barker ら[2, 5] は，中葉の線維配列，膜厚，停止部の張力を分析した。中葉の線維は腰椎横突起から下外側方向へ向かうが，腸骨稜付近では水平方向となり，内腹斜筋よりも腹横筋の線維方向に近かった（図 5-2）。その方向は水平より下方に向かっており，第 2 腰椎高位で 24°（範囲 10〜50°），第 3 腰椎高位で 19°（範囲 5〜33°），第 4 腰椎高位で 8°（範囲 −15〜26°）だった。中葉の膜厚は 0.11〜1.34 mm と位置によって違いが大きく，横突起付着部（平均 0.62 mm）が横突起間（平均 0.40 mm）よりも厚かった（図 5-3）。なお，年齢や性別による形態的な差異は見出せなかった[5]。横突起付着部での中葉の破断強度は，横断面で平均 82 N，前後面で 47 N であった[2]。この強度によって，中葉は腰椎セグメントの安定化に貢献するとともに，その過度の緊張が横突起裂離骨折の要因になりうると考えられた。

中葉と腹筋群とを関連づけたバイオメカニクス研究が行われてきた。中葉は腹横筋からの張力を腰椎に伝えるのに適した構造であり，腹部の筋収縮や腹腔内圧の上昇は胸腰筋膜を介して脊椎セグメントの制御に影響すると考えられる[3, 16, 32]。Tesh ら[32] は，腹腔内圧の上昇をシミュレートするため，屍体モデルを用いて腹腔内でバルーンを膨らませ，中葉を介して脊椎に及ぼす影響を調べた。その結果，中葉は腹腔内圧の上昇によって脊椎をわずかに伸展させた。また，腹腔内圧 60 mmHg と 120 mmHg における側屈の制動力は，腹腔内圧 0 mmHg の条件と比較して，それぞれ 23%，41% 増大した。この時，中葉の前額面での最大側屈モーメントは 14.5 Nm であり，全側屈モーメントの 40% に相当した。Hodges ら[16] は，ブタの実験モデルにおいて，電気刺激によって横隔膜と腹横筋の筋活動を誘発した。その結果，これらの筋の活動は，体幹屈曲負荷時の第 3–4 腰椎間の脊椎屈曲運動を制動した。これら 2 つの研究は，いずれも腹横筋が中葉を介して矢状面上での脊椎伸展に作用し，腰椎の屈曲運動を制動することを示している。しかし，これらの研究の限界として対象数が少ないこと，また屍体や動物を対象としたことがあげられた。

腰椎への圧縮負荷下における中葉の機能についても調べられてきた。Barker ら[3] は，屈曲およ

5. Fascia（ファッシャ，筋膜）

表 5-1 腰椎セグメント圧縮負荷での中葉の張力による制動力（文献 3 より引用）

	屈曲方向への圧縮負荷					伸展方向への圧縮負荷				
	25 N	50 N	100 N	200 N	400 N	25 N	50 N	100 N	200 N	400 N
スティフネスの変化（N/mm）	6.3	5.7	2.9	2.0	1.2	−2.1	−2.0	−1.6	−1.4	−1.2
標準偏差	5.7	4.5	2.3	1.9	1.8	3.0	3.3	5.0	5.2	7.3
スティフネスの変化（％）	44.0	28.3	9.8	4.2	1.7	−8.4	−5.2	−2.7	−1.4	−0.8
標準偏差	37.5	17.8	6.0	3.3	2.3	11.4	7.9	7.9	6.2	4.8

20 N の中葉の張力は屈曲方向への低圧縮負荷（25～50 N）で 28.3～44.0％の制動力を示し，高圧縮負荷（400 N）や伸展方向では制動力を示さなかった．

び伸展方向に圧縮負荷を加えた状況下で，中葉の張力の有無が腰椎セグメントに及ぼす作用を検証した．腹横筋の最大随意収縮（MVC）の 50％（50％MVC）を想定した 20 N の中葉の張力は，低圧縮負荷（25～50 N）の屈曲時で 44％の制動力を示し，高圧縮負荷（400 N）や伸展時では制動力を示さなかった（**表 5-1**）．このことから，中等度の腹横筋の収縮による中葉の張力は，腰椎のニュートラルゾーンで屈曲時挙動を減少させ，安定させることが示唆された．

3）胸腰筋膜後葉

胸腰筋膜後葉は，腰背部の皮膚と皮下脂肪組織を取り除くと露出する．後葉は頭側では頭蓋底，尾側では骨盤まで走行し，外方では脊柱起立筋群を包み込んで腹筋群の腱膜と合流するなど，多くの筋と連結をもった強力な fascia である．骨盤上では厚い腱膜となって仙腸関節を横断し，脊椎・骨盤・下肢の荷重伝達と安定性を担う．解剖学的に，浅層と深層の 2 層に分離できる[36, 38]．

(1) 後葉の浅層

胸腰筋膜後葉の浅層は，主に広背筋の腱膜に起始し，第 4 腰椎の棘突起と棘上靱帯に停止している．上位腰椎高位では，下後鋸筋の薄い腱膜が広背筋腱膜と胸腰筋膜後葉の深層の間に入り込んでいる．第 4-5 腰椎高位，個体によっては第 2-3 腰椎高位より尾方においてその棘突起や棘

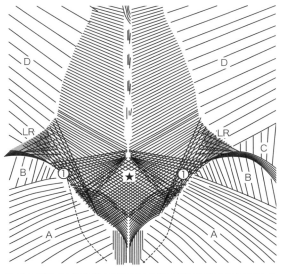

図 5-4 胸腰筋膜後葉の浅層（文献 36 より引用）
★：広背筋と大殿筋の筋線維が異なった方向から合流するため網目状にみえる．A：大殿筋，B：中殿筋，C：外腹斜筋，D：広背筋，LR：外側縫線，①：上後腸骨棘，点線：仙骨稜．

上靱帯への付着は弱くなっており，線維の一部が反対側へわたっている[36]．第 4 腰椎から第 2 仙椎高位において，広背筋と大殿筋の筋線維が異なった方向から合流するため，形態的に網目状にみえる（**図 5-4**）[36]．

胸腰筋膜後葉の浅層は，解剖学的に 3 つの副層（表在副層，中間副層，深在副層）に分けられる[7]．2 体の屍体標本（男性，39 歳，67 歳）において，表在副層は薄く広背筋の筋外膜から生じ，並行かつ波状のコラーゲン線維とわずかなエ

表 5-2 胸腰筋膜に付着する筋群の牽引力による胸腰筋膜後葉と中葉の変位（文献 1，36 より作成）

	Vleemingら[36]		Barkerら[1]			
	変位量（cm）				変位面積（cm^2）	張力（N）
後葉	同側	反対側	同側	反対側		
僧帽筋	1.5～2	—	—	—	—	—
広背筋	8～10	0～2	14 ± 2	4 ± 2.5	61	4.9
腹横筋	—	—	16 ± 3	4 ± 2.5	59	2.2
内腹斜筋	—	—	9 ± 4.5	1 ± 2	25	1.5
外腹斜筋	0～4	—	10.5 ± 2.5	1 ± 1.5	15	0.7
大殿筋	4～7	1～4	10 ± 3.5	2.5 ± 1.5	31	0.8
中殿筋	0		—	—	—	—
中葉						
腹横筋	—	—	9 ± 1.5	—	14	3.9
内腹斜筋	—	—	6 ± 1.5	—	7	1.4
外腹斜筋	—	—	6 ± 4	—	7	0.9

胸腰筋膜後葉では，広背筋，腹横筋，大殿筋の牽引で同側および反対側にわたって大きな変位がみられた．胸腰筋膜中葉では，腹横筋の牽引で大きな変位がみられた．

ラスチン線維からなっていた．中間副層は広背筋の腱膜から生じ，直線的なコラーゲン線維束からなり，エラスチン線維はみられなかった．深在副層は，多くのエラスチン線維とわずかなコラーゲン線維から構成されていた．免疫組織化学的な分析において，小さな神経線維は表在副層のみにおいて見出され，中間副層と深在副層ではみつけられなかった．

　胸腰筋膜後葉の浅層には，僧帽筋，下後鋸筋，広背筋，内腹斜筋，外腹斜筋，大殿筋が付着する．Vleemingら[36] は，3体の屍体標本において，浅層に付着する筋群（僧帽筋，広背筋，外腹斜筋，大殿筋，中殿筋）の筋線維方向に対して50 Nの張力で牽引したときの浅層の変位量を測定した．広背筋への張力による浅層の変位は，第 11 胸椎高位で同側に 2～4 cm，第 3～4 腰椎高位で 8～10 cm であった．浅層の変位は正中を越えて反対側にもみられた．大殿筋への張力による浅層の変位は，同側に 4～7 cm，反対側に 1～4 cm であった．外腹斜筋への張力による浅層の変位は個体差が大きく，中殿筋への張力による浅層の変位は生じなかった（表 5-2）．Barker ら[1] は，8体の屍体標本において，後葉と中葉に付着する筋群（広背筋，腹横筋，内腹斜筋，外腹斜筋，大殿筋）を 10 N の張力で牽引し，後葉と中葉の変位量，変位面積，張力を測定した．後葉の変位は，広背筋への張力により同側に 14 ± 2 cm，反対側に 4 ± 2.5 cm，大殿筋への張力により同側に 10 ± 3.5 cm，反対側に 2.5 ± 1.5 cm，腹横筋への張力により同側に 16 ± 3 cm，反対側に 4 ± 2.5 cm であった．変位面積と張力は，広背筋と腹横筋で大きかった（表 5-2）．

(2) 後葉の深層

　胸腰筋膜後葉の深層は，脊椎腱膜と呼ばれることもあり，浅層の下層に観察される．Loukasら[22] は，40 体の屍体標本（女性 22 体，男性 18 体，平均年齢 73 歳，ホルマリン固定標本 35 体，新鮮標本 5 体）から切離した深層の解剖と形態を分析した．腰椎領域において，深層は棘間靱帯に起始し，腸骨稜に停止していた．深層の外側縁は，脊柱起立筋の外側で腹横筋や内腹斜筋の腱膜と合流し，外側縫線を形成していた．上部腰椎では，深層の線維は徐々に薄くなり，脊柱起立

5. Fascia（ファッシャ，筋膜）

筋の上を可動していた。下部胸椎では，深層は内側で胸椎棘突起，外側で肋骨角に付着し，上後鋸筋と頭板状筋の深部を上行して最終的に頭蓋底に付着していた[22]。下部腰椎では，深層の線維は脊柱起立筋の腱膜と合流して著しい線維密度の増加がみられた[36,39]。

深層の大部分の線維は，頭側内方から尾側外方へ配列していた（**図 5-5**）。一部の線維は第 5 腰椎から第 1 仙椎の間で反対側へわたっていた。骨盤領域において，深層は腸骨稜，上後腸骨棘，下後腸骨棘，仙骨稜内側，長背側仙腸靱帯および仙結節靱帯に付着していた。深層の形態的測定では，平均長 38 cm（標準偏差 3.8 cm，範囲 30〜45 cm），平均幅 24 cm（標準偏差 3.1 cm，範囲 17.5〜31 cm），脊椎腱膜の中心部における平均厚 3 mm（標準偏差 0.5 mm，範囲 1〜4 mm）だった。これらは左右，性別，年齢に有意な差はなかった[22]。また，深層の破断張力は平均 38.7 N（標準偏差 6.8 N，範囲 29〜42 N）であり，標本間で破断張力に差を認めなかった。

胸腰筋膜後葉の浅層と深層を切離して，両者への筋の付着を調べた研究は少ない。Vleeming ら[36]の研究によると，深層と下後鋸筋，内腹斜筋，脊柱起立筋，中殿筋，大腿二頭筋長頭との間に連続性を認め，大腿二頭筋長頭腱の牽引によって深層には第 5 腰椎から第 1 仙椎の高位まで変位が生じた。この張力伝達には仙結節靱帯を介していた。また，深層の変位が牽引側と反対側の線維で生じたものもあった。深層の変位は下後鋸筋への張力でも生じたが，内腹斜筋への張力では生じなかった。

深層は腰椎の棘突起と横突起に付着し傍脊柱筋群を被包し，paraspinal retinacular sheath（PRS）と呼ばれる骨線維性コンパートメントを形成する[9,13]。PRS の後壁は後葉の深層によって形成され，前壁は中葉が融合し形成されている（**図 5-6**）。PRS の役割は，しばしば hydraulic

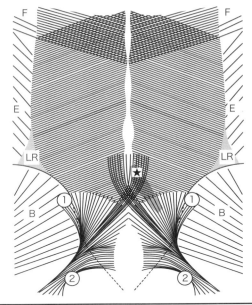

図 5-5 胸腰筋膜後葉の深層（文献 36 より引用）
★：深層の線維は下部腰椎で脊柱起立筋の腱膜と合流して著しい線維密度の増加がみられる。線維方向は頭側内方から尾側外方へ配列されている。B：中殿筋，E：内腹斜筋，F：下後鋸筋，LR：外側縫線，①：上後腸骨棘，②：仙結節靱帯，点線：仙骨稜。

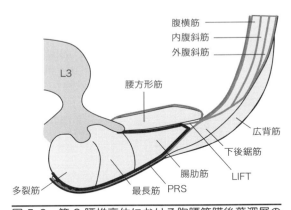

図 5-6 第 3 腰椎高位における胸腰筋膜後葉深層の水平断面（文献 39 より引用）
胸腰筋膜後葉の深層は paraspinal retinacular sheath（PRS）と呼ばれる脊柱起立筋を被包した骨線維性コンパートメントを形成する。

amplifier mechanism と表現される。これは PRS に囲まれた脊柱筋群の収縮によりコンパートメント内圧を高め，脊椎を安定させる作用を意味する[9,13]。Hukins ら[17]は，PRS の hydraulic

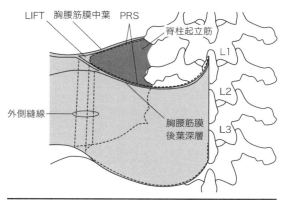

図 5-7　外側縫線，lumbar interfascial triangle（LIFT）の模式図（文献 27 より引用）
腹横筋と内腹斜筋の複合腱膜は胸腰筋膜中葉と胸腰筋膜後葉深層の 2 つに分岐して，PRS の外側部と合流し外側縫線となる。これらの膜によって形成される三角形の空間は LIFT と呼ばれる。

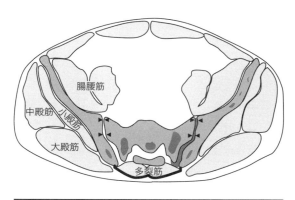

図 5-8　上後腸骨棘高位での男性骨盤の水平面像（文献 39 より引用）
TLC（太線）は両側の腸骨と連結して多裂筋を覆い，仙腸関節（▶）の離開を防ぐ役割を担う。

amplifier mechanism による脊柱の安定力を，屍体と生体の MRI データを用いた数学的モデルによって，脊柱筋群が収縮したときに PRS の半径拡張が制限されることにより増大する応力から算出した。脊柱筋群の収縮で PRS が放射状に広がるのを制限することにより，脊柱の安定力は 17〜34％増大した。このメカニズムは，脊柱伸展モーメントの上昇に寄与する可能性がある。

4）外側縫線

外側縫線（lateral raphe）とは，腹横筋と内腹斜筋の複合腱膜と，脊柱起立筋を包む PRS の外側部とが合流した密性結合組織である[9, 27]。腹横筋と内腹斜筋の複合腱膜は，PRS の 0.5〜2 cm 外側で腹側（胸腰筋膜中葉）と背側（胸腰筋膜後葉深層）の 2 つの膜に分岐する。分岐した 2 つの膜と PRS の外側縁によって形成される三角形の空間は LIFT（lumbar interfascial triangle）と呼ばれ，脂肪組織で満たされている（**図 5-7**）。Schuenke ら[27]は，12 屍体の標本（84.1 ± 11.9 歳）の外側縫線，LIFT の解剖と MRI 画像を調べた。外側縫線と LIFT は，脊柱起立筋の外側において上位では第 12 肋骨から，下位では腸骨稜まで連なっていた。外側縫線と相互作用のある筋は広背筋，下後鋸筋，腹横筋，内腹斜筋，腰方形筋だった。外腹斜筋と外側縫線の連続性についての先行研究を調べたところ，付着する[1]と付着しない[27]という結果が混在していた。脂肪体が組織間の滑走を促す機能を有する[33]ことを考慮すると，LIFT は 2 つの筋によって生じる高い張力下で，隣接する膜間の摩擦を減少させる機能を果たしている可能性がある。

5）胸腰腱膜複合体

胸腰筋膜後葉の浅層と深層は，第 5 腰椎−第 1 仙椎高位において切離できない融合をしており，thoracolumbar composite（TLC）と呼ばれる仙骨を覆う 1 つの非常に厚い腱膜複合体を形成している[9, 36]。TLC の走行は，上後腸骨棘の高位以下から厚くなった腱膜が仙骨後面を下降して仙結節靱帯を覆い，坐骨結節まで到達する。大殿筋は上後腸骨棘の高位以下の外方から TLC に付着し，中殿筋は到達しない[39]。

TLC は主に仙腸関節の離開を防ぐ役割を担う。Willard ら[39]は，レビューのなかで TLC のバイオメカニクスモデルを提言した。TLC は解剖学

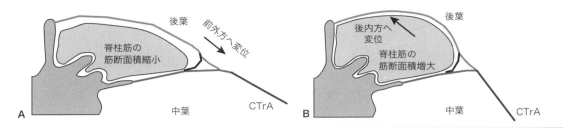

図 5-9　腹筋群と脊柱起立筋の収縮による傍脊柱起立筋コンパートメント（PMC）の形状変化（文献 37 より引用）
腹横筋，内腹斜筋の複合腱膜（CTrA）による張力が働いたときに脊柱起立筋の収縮が弱いと PMC の形状は前外方へ変位し（A），脊柱起立筋の収縮が増大すると，形状は拡張し後内方へ変位した（B）。

的に仙骨溝を覆い，長背側仙腸靱帯と連結する（図 5-8）。TLC の緊張は上後腸骨棘の外方変位を制動し，その力を仙腸関節の圧迫力に変換すると考察された。腰部多裂筋は仙骨溝と TLC との間のスペースを埋めている。腰部多裂筋の収縮は TLC の緊張を高め，hydraulic amplifier mechanism により仙腸関節を安定させる[36]。van Wingerden ら[35]は，仙腸関節のスティフネスには，脊柱起立筋，大殿筋，大腿二頭筋の筋活動が貢献することを報告した。Barker ら[4]は，大殿筋の生理的筋横断面積から仙腸関節への圧迫力を算出した。大殿筋の線維束の 70% が仙腸関節を横走することに基づくと，大殿筋による仙腸関節の圧迫力は 955 N と算出され，そのうちの 14% は胸腰筋膜を介して仙腸関節の安定性に貢献していた。一方で，病態モデルとして，腰痛患者における腰部多裂筋の萎縮は TLC の緊張を減少させ，仙腸関節の不安定性につながる[13]。また，腰部多裂筋の過緊張はコンパートメント内圧の上昇を招くことから，腰部脊柱コンパートメント症候群の原因となる可能性がある[24, 29]。

C. 体幹筋活動と胸腰筋膜の関連

胸腰筋膜の中葉と後葉の形状や張力は，腹筋群と脊柱起立筋群の活動の影響を強く受けて変化すると考えられる。Vleeming ら[37]は，7 体の屍体標本（69.9 ± 17.3 歳）の左右傍脊柱起立筋コンパートメント（paraspinal muscular compartment：PMC）を対象に，脊柱起立筋コンパートメント内にある脊柱起立筋と，胸腰筋膜を腹側へ牽引する腹筋群の活動の胸腰筋膜への影響を実験的に検証した。脊柱起立筋による PMC 内圧はゴムチューブで空気圧（79.1 mmHg，99.8 mmHg，106.5 mmHg）を調整し，腹横筋，内腹斜筋の複合腱膜（common tendon of the transversus abdominis and internal oblique muscles：CTrA）の張力には重錘（8.5 N）を用いてモデルを作成した。なお，この研究で設定された PMC 内圧は，健常若年者の伸展運動中に測定された最大収縮時の平均 PMC 内圧 175 mmHg[28]の 45〜60% に相当した。PMC の形状変化は X 線透視で評価し，中葉と後葉の張力をロードセルで計測した。CTrA の張力が働いたときに PMC 内圧が小さいと，PMC の形状は前外方へ変位した。PMC 内圧が増大すると PMC は後内方へ拡張した（図 5-9）。このとき，胸腰筋膜の張力は後葉で増大し，中葉で不変であった。後葉は腹筋群と脊柱起立筋の活動により平均 1.56 cm 後方に変位した。これは脊柱伸展のモーメントアームを増加させると考えられた。一方，後葉の後方変位は，脊柱起立筋群の機能不全により減少した。これらの結果より，腹筋群と脊柱起立筋の緊張は後葉を介して胸腰筋膜に伝達さ

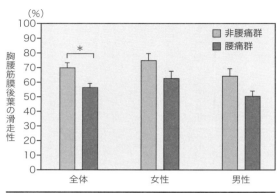

図 5-10 腰痛群と非腰痛群における胸腰筋膜後葉の滑走性の比較（文献 20 より引用）
胸腰筋膜後葉の滑走性は非腰痛群と比較して腰痛群で 15％低値であった（70.2 ± 3.6％ vs. 56.4 ± 3.1％）。

れることが示唆された。

D. 腰痛患者の fascia

通常，fascia は筋や外力によって生じた張力を伝達するという受動的な役割を果たすとされる。しかし，筋線維芽細胞の増殖に伴う組織の線維化や，fascia の滑走低下に伴う病態など，腰痛患者の fascia 病変が報告された。

1. 新たな疾患モデル "frozen lumbar"

Schleip ら[26]は，25 体の屍体標本（17〜91 歳）の胸腰筋膜後葉の浅層を対象にして，α−平滑筋アクチン（α−smooth muscle actin）の張力線維束に対する免疫組織化学的染色を行った。標本によって密度にばらつきはあるものの，顕微鏡分析にて筋線維芽細胞があることを特定した。この筋線維芽細胞とは収縮力を増加させる結合組織細胞で，創部の閉創にも役立つ細胞である。慢性腰痛患者 2 例の胸腰筋膜組織からも凍結肩の病理組織に匹敵する線維芽細胞の密度が発見された[39]。これらの研究結果を統合すると，慢性腰痛症例のなかには，凍結肩と同様の病態をもつ胸腰筋膜 "frozen lumbar" が存在するかもしれない。

Tomasek ら[34]は，筋線維芽細胞の活動性を増加させる要因について，過緊張性や生化学的変化といった機械的刺激増大を指摘した。さらに，生理学的な要因として，トランスフォーミング増殖因子（transforming growth factor：TGF）−β1 がある。交感神経の興奮は TGF−β1 を増加させる[8]。そのため，繰り返される微細損傷や炎症性サイトカインの過剰な活動性は，胸腰筋膜のスティフネスの原因となる可能性がある。

2. 腰痛患者の fascia の滑走性

胸腰筋膜は腰痛を引き起こしうる構成体と考えられるが，その病態生理学的知識は不十分である。Langevin ら[20]は，12 ヵ月以上続く腰痛群 71 名（男性 53％，44.6 ± 1.8 歳）と非腰痛群 50 名（男性 48％，41.8 ± 2.3 歳）を対象に，fascia の滑走性と体幹の柔軟性や機能との関連を調べた。胸腰筋膜後葉（浅層と深層間）の滑走性は，他動的な体幹屈曲運動中に超音波弾性イメージング法にて測定された。腰痛群の fascia の滑走性は非腰痛群と比較して 15％低値であった（図 5-10）。腰痛群と非腰痛群との間で男女比に有意差はなかったが，fascia の滑走性は腰痛群の男性で低値であった。また，腰痛群の男性の fascia の滑走性は腰痛罹患期間，fascia の膜厚，輝度，体幹の ROM，パフォーマンステストと中等度の相関がみられた。このことから，腰痛の病理的な変化として胸腰筋膜の滑走性低下が生じ，この変化は男性に起こりやすいことが示された。

E. 胸腰筋膜の生体力学的特性

胸腰筋膜の生体力学的特性として，張力特性と粘弾性的特性が着目されてきた。張力特性は腹筋群などが外側縫線を介して胸腰筋膜に伸展モーメントを生じさせるが，産出されたモーメントの大きさは脊柱の最大伸展モーメントよりもはるかに

小さいものである。粘弾性的特性は反復した伸張負荷で胸腰筋膜のスティフネスが増大するfascial strain hardening phenomenonが提唱された。Teshら[32]は，胸腰筋膜後葉を垂直方向に335 Nの張力で負荷をかけ，約0.2 mの伸張を認めた。Gracovetskyら[14]は，論文中でBazerguiらの会議録から，脊柱の屈曲によって胸腰筋膜が30％伸張されたとき，その横幅が30％短縮したことを引用した。腹横筋と内腹斜筋は外側縫線に直接付着し，胸腰筋膜の縦断的な伸張に対して胸腰筋膜の横幅を制御することで脊柱の伸展張力を増大させるかもしれない。Macintoshら[23]，Gattonら[11]は，屍体とCT画像を用いた数学的モデルによって，腹横筋腱膜や広背筋が外側縫線を介して生じさせる胸腰筋膜の伸展モーメントを直立位や屈曲位，側屈位などさまざまな姿勢を想定して算出した。Macintoshら[23]によると，胸腰筋膜後葉が発揮する伸展モーメントは，直立位で3.9 Nm，屈曲位で5.9 Nmであった。Gattonら[11]によると，直立位において，左右の腹横筋，内腹斜筋，広背筋の最大収縮によって生じたモーメントは，第5腰椎-第1仙椎において10 Nmの伸展モーメントであったのに対し，第2腰椎-第3腰椎および第3腰椎-第4腰椎において2 Nmの屈曲モーメントであった。さらに，下部腰椎高位における回旋モーメントは，右完全回旋位で右約3 Nm，左3.5 Nm，側屈モーメントは右完全側屈位で右1.3 Nm，左0.7 Nmであった。しかし，脊柱の最大伸展モーメントは250～338 Nm[10,12]とされ，胸腰筋膜で産出されたモーメントははるかに小さい。

胸腰筋膜の粘弾性的特性に関する研究も少数存在した。Yahiaら[41]は胸腰筋膜への反復した伸張ストレスによって胸腰筋膜のスティフネスが増加したが，1時間の安静によりベースラインまで回復したことを報告した。Schleipら[25]は，

5. Fascia（ファッシャ，筋膜）

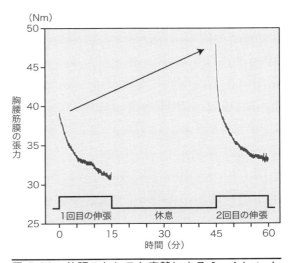

図5-11 伸張ストレスと安静によるfascial strain hardening phenomenon（文献25より引用）
反復した15分の4％等尺性持続伸張と30分間の安静で胸腰筋膜のスティフネスは4.5～5.3 Nm（9.0～10.0％）増加した。

この増加したスティフネスをfascial strain hardening phenomenonと呼び，動物のfasciaを対象に反復した伸張ストレスと安静で帯膜のスティフネスが変化する機序について調べた。30分間の安静によりfasciaのスティフネスは4.5～5.3 Nm（9.0～10.0％）増加し，伸張負荷後の組織内の水分含有量に26％の減少がみられた（図5-11）。これらの結果から，水分含有量の変化が胸腰筋膜のスティフネスの変化に関与していると考えられた。胸腰筋膜の硬さと粘弾性の減少は筋による張力をより伝達しやすくするかもしれない。また，fasciaの伸張性増加を目的としたfasciaストレッチや徒手療法では，胸腰筋膜の組織内で水分含有量が増加する反応を示すと推測されるが，生体組織での詳細な検証が待たれる。

F. 胸腰筋膜の感覚神経

胸腰筋膜のネットワーク（侵害受容器，固有受

容器，交感神経）については，染色技術や神経線維の特定方法の違いによって一致した見解が得られていない。

1. 胸腰筋膜の侵害受容器

胸腰筋膜に侵害受容性疼痛が起こることは古くから指摘されてきた。Bednar ら[6]は，胸腰筋膜の侵害受容器の存在を調べた。腰痛患者 24 名の胸腰筋膜後葉を術中採取したところ，退行性変化に伴う組織変化は認めたが，いずれの標本にも感覚神経終末はみられなかった。Yahia ら[40]は，7 名の術中に採取した胸腰筋膜で自由神経終末やルフィニ小体，パチニ小体の存在を証明した。Benetazzo ら[7]は，ヒトの胸腰筋膜後葉の表層にのみ神経線維がみられたことを報告した。Tesarz ら[31]は，ラットとヒトの胸腰筋膜後葉から神経線維の大部分はともに表層と皮下組織に存在するとした。これらの研究より，胸腰筋膜の侵害受容性疼痛の知覚部位は胸腰筋膜の表層の組織に限局されることが示唆された。

2. 胸腰筋膜の侵害受容性と受容野の分布

Taguchi ら[30]は，電気生理学的研究において，胸腰筋膜に侵害受容性ニューロンがあり，腰痛の原因となる可能性を示した。ラットの胸腰筋膜にピンセットで機械的刺激を加えたとき，胸腰筋膜からの入力を受けている脊髄後角ニューロンの活動電位が記録された。胸腰筋膜からの入力を処理している脊髄後角ニューロンは T13-L2 髄節にあり，胸腰筋膜の受容野は第 3-6 腰椎高位に限局されていた。この脊髄後角ニューロンには腰部，腹部，骨盤周囲の皮膚や筋など他の軟部組織からの輻輳入力もあった。このことにより，非特異性腰痛患者の殿部への刺激が正常に処理されず，胸腰筋膜からの入力と誤った刺激として知覚されるびまん性性質が説明できるかもしれない。さらに，実験的な多裂筋の慢性炎症モデルでは，機械的刺激に対する過敏性の上昇や輻輳入力の分布に拡大がみられた。これらの結果は胸腰筋膜が腰部から生じている侵害受容の重要な要因であり，慢性腰痛患者の痛みに関与することを示唆している。

3. 胸腰筋膜の固有受容器

胸腰筋膜の固有受容器についてはまだ一致した見解が得られていない。これまで胸腰筋膜後葉にはゴルジ腱器官，パチニ小体，ルフィニ終末といった固有受容器が存在するとされた[15,40]。しかし近年では，ルフィニ終末しか固有受容器は存在しなかったという研究結果もある[31]。

4. 交感神経のネットワーク

Hirsch ら[15]は，ヒトの胸腰筋膜に交感神経のネットワークが存在することをはじめて証明した。近年では，ラットとヒトの胸腰筋膜には交感神経節後線維を表わす神経が表層から表皮で多く存在した[31]。これらの交感神経線維は血管周囲に局在しており，交感神経性の血管収縮線維として機能することを示唆している。もしこれらの神経線維がエルゴ受容体や機械的内受容器として働くならば，運動に反応して血管運動の活動を調整したり，自律神経調節をしたりする可能性がある。このことから胸腰筋膜への刺激は，虚血性疼痛を引き起こす一因になるかもしれない。また，腰痛患者が精神的なストレスで増悪することを説明する因子になるかもしれない。

G. まとめ

1. すでに真実として承認されていること

- 胸腰筋膜の後葉は浅層と深層に分けられる。
- 胸腰筋膜の後葉の深層は傍脊柱筋を覆う骨線維性コンパートメントを形成する。
- 胸腰筋膜の中葉は腹横筋と内腹斜筋の腱膜複合

体からなる。
- 仙骨上は thoracolumbar composite（TLC）という強靭な fascia で筋が連結される。

2. 議論の余地はあるが，今後の重要な研究テーマになること
- 胸腰筋膜の中葉の張力は腰椎屈曲と側屈を制動する作用がある。
- 慢性腰痛者の胸腰筋膜には，病的な筋線維芽細胞の増加や fascia の滑走性低下が存在する。

3. 真実と思われていたが実は疑わしいこと
- 胸腰筋膜の脊椎に対する生体力学的な作用は小さい。
- 胸腰筋膜に固有受容性はみられない。

H. 今後の課題
- 生体モデルにおける傍脊柱筋と腹筋群の協働が胸腰筋膜を介して脊椎のバイオバイオメカニクスに及ぼす作用に関する検討。
- 腰痛患者における胸腰筋膜の病理学な特性と発生機序についての検討。
- 胸腰筋膜の侵害受容性，固有受容性，受容野の分布，自律神経との関連についての検討。
- Fascia の層構造の詳細について，またその層構造がもたらす滑走性について。
- Fascia の層構造の滑走性が失われるメカニズムとその影響について

文献

1. Barker PJ, Briggs CA, Bogeski G. Tensile transmission across the lumbar fasciae in unembalmed cadavers: effects of tension to various muscular attachments. *Spine (Phila Pa 1976)*. 2004; 29: 129-38.
2. Barker PJ, Freeman AD, Urquhart DM, Anderson CR, Briggs CA. The middle layer of lumbar fascia can transmit tensile forces capable of fracturing the lumbar transverse processes: an experimental study. *Clin Biomech (Bristol, Avon)*. 2010; 25: 505-9.
3. Barker PJ, Guggenheimer KT, Grkovic I, Briggs CA, Jones DC, Thomas CD, Hodges PW. Effects of tensioning the lumbar fasciae on segmental stiffness during flexion and extension: Young Investigator Award winner. *Spine (Phila Pa 1976)*. 2006; 31: 397-405.
4. Barker PJ, Hapuarachchi KS, Ross JA, Sambaiew E, Ranger TA, Briggs CA. Anatomy and biomechanics of gluteus maximus and the thoracolumbar fascia at the sacroiliac joint. *Clin Anat*. 2014; 27: 234-40.
5. Barker PJ, Urquhart DM, Story IH, Fahrer M, Briggs CA. The middle layer of lumbar fascia and attachments to lumbar transverse processes: implications for segmental control and fracture. *Eur Spine J*. 2007; 16: 2232-7.
6. Bednar DA, Orr FW, Simon GT. Observations on the pathomorphology of the thoracolumbar fascia in chronic mechanical back pain. A microscopic study. *Spine (Phila Pa 1976)*. 1995; 20: 1161-4.
7. Benetazzo L, Bizzego A, De Caro R, Frigo G, Guidolin D, Stecco C. 3D reconstruction of the crural and thoracolumbar fasciae. *Surg Radiol Anat*. 2011; 33: 855-62.
8. Bhowmick S, Singh A, Flavell RA, Clark RB, O'Rourke J, Cone RE. The sympathetic nervous system modulates CD4(+)FoxP3(+) regulatory T cells via a TGF-beta-dependent mechanism. *J Leukoc Biol*. 2009; 86: 1275-83.
9. Bogduk N, Macintosh JE. The applied anatomy of the thoracolumbar fascia. *Spine (Phila Pa 1976)*. 1984; 9: 164-70.
10. Dolan P, Mannion AF, Adams MA. Passive tissues help the back muscles to generate extensor moments during lifting. *J Biomech*. 1994; 27: 1077-85.
11. Gatton ML, Pearcy MJ, Pettet GJ, Evans JH. A three-dimensional mathematical model of the thoracolumbar fascia and an estimate of its biomechanical effect. *J Biomech*. 2010; 43: 2792-7.
12. Gracovetsky S. Function of the spine. *J Biomed Eng*. 1986; 8: 217-23.
13. Gracovetsky S, Farfan HF, Lamy C. A mathematical model of the lumbar spine using an optimized system to control muscles and ligaments. *Orthop Clin North Am*. 1977; 8: 135-53.
14. Gracovetsky S, Farfan HF, Lamy C. The mechanism of the lumbar spine. *Spine (Phila Pa 1976)*. 1981; 6: 249-62.
15. Hirsch C, Ingelmark BE, Miller M. The anatomical basis for low back pain. Studies on the presence of sensory nerve endings in ligamentous, capsular and intervertebral disc structures in the human lumbar spine. *Acta Orthop Scand*. 1963; 33: 1-17.
16. Hodges P, Kaigle Holm A, Holm S, Ekstrom L, Cresswell A, Hansson T, Thorstensson A. Intervertebral stiffness of the spine is increased by evoked contraction of transversus abdominis and the diaphragm: *in vivo* porcine studies. *Spine (Phila Pa 1976)*. 2003; 28: 2594-601.
17. Hukins DW, Aspden RM, Hickey DS. Thorecolumlbar fascia can increase the efficiency of the erector spinae muscles. *Clin Biomech (Bristol, Avon)*. 1990; 5: 30-4.
18. Kawamata S, Ozawa J, Hashimoto M, Kurose T, Shinohara H. Structure of the rat subcutaneous connective tissue in relation to its sliding mechanism. *Arch

19. Lancerotto L, Stecco C, Macchi V, Porzionato A, Stecco A, De Caro R. Layers of the abdominal wall: anatomical investigation of subcutaneous tissue and superficial fascia. *Surg Radiol Anat*. 2011; 33: 835-42.
20. Langevin HM, Fox JR, Koptiuch C, Badger GJ, Greenan-Naumann AC, Bouffard NA, Konofagou EE, Lee WN, Triano JJ, Henry SM. Reduced thoracolumbar fascia shear strain in human chronic low back pain. *BMC Musculoskelet Disord*. 2011; 12: 203.
21. Langevin HM, Huijing PA. Communicating about fascia: history, pitfalls, and recommendations. *Int J Ther Massage Bodywork*. 2009; 2: 3-8.
22. Loukas M, Shoja MM, Thurston T, Jones VL, Linganna S, Tubbs RS. Anatomy and biomechanics of the vertebral aponeurosis part of the posterior layer of the thoracolumbar fascia. *Surg Radiol Anat*. 2008; 30: 125-9.
23. Macintosh JE, Bogduk N, Gracovetsky S. The biomechanics of the thoracolumbar fascia. *Clin Biomech (Bristol, Avon)*. 1987; 2: 78-83.
24. Nathan ST, Roberts CS, Deliberato D. Lumbar paraspinal compartment syndrome. *Int Orthop*. 2012; 36: 1221-7.
25. Schleip R, Duerselen L, Vleeming A, Naylor IL, Lehmann-Horn F, Zorn A, Jaeger H, Klingler W. Strain hardening of fascia: static stretching of dense fibrous connective tissues can induce a temporary stiffness increase accompanied by enhanced matrix hydration. *J Bodyw Mov Ther*. 2012; 16: 94-100.
26. Schleip R, Klingler W, Lehmann-Horn F. Active fascial contractility: fascia may be able to contract in a smooth muscle-like manner and thereby influence musculoskeletal dynamics. *Med Hypotheses*. 2005; 65: 273-7.
27. Schuenke MD, Vleeming A, Van Hoof T, Willard FH. A description of the lumbar interfascial triangle and its relation with the lateral raphe: anatomical constituents of load transfer through the lateral margin of the thoracolumbar fascia. *J Anat*. 2012; 221: 568-76.
28. Styf J. Pressure in the erector spinae muscle during exercise. *Spine (Phila Pa 1976)*. 1987; 12: 675-9.
29. Styf J, Lysell E. Chronic compartment syndrome in the erector spinae muscle. *Spine (Phila Pa 1976)*. 1987; 12: 680-2.
30. Taguchi T, Hoheisel U, Mense S. Dorsal horn neurons having input from low back structures in rats. *Pain*. 2008; 138: 119-29.
31. Tesarz J, Hoheisel U, Wiedenhofer B, Mense S. Sensory innervation of the thoracolumbar fascia in rats and humans. *Neuroscience*. 2011; 194: 302-8.
32. Tesh KM, Dunn JS, Evans JH. The abdominal muscles and vertebral stability. *Spine (Phila Pa 1976)*. 1987; 12: 501-8.
33. Theobald P, Byrne C, Oldfield SF, Dowson D, Benjamin M, Dent C, Pugh N, Nokes LD. Lubrication regime of the contact between fat and bone in bovine tissue. *Proc Inst Mech Eng H*. 2007; 221: 351-6.
34. Tomasek JJ, Gabbiani G, Hinz B, Chaponnier C, Brown RA. Myofibroblasts and mechano-regulation of connective tissue remodelling. *Nat Rev Mol Cell Biol*. 2002; 3: 349-63.
35. van Wingerden JP, Vleeming A, Buyruk HM, Raissadat K. Stabilization of the sacroiliac joint *in vivo*: verification of muscular contribution to force closure of the pelvis. *Eur Spine J*. 2004; 13: 199-205.
36. Vleeming A, Pool-Goudzwaard AL, Stoeckart R, van Wingerden JP, Snijders CJ. The posterior layer of the thoracolumbar fascia. Its function in load transfer from spine to legs. *Spine (Phila Pa 1976)*. 1995; 20: 753-8.
37. Vleeming A, Schuenke MD, Danneels L, Willard FH. The functional coupling of the deep abdominal and paraspinal muscles: the effects of simulated paraspinal muscle contraction on force transfer to the middle and posterior layer of the thoracolumbar fascia. *J Anat*. 2014; 225: 447-62.
38. Vleeming A, Schuenke MD, Masi AT, Carreiro JE, Danneels L, Willard FH. The sacroiliac joint: an overview of its anatomy, function and potential clinical implications. *J Anat*. 2012; 221: 537-67.
39. Willard FH, Vleeming A, Schuenke MD, Danneels L, Schleip R. The thoracolumbar fascia: anatomy, function and clinical considerations. *J Anat*. 2012; 221: 507-36.
40. Yahia L, Rhalmi S, Newman N, Isler M. Sensory innervation of human thoracolumbar fascia. An immunohistochemical study. *Acta Orthop Scand*. 1992; 63: 195-7.
41. Yahia LH, Pigeon P, DesRosiers EA. Viscoelastic properties of the human lumbodorsal fascia. *J Biomed Eng*. 1993; 15: 425-9.

（芦原　光明）

第2章
頸椎疾患・胸椎疾患

　スポーツによる頸椎外傷は，重篤な後遺症を残す可能性があり，古くからアメリカンフットボールやラグビーなどのコリジョンスポーツを対象とした研究が行われてきた。大規模な調査から明らかになった事実をもとに，スポーツのルール自体を変更することで重篤な外傷を減らしてきた歴史がある。一方，一過性の神経症状や組織変性による機能障害に関する研究は，不十分である。第2章では，まず破局的損傷として「頸椎脱臼骨折」を取り上げた。続いて重篤な外傷である「一過性四肢麻痺」や器質的変化との関連が不明な「バーナー症候群」「頸椎捻挫」，器質的変化を伴う代表疾患である「頸椎椎間板ヘルニア」について整理した。スポーツにおける「胸椎疾患」に関する論文はわずかであったため，ケースシリーズを中心に情報を整理した。

　第6項では，頸椎に破局的損傷を引き起こす疾患の疫学について整理した後，病態・診断・マネジメントについて整理した。頸椎脱臼骨折は特定のスポーツ種目において高い割合で生じること，受傷メカニズムについては一定のコンセンサスが得られているものの，詳細についてさらなる研究が必要である。

　第7項では，一過性四肢麻痺，バーナー症候群，頸椎捻挫の疫学について整理した後，スポーツ選手を対象とした研究が多い一過性四肢麻痺，バーナー症候群を中心に病態・診断・治療についてまとめた。

　第8項では，頸椎椎間板ヘルニアについて整理した。疫学の報告はコリジョンスポーツにかぎられており，受傷メカニズムに関してはスポーツ現場における受傷機転の聴取程度にとどまっていた。

　第9項では，スポーツではまれな「胸椎疾患」の疫学・病態について整理した後，かぎられた情報ではあったが，治療選択，スポーツ復帰について整理した。まれな疾患に関する情報として，臨床現場の医療関係者に貴重な情報である。

　本テーマに関しては，エビデンスレベルの高い論文が十分に存在せず，重篤な障害に結びつく疾患であるにもかかわらず，そのメカニズムは明らかではない。また疾患の疫学，治療に関する前向き研究はわずかであり，エビデンスをもとにした疾患の管理を行うには，さらなる検証が必要な領域である。過去に生じた事例に学び，今後の臨床・研究が発展するために本章の内容が役に立つことを望む。

第2章編集担当：真木　伸一

6. 頚椎脱臼骨折

はじめに

スポーツで生じる頚椎の外傷のうち，頚椎脱臼骨折は頚髄損傷を招きうる重篤な疾患の1つである．米国の National Center for Catastrophic Sport Injury Research（NCCSIR）は，高校生や大学生世代のスポーツによる深刻な外傷や病気を調査しており，破局的な損傷を①Fatality（致死），②Non-fatal（致命的ではないが永続的で重度な機能障害），③Serious（麻痺のない頚椎の骨折など永続的な機能障害のない深刻な損傷），の3つに分類した[23]．NCCSIR の調査において破局的な損傷は毎シーズン発生しており，その発生メカニズムや検査，治療などに関する知見は，スポーツ医療関係者にとって必要である．本項では，スポーツで生じる頚椎の脱臼骨折（および破局的頚椎損傷）の疫学および受傷メカニズム，診断，治療について整理する．

A. 文献検索方法

文献検索には PubMed を用いた．対象言語を英語に限定し，検索キーワードに「cervical spine fracture dislocation」，「sports」と「cervical spine fracture dislocation」，「cervical injury」および「neck injury」を組み合わせて検索した結果，重複した論文を除いて213編だった．しかし，疫学や受傷メカニズムなど十分な情報が得られなかったため，「cervical spine fracture dislocation」と「epidemiology incidence」「biomechanics」「cadaver」「diagnosis sensitivity」「return」「guideline」を組み合わせて追加検索した．スポーツによる外傷を扱っていない論文や，頚椎の脱臼骨折および破局的頚椎損傷を含まない論文は除外し，論文中の引用文献を適宜追加して，最終的に49編を採用した．

B. 疫　学

1. 深刻な損傷の発生率

NCCSIR は，1982年以降の破局的な損傷について，程度別，世代別，競技別の発生数，発生率の統計を公表してきた[23]．なかでも，頚椎骨折が含まれる「Serious」（深刻な損傷）の1982〜2014年における平均発生率は，10万人あたり高校生で0.25件，大学生で1.66件だった（図6-1）．競技別の発生件数としては，アメリカンフットボールが高校生365件，大学生131件と最も多かった．次いで，高校生ではチアリーディング42件，野球29件，大学生ではチアリーディング16件，野球，バスケットボール，アイスホッケー各8件が多かった（図6-2）．競技別の10万人あたりの発生率は，高校生の女子チアリーディングの2.30件が最も多く，次いで男子チアリーディング2.17件，女子アイスホッケー1.59件の順に多かった．大学生では男子体操の11.55件が最も多く，次いで男子アメリカンフットボール7.23件，男子アイスホッケー5.64件の順に多かった（表6-1）．深刻な損傷の発生率は，高校生よりも大学生で高く，競技別ではアメリカンフットボール，体操，チアリーディングで高かっ

第2章 頚椎疾患・胸椎疾患

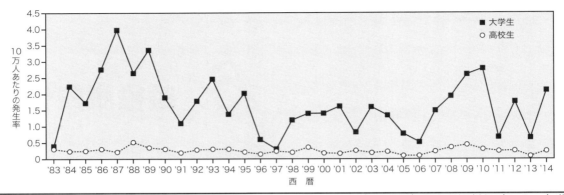

図 6-1 National Center for Catastrophic Sport Injury Research（NCCSIR）による深刻な（Serious）損傷の発生率（rate/100,000 player）の推移（文献 23 より引用）
1982～2014 年における頚椎骨折を含む「Serious」（深刻な損傷）の 10 万人あたりの平均発生率は，高校生で 0.25 件，大学生で 1.66 件だった。

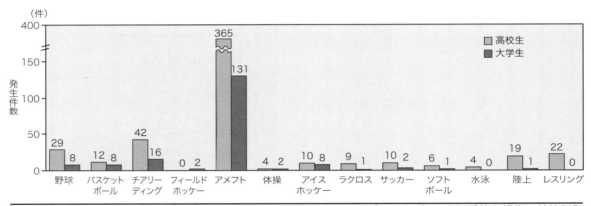

図 6-2 National Center for Catastrophic Sport Injury Research（NCCSIR）による重篤な損傷の競技別発生件数（1982～2014 年）（文献 23 より引用）
アメリカンフットボールが高校生 365 件，大学生 131 件と最も多く，次いで高校生ではチアリーディング 42 件，野球 29 件，大学生ではチアリーディング 16 件，野球，バスケットボール，アイスホッケーの各 8 件が多かった。

表 6-1 National Center for Catastrophic Sport Injury Research（NCCSIR）による深刻な（Serious）損傷の競技別発生率（rate/100,000 player）（1982～2014 年）（文献 23 より引用）

	高校生		大学生	
	競 技	rate/100,000	競 技	rate/100,000
1	チアリーディング（女）	2.30	体操（男）	11.55
2	チアリーディング（男）	2.17	アメリカンフットボール（男）	7.23
3	アイスホッケー（女）	1.59	アイスホッケー（男）	5.64
4	アメリカンフットボール（男）	1.15	アイスホッケー（女）	3.31
5	体操（男）	0.90	バスケットボール（男）	1.66

表 6-2 破局的頚椎損傷の競技別発生率（rate/100,000player）

種目	報告者	国	時期	発生率	損傷の種類
ラグビー	Carmody ら [7]	オーストラリア	1997～2002	18歳以下：0.9，19歳以上：7.2	急性脊髄損傷
	Quarria ら [33]	ニュージーランド	1996～2000	1.6～3.9	深刻な脊柱損傷
			2001～2005	0.7～1.7	
	Bohu ら [5]	フランス	1996～2001	2.22	破局的頚椎損傷
			2001～2006	1.07	
	Brown ら [6]	南アフリカ	2008～2011	19歳以下：0.90，20歳以上：5.34	急性頚髄損傷
アメリカンフットボール	Torg ら [45]	アメリカ	1976	高校生：2.24，大学生：10.66	四肢麻痺
			1987	高校生：0.73，大学生：0	
			1976	高校生：7.72，大学生：30.66	頚椎脱臼骨折
			1987	高校生：2.31，大学生：10.66	
	Boden ら [4]	アメリカ	1989～2002	高校生：1.1，大学生：4.72	破局的頚椎損傷
スキー	Hagel ら [13]	カナダ	1995～1997	1.6	頚部・脊髄損傷
			1997～1999	2.15	
	Sui ら [38]	オーストラリア	1994～2002	5.18	脊柱損傷
スノーボード	Hagel ら [13]	カナダ	1995～1997	1.15	頚部・脊髄損傷
			1997～1999	3.87	
	Sui ら [38]	オーストラリア	1994～2002	4.5	脊柱損傷
柔道	Kamitani ら [21]	日本	2003～2010	0～3.02	破局的頚椎損傷

た．ただし，深刻な損傷は頚椎の脱臼骨折のみではない点に注意が必要である．

2. 破局的頚椎損傷の発生率

破局的頚椎損傷とは，脊髄への実際または潜在的な損傷と関連した頚椎の構造的なゆがみによる損傷であり，頚椎脱臼骨折，急性頚髄損傷および四肢麻痺が含まれる[3]．破局的頚椎損傷の競技別発生率を表 6-2 に示した．破局的頚椎損傷はラグビーおよびアメリカンフットボールに多く，発生率は 10 万人あたり 0～30.66 件だった[4,6,7,45]．ラグビーにおける破局的頚椎損傷の発生率は 2001 年以降低下した．その理由は損傷防止プログラムの効果によるものと考察された[5,33]．アメリカンフットボールでは 1976 年にルール改正があり，頚椎脱臼骨折の発生率が 1976 年の高校生 7.72，大学生 30.66 から，1987 年は 2.31，10.66 に減少した[45]．一般に，頚椎損傷はコンタクトスポーツに多いとされているが，スキーやスノーボーにおける破局的頚椎損傷の発生率は 1.15～5.18 であった[13,38]．直接，頭頚部に他者とのコンタクトがない柔道においても 0～3.02 であった[21]．一方，サッカーにおける破局的頚椎損傷はこれまで報告されていない[12,31]．破局的頚椎損傷は，頭部への直接的な衝突，転落などにより頭部を地面に打ちつけるような競技に生じやすいが，予防プログラムの実施やルールの改正により発生率を低下させられることが示唆された．

3. 破局的頚椎損傷における頚椎脱臼骨折の割合

スポーツにおける頚椎外傷の疫学的な調査では，破局的頚椎損傷や頚髄損傷などと分類されることが多く，脱臼骨折のみを抽出することができなかった．しかし，破局的頚椎損傷のうち脱臼および骨折がどの程度含まれているかを推定することはできる．MacLean ら [25] は，英国およびアイルランドにおける 19 歳以下のラグビー選手を対

表 6-3 スポーツ種目別頸椎脱臼骨折の高位別損傷数（件）

ラグビー[25]	アメリカンフットボール[4]	スキー・スノーボード[38]	ウォータースポーツ[8]	柔道[21]
C3：1	C1-C2：9	C1：1	C1：14	C2：1
C3-C4：1	下位頸椎：95	C2：4	C2：7	C4：5
C4-C5：7	上下位頸椎：7	C3：1	C3：7	C5：4
C5：1	レベル不明：41	C4：1	C4：19	C6：1
C5-C6：11		C5：2	C5：30	
C6：2		C6：6	C6：37	
C7：1		C7：3	C7：23	

表 6-4 ラグビーにおける破局的頸椎損傷の受傷場面別発生数

報告者	国	時期	スクラム	タックル	その他*・不明	合計
Secin ら[36]	アルゼンチン	1977〜1997	11名（61%）	5名（28%）	2名（11%）	18名
Quarrie ら[33]	ニュージーランド	1976〜2000	33名（48%）	25名（36%）	11名（16%）	69名
Quarrie ら[33]	ニュージーランド	2001〜2005	1名（12.5%）	7名（87.5%）	0名（0%）	8名
Bohu ら[5]	フランス	1996〜2006	19名（51%）	—	18名（49%）	37名
MacLean ら[25]	グレートブリテン アイルランド	1996〜2010	13名（36%）	17名（47%）	6名（17%）	36名
Brown ら[6]	南アフリカ	2008〜2011	19名（42%）	17名（38%）	9名（20%）	45名
合計			96名（45%）	71名（33%）	46名（22%）	213名

＊その他：モール，ラックなど．

象に調査（1996〜2010年）した．その結果，深刻な頸部損傷36名中24名（66.7%）が脱臼骨折であった．Bohu ら[5]は，フランスにおけるラグビー選手を対象に調査（1996〜2006年）した．その結果，10年間に発生した37件の破局的頸椎損傷のうち，脱臼が13件（35.1%），脱臼骨折が12件（32.4%）であった．Kamitani ら[21]のわが国における柔道選手を対象にした調査（2003〜2010年）では，破局的頸椎損傷が19名であり，そのうち11名が頸椎の脱臼骨折，1名が環軸関節の不安定性であった．頭部への強い外力により生じる破局的頸椎損傷では，頸椎の脱臼骨折を伴う場合が多いことが示唆された．

C. 病　態

1. 頸椎脱臼骨折の発生高位

スポーツで生じる頸椎脱臼骨折の発生高位を表 6-3 にまとめた．MacLean ら[25]によると，ラグビーでの頸椎脱臼骨折は第5-6頸椎に最も多く，次いで第4-5頸椎に多かった．Boden ら[4]は，アメリカンフットボールによる頸椎脱臼骨折は下位頸椎に最も多いことを見出した．スキーおよびスノーボード[38]，ウォータースポーツ[8]では第6頸椎が最も多く，柔道においては第4および5頸椎に多かった[21]．頸椎脱臼骨折の損傷高位は下位頸椎，特に第4-6頸椎に多いことが示された．

2. ラグビーにおける破局的頸椎損傷の受傷場面

直接的な頭部への外力が加わるラグビーにおける，破局的頸椎損傷の受傷場面別発生割合を表 6-4 に示した．発生割合の高い場面は，5論文を集計した結果，スクラムが96名（45%）と最も多く，タックル71名（33%），その他（モール，ラックなど）および受傷場面不明46名（22%）だった[5, 6, 25, 33, 36]．Quarrie ら[33]は，2001年に

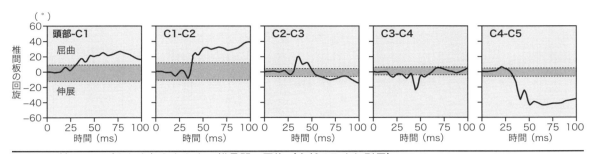

図 6-3　軸圧インパクトを加えたときの椎骨間の回旋（文献 17 より引用）
濃い網掛け部分は，生理的運動範囲を示す．軸圧を加えることにより，上位頚椎は屈曲し，下位頚椎は伸展した．

導入した損傷予防プログラムの効果を検証するために，ニュージーランドにおけるすべてのラグビー選手を対象として，1976～2005 年における破局的頚椎損傷の発生数を調査した．その結果，破局的頚椎損傷の発生場面として，2000 年以前ではスクラムが 47.8%（33/69 名）と多かったが，損傷防止プログラムを導入した 2001 年以降はスクラムが 12.5%（1/8 名）に減少した．以上より，ラグビーの破局的頚椎損傷の発生はスクラム時に多いが，損傷予防プログラムなどの対策により減らせることが示唆された．

3．破局的頚椎損傷受傷時の頚椎肢位

ラグビーやアメリカンフットボールにおいて，破局的頚椎損傷はスクラムやタックル時に生じやすいが，受傷時の頚椎アライメントに関する研究は少ない．Shelly ら[37]は，アイルランドのラグビー選手を対象に，1995～2004 年に確認された急性頚髄損傷者のカルテ調査および電話インタビューを行った．その結果，急性頚髄損傷を受傷した 11 名における受傷メカニズムとして，頚椎の過伸展が 3 件，過屈曲が 8 件だった．Torg ら[43]は，アメリカンフットボールで頚椎骨折を受傷した 55 名について，試合の映像および損傷レポートの記録から受傷メカニズムを分析した．その結果，確認できた 51 名は頚椎の軸圧が主要な受傷メカニズムだった．さらに Torg ら[44]は，National Football Head and Neck Injury Registry に記録された 1,062 の損傷のうち，中位頚椎（C3-C4）で脱臼や骨折を生じた 25 例について分析した．その結果，頚椎の不安定性を生じた 4 例では軸圧 2 例，屈曲・回旋 1 例，脱臼を生じた 13 例では軸圧 9 例，屈曲・回旋 1 例，椎体骨折を生じた 4 例において全例が軸圧により受傷していた．以上より，ラグビーやアメリカンフットボールにおける破局的頚椎損傷では，頚椎への軸圧，過屈曲および過伸展により受傷する可能性が示された．ただし，これらは試合中のビデオ映像やインタビュー，損傷レポートから得られた情報であり，それ以上の詳細は不明である．

4．屍体標本を用いたバイオメカニクス

破局的頚椎損傷の受傷メカニズムを明らかにするため，屍体標本を用いて頭部および頚椎へ外力を加えるシミュレーションにより，外力が頚椎に及ぼす影響について検証された[19,48]．なかでも軸圧は破局的頚椎損傷の主な原因と考えられており，軸圧による頚椎の運動，骨および軟部組織，不安定性への影響が研究されてきた．Ivancic[17]は，後頭骨から C5 または C6 の 5 体の屍体標本を用い，後頭を 30°屈曲として頚椎を直線状に固定し，4.1 m/秒で頭部に軸圧を加えた．その結果，上位頚椎では屈曲，下位頚椎では伸展が観察された（図 6-3）．さらに肉眼的観察によって，5

第2章 頚椎疾患・胸椎疾患

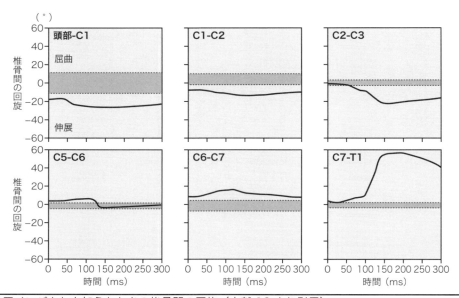

図 6-4 軸圧インパクトを加えたときの椎骨間の回旋（文献 18 より引用）
濃い網掛け部分は，生理的運動範囲を示す．軸圧を加えることにより，上位および中位頚椎は伸展し，C6-C7 および C7-T1 は屈曲した．

標本すべてに骨折を確認した．その際の骨折部位は，環椎 5 標本，軸椎 2 標本，下位頚椎 5 標本だった．Ivancic [18] は，後頭骨から第 1 胸椎までの屍体標本を用い，胸椎の後弯に合わせ第 1 胸椎を 27.1°前傾させ，頭部を前方突出させた状態で 2.4 m/秒で軸圧を加えた．その結果，上中位の頚椎は伸展し，下位頚椎は屈曲した（**図 6-4**）．さらに前・後縦靱帯，関節包，黄色靱帯，棘間および棘上靱帯，椎間板における肉眼的損傷の程度を点数化（完全損傷 2 点，部分損傷 1 点，損傷なし 0 点）し，頚椎の高位別にスコアを比較した．その結果，中位頚椎は平均 10.0 点，下位頚椎は平均 16.6 点であり，有意に下位頚椎のスコアが高かった．Nightingale ら [30] は，C1-C7 の屍体標本を用い，3.2 m/秒で軸圧のインパクトを加えた．その結果，11 標本中 7 標本に骨折を確認し，その部位は環椎 4 標本，軸椎 3 標本，下位頚椎 4 標本だった．Zhu ら [49] は，頚椎に生じる不安定性を検証するために C2-C4 の屍体標本に 30 J と 50 J の軸圧を加え，軸圧の前後で頚椎の可動域を測定した．その結果，50 J で軸圧を加えた後は頚椎の屈伸，回旋で可動域が増大し不安定性を確認した．以上より，頭部への外力が頚椎全体に骨折や靱帯損傷，不安定性を生じさせることが明らかとなったが，この結果は実際の損傷好発高位である C4-C6 とは必ずしも一致しない．実験で用いられる標本の年齢が中高齢であるものが多いため，若年者の場合では結果が異なるかもしれない．

D. 診　断

1. 初期症状およびフィールドでの評価

スポーツ現場では深刻な頚椎損傷が起こる可能性があるため，発生した場合に適切な対応ができるよう，現場で判別可能な初期症状や簡便な判断基準を把握しておく必要がある．Saddison ら [34] は，交通事故や転落，スポーツ外傷により頚椎の脱臼骨折を受傷した 47 名について，初期症状および徴候を調査した．その結果，頚部痛の訴え

6. 頚椎脱臼骨折

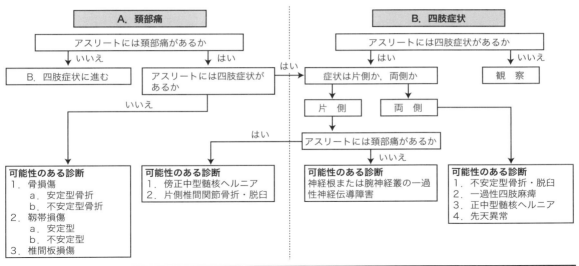

図 6-5　フィールドでの頚椎損傷の評価アルゴリズム（文献 3 より引用）

（94％），頚部の圧痛（68％），四肢のしびれ（26％），麻痺または筋力低下（17％），頚部スパズム（16％）が認められた．スポーツ現場において頚椎損傷が疑われた場合，まず頚部痛と四肢の症状の有無を確認すべきであることが判明した[3]（図 6-5）．症状および徴候だけでは正確な判断が困難な場合もあるため，救急車により適切に医療機関に搬送したうえで，状況に応じ画像診断をする必要がある．

2. 頚椎損傷における画像診断の有用性

頚椎損傷の診断には単純 X 線や CT，MRI などの画像が用いられるが，なかでも CT は脊椎および頚椎骨折検出の感度に優れている[1, 2, 27]．Holmes ら[15] は，頚椎損傷診断のための CT と単純 X 線について，1995～2004 年の論文を対象にメタ分析を行った．その結果，統合感度は，単純 X 線 52％，CT 98％であり，スクリーニングテストとして CT は単純 X 線を上まわる根拠が得られた．Pnczykowski ら[32] は，頚椎損傷における CT の診断能力を明らかにするため，2009 年までの論文を用いてメタ分析を行った．その結果，CT は感度，特異度ともに 99.9％，陰性尤度比は 0.001 以下，陰性予測値は 100％であり，急性損傷で CT が陰性の時，補助として他の画像診断は不要であると結論づけた．

3. 頚椎損傷の画像所見に関する臨床的意志決定規則

鈍的頭頚部外傷患者の診断について，頚椎損傷の見逃しを回避し，不必要な画像撮影を減らすために臨床的意志決定規則の研究がなされている．画像撮影に関する臨床的意志決定規則には主に以下の 3 つがある．

1) Eastern Association for the Surgery of Trauma (EAST): Cervical Spine Injuries Following Trauma

EAST のガイドラインでは，頚椎損傷が疑われるすべての患者は X 線撮影による評価を受けなければならないと明記された．さらに具体的には，一次スクリーニングとして CT を用いること，単純 X 線撮影は追加情報取得に寄与しないため不要であると記載された[9]．

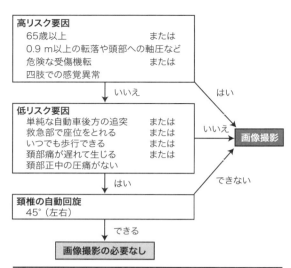

図 6-6 Canadian C-Spine Rule（文献 41 より引用）
NEXUS の基準よりも CCR に基づく診断のほうが正確だと結論づけた研究が多い。

2) The National Emergency X-radiography Utilization Study（NEXUS）Criteria

NEXUS は，画像診断の必要がないことを判定するための基準を，①頚部後方中央の圧痛がない，②局所的な神経学的欠損がない，③覚醒が正常レベル，④中毒の所見がない，⑤頚椎損傷の痛みから気をそらす可能性のある明白な痛みがない，の5つに該当することとした。Hoffman ら[14]は，34,069 名の患者を対象とした調査において，NEXUS の基準により 4,309 名（12.6%）が画像撮影を避けることができたことを示した。

3) Canadian C-Spine Rule（CCR）

CCR は，意思決定のために，高リスク要因，低リスク要因，自動運動の3つの基本的な質問からなるアルゴリズムを提唱した[41]（図 6-6）。Stiell ら[39]は，カナダの救急部門に搬送された頭部または頚部に鈍的外傷を呈している成人を対象に CCR の有効性を検証した。その結果，CCR を導入していない期間の患者 3,267 名のうち 61.7% で画像撮影をしていたが，CCR を用いた期間では 3,628 名の患者うち画像撮影を行ったのは 53.3% であり，12.8% 減らすことができた。

4. 臨床的意志決定規則の正確性

画像撮影をするかどうかの臨床的意志決定規則の妥当性について，NEXUS の基準よりも CCR に基づく診断のほうが正確だと結論づけた研究が多い[28, 40]。Stiell ら[40]は，7,438 名（うち頚椎損傷患者 162 名）を対象として，NEXUS の基準と CCR の基準を当てはめ，それらの有用性を分析した。その結果，CCR は NEXUS の基準よりも感度（それぞれ 99.4%，90.7%），特異度（それぞれ 45.1%，36.8%）とも高かった。Duane ら[10]は，5,182 名（うち頚椎損傷患者 324 名）を対象に，CCR と NEXUS の基準により分析した結果，CCR の感度 100%，特異度 0.62%，NEXUS の感度 81.17%，特異度 45.8% であり，CCR は感度が高いものの特異度が不足していると結論づけた。以上より，CCR は感度の高い基準であることが示されたものの，特異度に関しては一致した見解は得られておらず，低値を示す傾向にあることを認識しておく必要がある。

E. マネジメント

1. 頚椎損傷の分類および治療選択

下位頚椎損傷の分類および治療選択のための判断基準として，The subaxial cervical spine injury classification（SLIC）system（表 6-5）が用いられる[11, 46]。SLIC system は，頚椎損傷を損傷形態，椎間板靱帯複合体損傷の程度，神経症状で評価しスコア化するものである。合計点数が5点以上であれば手術適応，3点以下であれば手術は非適応，4点であれば医師の優先度や患者の状態により両者を考慮する[11, 20]。Vaccaro ら[46]，Stone ら[42]，Lee ら[24]は，SLIC system のスコアの信頼性について検証し，いずれも検者間およ

び検者内信頼性に優れていると結論づけた．一方，van Middendorp ら[47]は，損傷形態のスコアが検者間における意見の一致が少なかったことから，損傷形態の特性が明確になれば SLIC system の再現性は改善する可能性が高いと述べた（**表 6-6**）．Samuel ら[35]は，SLIC system による治療選択の妥当性について，頚椎損傷患者 185 名を対象に後方ケースシリーズにて検証した．その結果，スコアが 3 点以下の 66 名のうち 94% が非手術，5 以上の 102 名のうち 95% が手術，4 点であった 17 名のうち 65% が非手術であり，SLIC system の推奨を反映した結果となった．

2. 競技復帰

破局的頚椎損傷および術後の競技復帰に関する情報は限られている．Molinari ら[29]は，術後の競技復帰に関して PubMed にて 2015 年 8 月までの論文を調査した．その結果，頚椎椎間板ヘルニア術後の復帰に関する論文はみられたものの，

表 6-5 The subaxial cervical spine injury classification (SLIC) system 重症度スコア（文献 46 より引用）

	ポイント
損傷形態	
異常なし	0
圧迫	1
破裂	+1=2
脱臼	3
回旋/並進	4
椎間板靱帯複合体	
無傷	0
不確定	1
破壊	2
神経学的状態	
無傷	0
神経根損傷	1
完全脊髄損傷	2
不完全脊髄損傷	3
持続的な脊髄圧迫	+1

合計が 3 点以下は手術非適応，5 点以上は手術適応，4 点は両者を考慮する．

表 6-6 The subaxial cervical spine injury classification (SLIC) system 重症度スコアの信頼性

内容	報告者	検者間		検者内	
		級内相関係数	κ 係数	級内相関係数	κ 係数
損傷形態	Vaccaro ら[46]	0.57	0.51	0.75	0.65
	Stone ら[42]	0.86	—	0.94	—
	Lee ら[24]	0.603	—	0.921	—
	van Middendorp ら[47]	—	0.29	—	—
椎間板靱帯複合体	Vaccaro ら[46]	0.49	0.33	0.66	0.50
	Stone ら[42]	0.90	—	0.94	—
	Lee ら[24]	0.304	—	0.876	—
	van Middendorp ら[47]	—	0.46	—	—
神経学的状態	Vaccaro ら[46]	0.87	0.62	0.9	0.72
	Stone ら[42]	0.98	—	0.99	—
	Lee ら[24]	1.00	—	1.00	—
	van Middendorp ら[47]	—	0.70	—	—
合計スコア	Vaccaro ら[46]	0.71	0.20	0.83	0.39
	Stone ら[42]	0.79	—	0.98	—
	Lee ら[24]	0.775	—	0.962	—
	van Middendorp ら[47]	0.78	—	—	—

—：データなし．

第2章 頸椎疾患・胸椎疾患

頸椎脱臼骨折に関する論文は1編のみであった。頸椎脱臼骨折について，Masudaら[23]は，レクリエーションレベルのスノーボーダー6例（頸椎破裂骨折4例，脱臼骨折2例）に対し後方固定術を実施した。その結果，スポーツへの復帰は0例，仕事復帰は2例であった。プロスポーツ選手の頸椎脱臼骨折に関しての論文はなかった。Kamitaniら[21]の論文では，柔道選手19名の破局的頸椎損傷（脱臼骨折11名，環軸関節亜脱臼1名）において，四肢麻痺7名，不全麻痺7名，完全回復5名であったが，競技復帰にいたったかどうかは不明であった。競技復帰の基準は，現在のところ専門家の意見や臨床経験にゆだねられている[22,29]。競技復帰のための一般的な基準は，①疼痛なし，②完全な可動域，③完全な筋力，④神経学的損傷の所見なし，の4つをすべて満たすこととされた[16]。しかし，客観的な指標による競技復帰の基準は確立されていない。

F. まとめ

1. すでに真実として承認されていること

- 深刻な損傷は，高校生よりも大学生に多い。
- 頸椎損傷の一次スクリーニングとしての画像診断には，CTが最も優れている。
- 破局的頸椎損傷において頸椎脱臼骨折は3〜6割程度含まれる。
- 頸椎損傷後の画像撮影に関する臨床的意志決定規則ではCCRの感度が高く正確であり，規則に従えば不要な画像撮影を減らすことができる。

2. 議論の余地はあるが，今後の重要な研究テーマとなること

- 破局的な頸椎損傷，頸椎脱臼骨折は損傷予防プログラムやルールの改正により減少しているものの，毎シーズン生じている。発生数の軽減，損傷の予防のために発生要因を明確にし，予防アプローチの開発が望まれる。
- 軸圧や過屈曲などが損傷機序としてまちがいなさそうであるが，受傷時の詳細な頸椎・頭部アライメントは明確ではない。加えて，実際の受傷高位はC4-C6に多いが，解剖標本では上位頸椎にも骨折が生じている場合が多い。受傷時のアライメントとバイオメカニクス研究のさらなる研究が必要である。
- 治療の選択基準であるSLIC systemは高い信頼性があるが，さらなる改善のためには形態損傷の特徴を明確にする必要がある。
- 現在のところ，競技復帰基準は専門家の意見や経験にゆだねられているため，客観的な競技復帰基準の確立が必要である。

3. 真実と思われていたが実は疑わしいこと

- 全米では，深刻な損傷の発生件数で最も多いのはアメリカンフットボールだが，発生率はチアリーディングや体操も高く，コンタクトスポーツだけが深刻な損傷を生じているわけではない。また，国により発生件数および発生率が異なる可能性があり，調査が必要である。
- 頸椎損傷を生じる軸圧は，頸椎が縦に押しつぶされたストローのように折れ曲がるのではなく，上位頸椎と下位頸椎で運動方向が異なるなど，複雑な挙動を示しており，どのような条件のときどのような運動を生じるのか，さらなる研究が必要である。

文献

1. Antevil JL, Sise MJ, Sack DI, Kidder B, Hopper A, Brown CV. Spiral computed tomography for the initial evaluation of spine trauma: a new standard of care? *J Trauma*. 2006; 61: 382-7.
2. Bailitz J, Starr F, Beecroft M, Bankoff J, Roberts R, Bokhari F, Joseph K, Wiley D, Dennis A, Gilkey S, Erickson P, Raksin P, Nagy K. CT should replace three-view radiographs as the initial screening test in patients at high, moderate, and low risk for blunt cervical spine injury: a prospective comparison. *J Trauma*. 2009; 66:

1605-9.

3. Banerjee R, Palumbo MA, Fadale PD. Catastrophic cervical spine injuries in the collision sport athlete, part 1: epidemiology, functional anatomy, and diagnosis. *Am J Sports Med*. 2004; 32: 1077-87.
4. Boden BP, Tacchetti RL, Cantu RC, Knowles SB, Mueller FO. Catastrophic cervical spine injuries in high school and college football players. *Am J Sports Med*. 2006; 34: 1223-32.
5. Bohu Y, Julia M, Bagate C, Peyrin JC, Colonna JP, Thoreux P, Pascal-Moussellard H. Declining incidence of catastrophic cervical spine injuries in French rugby: 1996-2006. *Am J Sports Med*. 2009; 37: 319-23.
6. Brown JC, Lambert MI, Verhagen E, Readhead C, van Mechelen W, Viljoen W. The incidence of rugby-related catastrophic injuries (including cardiac events) in South Africa from 2008 to 2011: a cohort study. *BMJ Open*. 2013; 3(2).
7. Carmody DJ, Taylor TK, Parker DA, Coolican MR, Cumming RG. Spinal cord injuries in Australian footballers 1997-2002. *Med J Aust*. 2005; 182: 561-4.
8. Chang SK, Tominaga GT, Wong JH, Weldon EJ, Kaan KT. Risk factors for water sports-related cervical spine injuries. *J Trauma*. 2006; 60: 1041-6.
9. Como JJ, Diaz JJ, Dunham CM, Chiu WC, Duane TM, Capella JM, Holevar MR, Khwaja KA, Mayglothling JA, Shapiro MB, Winston ES. Practice management guidelines for identification of cervical spine injuries following trauma: update from the eastern association for the surgery of trauma practice management guidelines committee. *J Trauma*. 2009; 67: 651-9.
10. Duane TM, Young A, Mayglothling J, Wilson SP, Weber WF, Wolfe LG, Ivatury RR. CT for all or selective approach? Who really needs a cervical spine CT after blunt trauma. *J Trauma Acute Care Surg*. 2013; 74: 1098-101.
11. Dvorak MF, Fisher CG, Fehlings MG, Rampersaud YR, Oner FC, Aarabi B, Vaccaro AR. The surgical approach to subaxial cervical spine injuries: an evidence-based algorithm based on the SLIC classification system. *Spine (Phila Pa 1976)*. 2007; 32: 2620-9.
12. Fuller CW, Junge A, Dvorak J. A six year prospective study of the incidence and causes of head and neck injuries in international football. *Br J Sports Med*. 2005; 39 Suppl 1: i3-9.
13. Hagel BE, Pless B, Platt RW. Trends in emergency department reported head and neck injuries among skiers and snowboarders. *Can J Public Health*. 2003; 94: 458-62.
14. Hoffman JR, Mower WR, Wolfson AB, Todd KH, Zucker MI. Validity of a set of clinical criteria to rule out injury to the cervical spine in patients with blunt trauma. National Emergency X-Radiography Utilization Study Group. *N Engl J Med*. 2000; 343: 94-9.
15. Holmes JF, Akkinepalli R. Computed tomography versus plain radiography to screen for cervical spine injury: a meta-analysis. *J Trauma*. 2005; 58: 902-5.
16. Huang P, Anissipour A, McGee W, Lemak L. Return-to-play recommendations after cervical, thoracic, and lumbar spine injuries: a comprehensive review. *Sports Health*. 2016; 8: 19-25.
17. Ivancic PC. Biomechanics of sports-induced axial-compression injuries of the neck. *J Athl Train*. 2012; 47: 489-97.
18. Ivancic PC: Head-first impact with head protrusion causes noncontiguous injuries of the cadaveric cervical spine. *Clin J Sport Med*. 2012; 22: 390-6.
19. Ivancic PC. Neck injury response to direct head impact. *Accid Anal Prev*. 2013; 50: 323-9.
20. Joaquim AF, Patel AA, Vaccaro AR. Cervical injuries scored according to the Subaxial Injury Classification system: an analysis of the literature. *J Craniovertebr Junction Spine*. 2014; 5: 65-70.
21. Kamitani T, Nimura Y, Nagahiro S, Miyazaki S, Tomatsu T. Catastrophic head and neck injuries in judo players in Japan from 2003 to 2010. *Am J Sports Med*. 2013; 41: 1915-21.
22. Kepler CK, Vaccaro AR. Injuries and abnormalities of the cervical spine and return to play criteria. *Clin Sports Med*. 2012; 31: 499-508.
23. Kucera KL, Yau R, Thomas LC, Wolff C, Cantu RC. Catastrophic sports injury research: thirty-second annual report, fall 1982 – spring 2014. *National Center for Catastrophic Sport Injury Research*. 2015; 44.
24. Lee WJ, Yoon SH, Kim YJ, Kim JY, Park HC, Park CO. Interobserver and intraobserver reliability of sub-axial injury classification and severity scale between radiologist, resident and spine surgeon. *J Korean Neurosurg Soc*. 2012; 52: 200-3.
25. MacLean JG, Hutchison JD. Serious neck injuries in U19 rugby union players: an audit of admissions to spinal injury units in Great Britain and Ireland. *Br J Sports Med*. 2012; 46: 591-4.
26. Masuda T, Miyamoto K, Wakahara K, Matsumoto K, Hioki A, Shimokawa T, Shimizu K, Ogura S, Akiyama H. Clinical outcomes of surgical treatments for traumatic spinal injuries due to snowboarding. *Asian Spine J*. 2015; 9: 90-8.
27. Mathen R, Inaba K, Munera F, Teixeira PG, Rivas L, McKenney M, Lopez P, Ledezma CJ. Prospective evaluation of multislice computed tomography versus plain radiographic cervical spine clearance in trauma patients. *J Trauma*. 2007; 62: 1427-31.
28. Michaleff ZA, Maher CG, Verhagen AP, Rebbeck T, Lin CW. Accuracy of the Canadian C-spine rule and NEXUS to screen for clinically important cervical spine injury in patients following blunt trauma: a systematic review. *CMAJ*. 2012; 184: E867-76.
29. Molinari RW, Pagarigan K, Dettori JR, Molinari R Jr, Dehaven KE. Return to play in athletes receiving cervical surgery: a systematic review. *Global Spine J*. 2016; 6: 89-96.
30. Nightingale RW, McElhaney JH, Richardson WJ, Myers BS. Dynamic responses of the head and cervical spine to axial impact loading. *J Biomech*. 1996; 29: 307-18.
31. Nilsson M, Hagglund M, Ekstrand J, Walden M. Head and neck injuries in professional soccer. *Clin J Sport Med*. 2013; 23: 255-60.

32. Panczykowski DM, Tomycz ND, Okonkwo DO. Comparative effectiveness of using computed tomography alone to exclude cervical spine injuries in obtunded or intubated patients: meta-analysis of 14,327 patients with blunt trauma. *J Neurosurg*. 2011; 115: 541-9.
33. Quarrie KL, Gianotti SM, Hopkins WG, Hume PA. Effect of nationwide injury prevention programme on serious spinal injuries in New Zealand rugby union: ecological study. *BMJ*. 2007; 334(7604): 1150.
34. Saddison D, Vanek VW, Racanelli JL. Clinical indications for cervical spine radiographs in alert trauma patients. *Am Surg*. 1991; 57: 366-9.
35. Samuel S, Lin JL, Smith MM, Hartin NL, Vasili C, Ruff SJ, Cree AK, Ball JR, Sergides IG, Gray R. Subaxial injury classification scoring system treatment recommendations: external agreement study based on retrospective review of 185 patients. *Spine (Phila Pa 1976)*. 2015; 40: 137-142.
36. Secin FP, Poggi EJ, Luzuriaga F, Laffaye HA. Disabling injuries of the cervical spine in Argentine rugby over the last 20 years. *Br J Sports Med*. 1999; 33: 33-6.
37. Shelly MJ, Butler JS, Timlin M, Walsh MG, Poynton AR, O'Byrne JM. Spinal injuries in Irish rugby: a ten-year review. *J Bone Joint Surg Br*. 2006; 88: 771-5.
38. Siu TL, Chandran KN, Newcombe RL, Fuller JW, Pik JH. Snow sports related head and spinal injuries: an eight-year survey from the neurotrauma centre for the Snowy Mountains, Australia. *J Clin Neurosci*. 2004; 11: 236-42.
39. Stiell IG, Clement CM, Grimshaw J, Brison RJ, Rowe BH, Schull MJ, Lee JS, Brehaut J, McKnight RD, Eisenhauer MA, Dreyer J, Letovsky E, Rutledge T, MacPhail I, Ros S, Shah A, Perry JJ, Holroyd BR, Ip U, Lesiuk H, Wells GA. Implementation of the Canadian C-Spine Rule: prospective 12 centre cluster randomised trial. *BMJ*. 2009; 339: b4146.
40. Stiell IG, Clement CM, McKnight RD, Brison R, Schull MJ, Rowe BH, Worthington JR, Eisenhauer MA, Cass D, Greenberg G, MacPhail I, Dreyer J, Lee JS, Bandiera G, Reardon M, Holroyd B, Lesiuk H, Wells GA. The Canadian C-spine rule versus the NEXUS low-risk criteria in patients with trauma. *N Engl J Med*. 2003; 349: 2510-8.
41. Stiell IG, Wells GA, Vandemheen KL, Clement CM, Lesiuk H, De Maio VJ, Laupacis A, Schull M, McKnight RD, Verbeek R, Brison R, Cass D, Dreyer J, Eisenhauer MA, Greenberg GH, MacPhail I, Morrison L, Reardon M, Worthington J. The Canadian C-spine rule for radiography in alert and stable trauma patients. *JAMA*. 2001; 286: 1841-8.
42. Stone AT, Bransford RJ, Lee MJ, Vilela MD, Bellabarba C, Anderson PA, Agel J. Reliability of classification systems for subaxial cervical injuries. *Evid Based Spine Care J*. 2010; 1: 19-26.
43. Torg JS, Pavlov H, O'Neill MJ, Nichols CE Jr, Sennett B. The axial load teardrop fracture. A biomechanical, clinical and roentgenographic analysis. *Am J Sports Med*. 1991; 19: 355-64.
44. Torg JS, Sennett B, Vegso JJ, Pavlov H. Axial loading injuries to the middle cervical spine segment. An analysis and classification of twenty-five cases. *Am J Sports Med*. 1991; 19: 6-20.
45. Torg JS, Vegso JJ, O'Neill MJ, Sennett B. The epidemiologic, pathologic, biomechanical, and cinematographic analysis of football-induced cervical spine trauma. *Am J Sports Med*. 1990; 18: 50-7.
46. Vaccaro AR, Hulbert RJ, Patel AA, Fisher C, Dvorak M, Lehman RA Jr, Anderson P, Harrop J, Oner FC, Arnold P, Fehlings M, Hedlund R, Madrazo I, Rechtine G, Aarabi B, Shainline M. The subaxial cervical spine injury classification system: a novel approach to recognize the importance of morphology, neurology, and integrity of the disco-ligamentous complex. *Spine (Phila Pa 1976)*. 2007; 32: 2365-74.
47. van Middendorp JJ, Audige L, Bartels RH, Bolger C, Deverall H, Dhoke P, Diekerhof CH, Govaert GA, Guimera V, Koller H, Morris SA, Setiobudi T, Hosman AJ. The Subaxial Cervical Spine Injury Classification System: an external agreement validation study. *Spine J*. 2013; 13: 1055-1063.
48. Yoganandan N, Pintar FA, Sances A Jr, Reinartz J, Larson SJ. Strength and kinematic response of dynamic cervical spine injuries. *Spine (Phila Pa 1976)*. 1991; 16 (10 Suppl): S511-7.
49. Zhu Q, Ouyang J, Lu W, Lu H, Li Z, Guo X, Zhong S. Traumatic instabilities of the cervical spine caused by high-speed axial compression in a human model. An *in vitro* biomechanical study. *Spine (Phila Pa 1976)*. 1999; 24: 440-4.

〔根地嶋　誠〕

7. バーナー症候群・一過性四肢麻痺・頚椎捻挫

はじめに

スポーツで発生する頭頚部外傷として，バーナー症候群，一過性四肢麻痺，頚椎捻挫があげられる。いずれの疾患も特異的な診断方法は確立されておらず，治療法についてのエビデンスも十分ではない。本項では，バーナー症候群，一過性四肢麻痺，頚椎捻挫に関する疫学，受傷機転，診断，病態，治療，復帰，再受傷についての知見を整理した。なお，頚椎捻挫についての論文の多くが交通外傷を対象としているため，疫学についてのみ記載した。

A. 文献検索方法

文献検索には PubMed を使用した。対象文献は英語に限定した。対象各疾患に関連したキーワードとして，バーナー症候群には「burner」「stinger」「cervical radiculopathy」「brachial plexus injury」，一過性四肢麻痺には「transient quadriplegia」「cervical cord neurapraxia」，頚椎捻挫には「whiplash injury」「whiplash associated disoders」「cervical sprain」を用いて検索を行った。これらのキーワードに「sports」を組み合わせて絞り込み，552編の論文が抽出された。論文のアブストラクトからスポーツと関連のない論文を除外し，304編の論文を抽出，ハンドサーチにより論文中の引用を加えて最終的に27編を採用した。

B. 疾患の定義と病態

1. バーナー症候群

バーナー症候群は「頭頚部および肩への衝突により発生した外傷であり，骨折を伴わない一過性の神経症状を生じる外傷」と定義される。これは，アメリカンフットボールやラグビーなどのコリジョンスポーツに多発するスポーツ外傷である[10, 14, 16]。その病態には，腕神経叢や頚椎神経根の関連が指摘されており[9, 19, 20, 22]，一側上肢に一過性の電撃痛や神経症状を呈する[6, 10]。

2. 一過性四肢麻痺

一過性四肢麻痺は「頭頚部への衝突により発生した外傷であり，骨折を伴わない一過性の神経症状を生じる外傷」と定義される。これは，レスリングやアメリカンフットボールなどのコリジョンスポーツにて発生するスポーツ外傷の1つである[2~4]。その病態には，脊髄の関連が指摘された[3, 23, 24]。症状は両上肢，両下肢，同側上下肢，あるいは四肢と2肢以上に生じる[3, 23, 24]。主な症状は，バーナー症候群と同様，電撃痛と神経症状である[3, 23, 24]。

3. 頚椎捻挫

頚椎捻挫は「頭頚部への衝突によって発生した外傷であり，骨折，神経症状を伴わない外傷」と定義される。これは，頚椎に発生するスポーツ外傷の1つである[12]。その症状については，明らかにされていない。

C. 疫　学

バーナー症候群，一過性四肢麻痺，頚椎捻挫に関する疫学研究は，コリジョンスポーツを対象としたものが多い。これはいずれもスポーツ中の衝突を契機に発生する外傷であるためと推測される。

1. バーナー症候群

バーナー症候群の受傷者割合は，10.2〜20.9%と報告された[6, 10, 16]。Kawasakiら[10]による若年ラグビー選手569名を対象とした前向きコホート研究では，1シーズンの経過観察期間中に119名（20.9%）の選手が受傷した。119名の受傷者のうち，62名（52.1%）が同一シーズン中に再受傷し，平均の受傷回数は2.1回であった。この研究において，バーナー症候群は，1シーズンの間に複数回受傷するという特徴が示された。Meyerら[16]による前向きコホート研究では，アメリカンフットボールチームに所属し，5年間で入学時頚椎X線を撮影できた266名を対象とした。その受傷者割合は15.0%（266名中40名）であり，10名（25%）が同一シーズン中に再受傷した。Charbonneauら[6]は，カナディアンフットボール選手を対象にした後ろ向きコホート研究にて，バーナー症候群受傷を申告しない者に着目した研究を行った。その結果，シーズン中の外傷記録から抽出した受傷者割合10.2%（244名中25名）とシーズン終了後の質問紙調査から得られた受傷者割合26.2%（244名中64名）の結果より，受傷を申告しない者が60.9%（64名中39名）存在した。以上より，コリジョンスポーツにおけるバーナー症候群の疫学について，複数回の受傷と受傷を申告しない者の存在に留意する必要がある。

2. 一過性四肢麻痺

一過性四肢麻痺の発生率に関して，前向きコホート研究はみつからず，後ろ向きコホート研究のみが存在した[2, 3, 24]。Bodenら[2]のレスリングにおける18年間の頭頚部重度外傷調査の結果，全頭頚部重度外傷35件のうち，一過性四肢麻痺は4件（11.4%）であった。Bodenら[3]のアメリカンフットボールにおける13年間の頚部重度外傷調査の結果，全頚部重度外傷196件のうち一過性四肢麻痺は43件（21.9%）であった。Torgら[24]の大学アメリカンフットボール選手を対象とした1シーズンの調査の結果，選手10,000人あたりの一過性四肢麻痺発生数は1.3件であった。以上より，コリジョンスポーツにおいて一過性四肢麻痺は毎年のように発生すると考えられる。

3. 頚椎捻挫

頚椎捻挫は頚部に加速や減速の加速度が加わり発生する。自動車事故で生じることが多いため交通外傷に関する研究が多く，スポーツ競技における調査はわずかであった。Lamら[12]は，中高生スポーツ競技者を対象に7年間の後ろ向きコホート研究を行い，各競技における全外傷に占める頚椎捻挫の割合を調査した。レスリングが4.2%（頚椎捻挫11件／全外傷264件）であり，バレーボール1.5%（5件／328件），陸上1.9%（10件／523件），アメリカンフットボール1.8%（34件／1,934件），サッカー1.2%（10件／861件），ソフトボール1.1%（2件／188件），バスケットボール1.0%（7件／687件）であった。以上より，頚椎捻挫は多様な競技にみられるが，全外傷に占める割合は低く，競技による差も小さい。

D. 受傷機転

1. バーナー症候群

バーナー症候群の受傷パターンとして，腕神経叢のストレッチによって生じるストレッチタイプ[1, 7, 11, 19, 21]，腕神経叢への直接の打撃によっ

7. バーナー症候群・一過性四肢麻痺・頚椎捻挫

表7-1 バーナー症候群の受傷パターン別割合（文献14, 16より作成）

報告者	対象	例数	受傷パターン			
			ストレッチ	ダイレクトブロー	コンプレッション	その他
Meyerら [16]	大学	40	15.0%	0%	85.0%	0%
Levitzら [14]	プロ・大学・高校	55	0%	0%	83.6%	16.4%

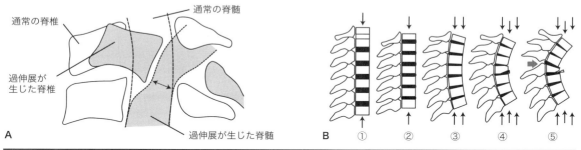

図7-1 一過性四肢麻痺の受傷パターン（文献18, 25より引用）
A：過伸展損傷。下位椎体に対して上位椎体が後方へすべることで脊髄が圧迫される。過屈曲は図示していないが、同様の概念で生じる。B：軸圧損傷。①軸圧が加わる、②軸圧によって椎間板が圧迫される、③頚椎の弯曲に変化する、④・⑤骨折や脱臼、亜脱臼が生じ、脊髄へストレスが加わる。

て生じるダイレクトブロータイプ[1,16,21]、頚椎神経根の圧迫によって生じるコンプレッションタイプ[11,15,16]の3つが提唱された。しかし、受傷メカニズムに関する研究はなく「専門家の意見」にとどまる。受傷パターンに関する質問紙調査がみられた[14,16]。Meyerら[16]による大学アメリカンフットボール選手266名を対象とした前向きコホート研究では、バーナー症候群を受傷した40名のうち、コンプレッションタイプ34名（85.0%）、ストレッチタイプ6名（15.0%）、ダイレクトブロータイプ0名（0%）であった。Levitzら[14]による、バーナー症候群を複数回受傷した高校・大学・プロのアメリカンフットボール選手55名を対象とした後ろ向きケースシリーズの結果では、コンプレッションタイプ46名（83.6%）、ストレッチタイプ・ダイレクトブロータイプ0名（0%）であり、受傷パターンとして一般に提唱されていないが軸圧による受傷も9名（16.4%）存在した（表7-1）。以上より、アメリカンフットボールにおいては、コンプレッションタイプの受傷パターンが多く、再発を繰り返す選手が多い。

受傷場面に関する質問紙調査も存在した[6,10]。Kawasakiら[10]によるラグビー選手を対象とした前向きコホート研究では、受傷場面として「タックルした」76.0%、「タックルされた」5.8%、ブレイクダウン10.7%、グラウンディング5.8%、セットプレー1.8%であった。Charbonneauら[6]によるカナディアンフットボール選手を対象にした後ろ向きコホート研究では、「タックルした」41%、「ブロックした」42%、その他17%であった。以上から、受傷場面としては、ラグビーでは「タックルした」、カナディアンフットボールでは「タックルした」、「ブロックした」が多い。

2. 一過性四肢麻痺

一過性四肢麻痺の受傷パターンとして、頚椎過伸展・過屈曲によって上位椎体がすべり、脊髄への圧迫を生じる過伸展・過屈曲損傷[18]、軸

第2章 頚椎疾患・胸椎疾患

表7-2 一過性四肢麻痺の受傷場面の割合（文献3より引用）

受傷場面	割合
タックルした	44.7%
タックルされた	36.8%
ブロックした	7.9%
ブロックされた	7.9%
衝突	2.6%

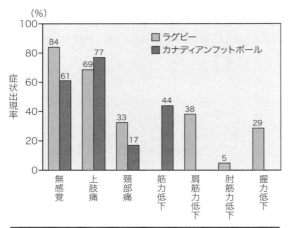

図7-2 バーナー症候群における出現症状（文献6, 10より作図）
若年ラグビー選手受傷119名（241件）を対象にした前向きコホート研究と大学カナディアンフットボール選手64名を対象にした後ろ向きコホート研究による。

圧ストレスによって脊髄への圧迫を生じる軸圧損傷[25]が提唱された（図7-1）。しかし、いずれも発生メカニズムに関して受傷場面の解析やバイオメカニクス解析などの詳細な研究はない。

受傷パターンに関して、受傷者への質問紙調査がある[3,24]。Bodenら[3]による高校・大学アメリカンフットボール選手を対象に、13年間の後ろ向き調査の結果、過伸展損傷および軸圧損傷21.7%、過屈曲損傷17.4%、複合的な受傷パターンによる受傷39.1%であった。Torgら[24]による後ろ向き調査の結果、高校・大学・プロアメリカンフットボール選手の1シーズンにて過伸展損傷が51.7%、次いで軸圧損傷31.0%、過屈曲損傷17.2%であった。以上のように、受傷パターンについては一致した見解が得られていない。

受傷場面については、質問紙調査が1編あった[3]。Bodenら[3]は、一過性四肢麻痺を受傷したアメリカンフットボール選手43名を対象に受傷機転を調査した。その結果、受傷場面は、「タックルした」44.7%、「タックルされた」36.8%、「ブロックした」7.9%、「ブロックされた」7.9%、チームメイトとの衝突2.6%であった（表7-2）。アメリカンフットボールでは、タックルする選手、タックルされる選手ともに受傷が多い。

E. 診断・病態

バーナー症候群、一過性四肢麻痺、頚椎捻挫に対する特異的な診断基準は確立されておらず、病態については不明な点が多い。診断は出現症状とその継続時間に加えて、画像所見による骨折や神経症状の否定が必要と考えられるが、実際には一過性の症状であることを理由に診断が下されることも少なくない。病態については、画像所見や神経生理学的検査を用いた研究はみられたが、一定の見解は得られていない。以下に、実際に出現する症状と受傷者が有する所見について記載する。

1. バーナー症候群
1）出現症状と継続時間

症状は無感覚と上肢痛が多く[6,10]、症状の継続は概ね24時間以内であった[10]。Charbonneauら[6]は、カナディアンフットボール選手に対する後ろ向きコホート研究にて症状に関する質問紙調査を行った。その結果、上肢痛77%、無感覚61%、筋力低下44%、頚部痛17%であった（図7-2）。Kawasakiら[10]はラグビー選手を対象に行った前向きコホート研究にて、出現症状と症状の継続時間について質問紙調査を行った。その結果、出現症状は無感覚84%、上肢痛69%、頚

部痛 33％，肩筋力低下 38％，肘筋力低下 5％，握力低下 29％であった（図 7-2）。症状の持続期間は，24 時間以内に症状が消失した例が 78.0％，2 週間以上症状が持続した例が 7.9％であった。それぞれの症状の平均持続期間は 3.5 日であり，最も長かったものが握力低下の 6.0 日であった（図 7-3）。以上より，出現症状としては上肢痛と無感覚が多く認められ，その多くは 24 時間以内に消失する一時的なものであると考えられる。

2）画像所見との関連

バーナー症候群の受傷と画像所見における退行性変化の関連について検討された[14, 16]。Meyer ら[16] は，266 名の大学アメリカンフットボール選手を対象に，入学時 X 線所見とバーナー症候群受傷の関連について前向きに調査した。X 線所見には，椎間板変性などの「異常所見の有無」と脊柱管狭窄の評価方法である「Torg 比[17]（図 7-4）の値」が用いられた。対象者を無症状群・頸部痛群・バーナー群に分け，群間差を比較した。その結果，Torg 比の平均値（C3-C7）は無症状群 0.96 ± 0.10，頸部痛群 0.93 ± 0.10，バーナー群 0.92 ± 0.11 であり，バーナー群にて有意に小さかった。1 椎体以上に脊柱管狭窄（Torg 比＜0.8）を有する選手はバーナー群で有意に多かった（47.5％）。Levitz ら[14] は，後ろ向きケースシリーズにて症状遷延化および再受傷例における退行性変化について調査した。55 名を対象に X 線・MRI による評価を行った。その結果，X 線では脊柱管狭窄所見（Torg 比＜0.8）が 53％，MRI では椎間板変性が 85％，椎間板ヘルニアが 49％であった。これらの所見のうち少なくとも 1 つ以上を有する選手は 51 名（93％）にいたった。以上より，椎間板変性や脊柱管狭窄の所見は，バーナー症候群受傷や症状遷延化，再受傷との関連が指摘されており，今後さらに質の高い研

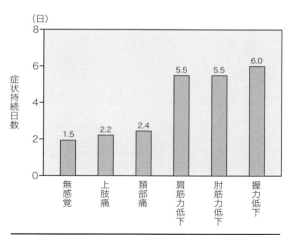

図 7-3　バーナー症候群の症状の平均持続日数（文献 10 より引用）
症状としては上肢痛と無感覚が多く，その多くは 24 時間以内に消失する。

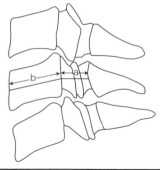

図 7-4　Torg 比（X 線を用いた脊柱管狭窄の評価方法）（文献 17 より引用）
Torg 比は脊柱管前後径（椎体後面から棘突起椎弓）（a）を椎体前後径（椎体前面から椎体後面中央）（b）で除した値であり，0.8 未満で脊柱管狭窄が示唆される。

究が必要である。

3）神経生理学的検査

筋電図検査および神経伝導検査のケースシリーズの結果から，腕神経叢や頸椎神経根が病態に関連する組織として指摘された[9, 19, 20, 22]。それぞれの検査における線維性攣縮，陽性波，神経伝導速度の遅延などの異常所見は筋電図検査が 33.3〜

表 7-3　バーナー症候群における神経生理学的検討のまとめ（文献 9, 19, 20, 22 より作成）

報告者	例数	方法	受傷から測定までの期間	異常所見出現率	病変示唆
Robertson ら [20]	10	神経伝導検査	不明	0%	腕神経叢
		針筋電図	10 日～6 ヵ月	100%	
Di Benedetto ら [9]	18	神経伝導検査	数週～8 ヵ月	88.8%	
		針筋電図	数週～8 ヵ月	94.4%	
Speer ら [22]	6	神経伝導検査	4 週	50.0%	頸椎神経根
		針筋電図	4 週	33.3%	
Poindexter ら [19]	12	筋電図	不明	58.3%	

100%[9, 19, 20, 22]，神経伝導検査が 0～88.8%[9, 20, 22]であった（表 7-3）。Robertson ら[20]は，棘上筋，棘下筋，三角筋，上腕二頭筋，菱形筋，前鋸筋，頸椎傍脊柱起立筋の針筋電図検査を実施した。その結果，菱形筋，前鋸筋，頸椎傍脊柱起立筋の活動は全例正常であったことから，頸椎神経根ではなく腕神経叢の損傷であると結論づけた。Di Benedetto ら[9]は，針筋電図と神経伝導検査の結果，腕神経叢の損傷であると結論づけた。Speer ら[22]は，症状消失まで 15～45 分を要した 6 名を対象に筋電図検査に加えて筋力検査を経時的に実施した。その結果，徒手的な検査で筋力低下所見が消失していても，筋電図検査では脱神経所見が残存している例を示した。脱神経所見が菱形筋や頸椎傍脊柱起立筋にも認められたことから，頸椎神経根を病態に関連する組織としてあげた。Poindexter ら[19]は，C2～C8 の頸椎神経根支配筋に対して筋電図検査を実施した。その結果，C6 頸椎神経根の損傷であると結論づけた。神経生理学的検査の結果，腕神経叢，頸椎神経根のいずれの関与も指摘されており，統一した見解は得られていない。

4）危険因子

バーナー症候群の危険因子に関する質の高い研究は少ない。Kawasaki ら[10]は若年ラグビー選手 569 名を対象にした前向きコホート研究にて，危険因子の検討を行った。バーナー症候群の受傷者は 119 名，発生件数は 253 件であった。そのうち質問紙調査が可能であった 241 件を対象に年齢，競技歴，body mass index（BMI），競技レベル，ポジション，バーナー症候群既往の項目に関して incidence rate（IR）とオッズ比を算出した。その結果，BMI の高値，高い競技レベル，ポジションがフォワードであること，バーナー症候群既往を有することの 4 つが危険因子としてあげられた（表 7-4）。特に既往 2 回以上は，IR が 127.7，オッズ比が 6.9 であった。以上より，ラグビーにおけるバーナー症候群の危険因子として BMI 高値，高い競技レベル，フォワード，バーナー症候群既往があげられ，特に既往は受傷との関連が強く示唆された。他競技に関する研究はみられない。

2．一過性四肢麻痺
1）出現症状と継続時間

受傷者に対する質問紙調査から，一過性四肢麻痺の出現症状には，運動障害のみ，感覚障害のみ，運動障害・感覚障害の両方を生じるものと 3 つのパターンが示された[3, 23, 24]。出現症状の割合については，後ろ向き外傷調査によるもの 2 編[3, 24]，後ろ向きケースシリーズによるもの 1 編[23]があった。これらの研究結果をまとめると，運動障害のみが 0～25.5%，感覚障害のみが 10.0～34.5%，両方を生じたものが 40.0～83.3% であった（図 7-5）。割合にばらつきはあ

表 7-4 バーナー症候群受傷の危険因子（文献 10 より引用）

項目	内容	結果	incidence rate（95%CI）
年齢	18 歳以上 18 歳以下	受傷と関連なし	37.2（26.4-48.0） 32.4（21.4-43.3）
経験年数	5 年以下 6～9 年 10 年以上	受傷と関連なし	27.9（16.2-39.6） 38.3（21.7-54.8） 37.9（24.0-51.9）
競技レベル	レギュラーチーム それ以外	受傷と関連あり それ以外＜レギュラーチーム	24.6（17.4-31.7） 49.7（32.5-66.9）
BMI	24.0 以下 24.1～27.4 27.5 以上	受傷と関連あり 24.1 以上	25.9（25.4-46.5） 40.9（22.5-59.2） 35.9（25.4-46.5）
ポジション	バック フォワード	受傷と関連あり バック＜フォワード	29.4（18.5-40.3） 38.7（27.1-50.3）
既往	なし 1 回 2 回以上	受傷と関連あり 既往なし＜既往あり	17.0（11.7-22.3） 64.8（22.8-106.9） 127.7（85.0-170.3）

るが，いずれの研究においても運動・感覚両方の障害が最も多かった。

症状の継続時間について，質問紙調査による研究がある[3,23]。Boden ら[3]による高校・大学アメリカンフットボール選手を対象にした 13 年間の後ろ向き外傷調査の結果，15 分以内の症状消失 68%，15 分～24 時間以内の症状消失 26%，24 時間以上の症状継続 11% であった。Torg ら[23]による一過性四肢麻痺を受傷したスポーツ選手 110 名を対象にした後ろ向きケースシリーズの結果，15 分以内の症状消失 74%，24 時間以内の消失 15%，24 時間以上の症状継続 11% であった。以上より，一過性四肢麻痺は，運動・感覚障害の両方を生じることが多く，概ね 15 分以内に症状が消失する。しかし，いずれも質の高い研究で示されたものではない。

2）画像所見との関連

一過性四肢麻痺の病態には，脊髄の関連が指摘されており，一過性四肢麻痺の発生と脊椎変性所見との関連が示唆された。しかし，発生率の低さなどから，質の高い研究は存在しない。以下に後ろ向きケースシリーズから得られた受傷者の画像所見の特徴について記載する。Torg ら[23]は，一

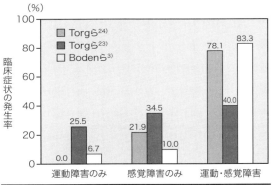

図 7-5 一過性四肢麻痺の臨床症状（文献 3, 23, 24 より作図）
いずれの研究においても運動・感覚両方の障害が最も多かった。

過性四肢麻痺を受傷した 110 名のスポーツ選手に対して X 線および MRI 検査を実施した。X 線では，脊柱管狭窄所見 89%，骨棘 52%，椎間板変性 28% の異常所見がみられた。MRI 検査では，椎間板変性 81%，神経根症 47%，脊髄圧迫 34%，椎間板ヘルニア 13% の異常所見がみられた。一過性四肢麻痺受傷者の多くに画像上の異常所見を認めるが，これらが受傷と関連するかについては今後の質の高い研究が必要である。

F. 治療・復帰・再受傷

　バーナー症候群，一過性四肢麻痺，頚椎捻挫に対する治療介入効果に関する研究は少なく，その多くが「専門家の意見」にとどまっている。バーナー症候群については，薬物療法や装具療法に関する論文が3編[8,13,15]みられたが，一過性四肢麻痺に関する介入研究はみつからなかった。復帰基準についても科学的な根拠に基づいたものはみられず，「専門家の意見」に終始する。

1. バーナー症候群
1) 治療
　バーナー症候群の治療について硬膜外ステロイド[8,13]と頚椎装具処方[15]に関する論文がある。Clarkら[8]は，持続する筋力低下と疼痛を有するレスリング選手5名に対する硬膜外ステロイドを併用した保存療法の結果をまとめたケースシリーズを公表した。5名中3名がバーナー症候群受傷を契機に症状を有していた。3名のうち2名に関しては，硬膜外ステロイド実施後に即復帰が可能であったが，もう1名は復帰まで3ヵ月を要した。Leungら[13]は，複数回のバーナー症候群既往を有するアメリカンフットボール選手に対する硬膜外ステロイドの効果を検証した。その結果，治療直後に疼痛が消失し，10日後にはわずかな筋力低下を残すのみとなり，治療後2週間で復帰した。Markeyら[15]は，症状が遷延化しているアメリカンフットボール選手5名に対して競技中に使用する頚椎装具を処方し，装具使用による1シーズン中の症状や再受傷について調査した。その結果，3名は再受傷の回数および症状が明らかに減少し，1シーズン離脱することなく競技を続けた。残りの2名には1度再受傷があり，その後別の外傷のため離脱したため，1シーズン経過を追えていない。いずれも対象数の少ないケースシリーズ，ケースレポートによるものであり，治療に関するコンセンサスは得られていない。

　以下に，バーナー症候群の治療に関する「専門家の意見」について記載する[21,27]。急性期には，局所の安静および抗炎症対策を最優先に実施する。症状継続例には，競技離脱と固定，疼痛緩和のためステロイドを投与することもある。症状消失後，可動域訓練や筋力強化を主としたリハビリテーション実施後に復帰することが望ましいと提唱された。治療効果の検証が行われているものは，ケースシリーズあるいはケースレポートにかぎられており，提唱されている治療に関しても科学的根拠に基づくものではない。今後より質の高い研究による治療効果の検証が必要である。

2) 復帰・再受傷
　復帰基準に関する報告は，いずれも「専門家の意見」である。Cantuら[4]やWeinsteinら[26]は，復帰の条件として①疼痛なし，②可動域制限なし，③感覚異常の消失，④筋力の回復をあげている。これらに加えて，Cantuら[4]は，症状継続例に対する復帰基準に言及しており，数分以上継続した場合のMRI検査，2週間以上継続した場合の筋電図検査の実施を提唱した。MRIについては，他頚椎疾患との鑑別，筋電図では，線維性攣縮の有無による神経障害に関する評価を実施したうえで復帰判断が必要であると提唱した。

　復帰までの期間，再受傷に関する前向きコホート研究が2つあった[10,16]。Meyerら[16]は，大学アメリカンフットボール選手266名を対象とした調査において，40名の受傷者を受傷パターン別に分け，復帰までの期間を調査した。復帰までの期間は，コンプレッションタイプ12.3日，ストレッチタイプ1.5日，再受傷率は45%であった。Kawasakiら[10]は，若年ラグビー選手569名を対象とした前向きコホート研究において，受傷者119名，発生253件のうち質問紙調査が可

能であった241件を対象に復帰までの期間を調査した。その結果，競技離脱なし191件（79.3％），1週間以内に復帰227件（94.2％），再受傷率は37.3％であった。受傷後，競技離脱なく復帰できるケースも多く，復帰までの期間が長期化することは少ないが，再受傷率が高いことが明らかになった。さらに，Kawasakiら[10]は同研究にて症状遷延化の予測因子について検討を行った。検討項目は，バーナー症候群既往，出現症状の数，出現症状の種類であった。その結果，バーナー症候群既往（既往1回オッズ比：5.8，既往2回以上オッズ比：3.8）と出現症状の数4つ以上（オッズ比：10.4）を予測因子としてあげた。出現症状のなかでは，肩関節挙上筋力低下がオッズ比12.4，握力低下がオッズ比10.7と症状遷延化と関連が強いことが示唆された（**表7-5**）。

2．一過性四肢麻痺
1）治 療

一過性四肢麻痺に対する積極的な治療の報告はみつからず，ケースレポート，ケースシリーズもかぎられている。受傷後，復帰に関する判断は非常に重要であり，以下に1編のケースレポートについて記載する。

Cantuら[5]は，3名の一過性四肢麻痺患者の経過を報告した。結果は，X線・CT・MRI検査がすべて正常であった1名がもとの競技へ復帰，MRI検査にて椎間板膨隆を認めた1名が再受傷リスクを説明したうえで競技を引退，X線にて脊柱管狭窄所見を認めたが精査なく，症状消失後に復帰した1名が再受傷後に四肢麻痺を呈した。再受傷後に四肢麻痺へいたった例に関しては，画像検査に不備があったことを示唆した。四肢麻痺例については，初回受傷時に行われた検査がX線のみであり，再受傷リスクに関する検討が不十分であったと考察した。以上より，初回受傷後の

表7-5　バーナー症候群の症状遷延化の予測因子（文献10より作成）

項目	結果	内容	オッズ比（95％CI）
既往	○ ○ ×	2回以上 1回 0回	3.8 (1.2-12.1) 5.8 (1.6-21.7) 1.0
症状の数	○ ×	4以上 1～3	10.4 (2.2-49.1) －
筋力低下	○ × ○	肩挙上 肘屈曲 握力	12.4 (2.7-56.9) － 10.7 (2.9-39.6)

○：症状遷延化と関連あり，×：症状遷延化と関連なし。

復帰判断にCT・MRI検査は必須である。

2）復帰・再受傷

復帰基準については，ケースレポートを踏まえた提唱がされている。しかし，対象数は少なく，短期的な経過観察に基づくものであり，科学的根拠は乏しい。

Cantuら[5]は，復帰基準として，①疼痛なし，②可動域制限なし，③感覚異常の消失，④筋力の回復，⑤頚椎の正常な弯曲，⑥CT・MRI検査にて脊柱管狭小化を認めないこと，を提唱した。復帰に注意を要する相対禁忌には，わずかな椎間板ヘルニア所見や低エネルギーでの受傷をあげた。絶対禁忌には，MRI・CT検査における脊髄変形，脳脊髄液の減少をあげた。以上は，短期的なケースレポートに基づくもので，科学的根拠は不十分である。

Torgら[23]は，一過性四肢麻痺を受傷したスポーツ選手110名を対象としたケースシリーズにて競技復帰と再受傷について調査した。その結果，復帰率は57.3％（110名中63名）であった。競技別では，アメリカンフットボールの復帰率が54.2％（96名中52名），再受傷率が61.5％であった。他競技では復帰率78.6％（14名中11名），再受傷率27.2％であり，アメリカンフットボールにおける予後不良が示唆された

第2章 頚椎疾患・胸椎疾患

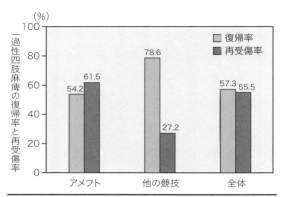

図 7-6　一過性四肢麻痺の復帰率と再受傷率（文献 23 より作図）
アメリカンフットボールにおける予後不良が示唆される。

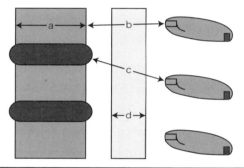

図 7-7　一過性四肢麻痺再受傷予測に関する MRI の検討項目（文献 23 より作図）
a：椎体前後径, b：脊柱管前後径（軟部組織の反映なし), c：脊柱管前後径（椎間板を反映), d：脊髄前後径, c - d：脊柱管前後径（椎間板・脊髄を反映）。MRI では c, d のような軟部組織を反映した脊柱管狭窄の程度について評価が可能である。

（図 7-6）。同時に Torg ら [23] は，X 線および MRI 画像所見から，再受傷予測因子を分析した。検討項目は，X 線における Torg 比，MRI では椎間板の影響を反映した脊柱管前後径（図 7-7 の c），脊髄前後径（図 7-7 の d），椎間板・脊髄の影響を反映した脊柱管前後径の（c - d）3 項目であった。その結果，X 線の Torg 比，MRI 所見の脊柱管前後径，脊髄の影響を反映した脊柱管前後径は，再受傷群にて有意に小さかった（表 7-6）。コリジョンスポーツにおける予後は不良で，X 線だけでなく CT・MRI 検査にて再受傷のリスクに関して把握することが必要であり，脊柱管狭小化所見は再受傷の予測因子となる可能性がある。

G. まとめ

1. すでに真実として承認されていること

- バーナー症候群，一過性四肢麻痺ともに人との接触で多く発生する。
- バーナー症候群の既往は，バーナー症候群の受傷と症状遷延化の危険因子である。

2. 議論の余地はあるが，今後の重要な研究テーマとなること

- バーナー症候群，一過性四肢麻痺，頚椎捻挫の受傷メカニズム。
- バーナー症候群，一過性四肢麻痺，頚椎捻挫に

表 7-6　一過性四肢麻痺再受傷の予測因子（文献 23 より作成）

項目	評価法	症状遷延化との関連	内容
脊柱管前後径（椎間板反映）	MRI	あり	再受傷あり群の平均値：8.7 ± 1.7 mm 再受傷なし群の平均値：10.1 ± 1.2 mm
Torg 比（軟部組織反映なし）	X 線	あり	再受傷あり群の平均値：0.65 ± 0.1 mm 再受傷なし群の平均値：0.72 ± 0.1 mm
脊髄前後径	MRI	なし	—
脊柱管前後径（椎間板・脊髄反映）	MRI	あり	再受傷あり群の平均値：1.1 ± 1.4 mm 再受傷なし群の平均値：2.0 ± 1.2 mm

脊柱管狭小化の所見は，再受傷の予測因子となる可能性がある。

おける画像所見（脊柱管狭小化）と発症・再発の関連について。

H. 今後の課題

- 遷延化したバーナー症候群の診断と治療の検討。
- 一過性四肢麻痺受傷後の長期経過観察による帰結。
- バーナー症候群，一過性四肢麻痺の復帰基準の検討。
- バーナー症候群，一過性四肢麻痺の予防的介入効果の検討。

文献

1. Bateman JE. Nerve injuries about the shoulder in sports. *J Bone Joint Surg Am*. 1967; 49: 785-92.
2. Boden BP, Lin W, Young M, Mueller FO. Catastrophic injuries in wrestlers. *Am J Sports Med*. 2002; 30: 791-5.
3. Boden BP, Tacchetti RL, Cantu RC, Knowles SB, Mueller FO. Catastrophic cervical spine injuries in high school and college football players. *Am J Sports Med*. 2006; 34: 1223-32.
4. Cantu RC. Stingers, transient quadriplegia, and cervical spinal stenosis: return to play criteria. *Med Sci Sports Exerc*. 1997; 29 (7 Suppl): S233-5.
5. Cantu RV, Cantu RC. Current thinking: return to play and transient quadriplegia. *Curr Sports Med Rep*. 2005; 4: 27-32.
6. Charbonneau RM, McVeigh SA, Thompson K. Brachial neuropraxia in Canadian Atlantic University sport football players: what is the incidence of "stingers"? *Clin J Sport Med*. 2012; 22: 472-7.
7. Clancy WG Jr, Brand RL, Bergfield JA. Upper trunk brachial plexus injuries in contact sports. *Am J Sports Med*. 1977; 5: 209-16.
8. Clark R, Doyle M, Sybrowsky C, Rosenquist R. Epidural steroid injections for the treatment of cervical radiculopathy in elite wrestlers: case series and literature review. *Iowa Orthop J*. 2012; 32: 207-14.
9. Di Benedetto M, Markey K. Electrodiagnostic localization of traumatic upper trunk brachial plexopathy. *Arch Phys Med Rehabil*. 1984; 65: 15-7.
10. Kawasaki T, Ota C, Yoneda T, Maki N, Urayama S, Nagao M, Nagayama M, Kaketa T, Takazawa Y, Kaneko K. Incidence of stingers in young rugby players. *Am J Sports Med*. 2015; 43: 2809-15.
11. Kuhlman GS, McKeag DB. The "burner": a common nerve injury in contact sports. *Am Fam Physician*. 1999; 60: 2035-40.
12. Lam KC, Snyder Valier AR, Valovich McLeod TC. Injury and treatment characteristics of sport-specific injuries sustained in interscholastic athletics: a report from the athletic training practice-based research network. *Sports Health*. 2015; 7: 67-74.
13. Leung D, Greenberg JS, Henning PT, Chiodo AE. Cervical transforaminal epidural injection in the management of a stinger. *PM R*. 2012; 4: 73-7.
14. Levitz CL, Reilly PJ, Torg JS. The pathomechanics of chronic, recurrent cervical nerve root neurapraxia. The chronic burner syndrome. *Am J Sports Med*. 1997; 25: 73-6.
15. Markey KL, Di Benedetto M, Curl WW. Upper trunk brachial plexopathy. The stinger syndrome. *Am J Sports Med*. 1993; 21: 650-5.
16. Meyer SA, Schulte KR, Callaghan JJ, Albright JP, Powell JW, Crowley ET, el-Khoury GY. Cervical spinal stenosis and stingers in collegiate football players. *Am J Sports Med*. 1994; 22: 158-66.
17. Pavlov H, Torg JS, Robie B, Jahre C. Cervical spinal stenosis: determination with vertebral body ratio method. *Radiology*. 1987; 164: 771-5.
18. Penning L. Some aspects of plain radiography of the cervical spine in chronic myelopathy. *Neurology*. 1962; 12: 513-9.
19. Poindexter DP, Johnson EW. Football shoulder and neck injury: a study of the "stinger". *Arch Phys Med Rehabil*. 1984; 65: 601-2.
20. Robertson WC Jr, Eichman PL, Clancy WG. Upper trunk brachial plexopathy in football players. *JAMA*. 1979; 241: 1480-2.
21. Safran MR. Nerve injury about the shoulder in athletes, part 2: long thoracic nerve, spinal accessory nerve, burners/stingers, thoracic outlet syndrome. *Am J Sports Med*. 2004; 32: 1063-76.
22. Speer KP, Bassett FH 3rd. The prolonged burner syndrome. *Am J Sports Med*. 1990; 18: 591-4.
23. Torg JS, Corcoran TA, Thibault LE, Pavlov H, Sennett BJ, Naranja RJ Jr, Priano S. Cervical cord neurapraxia: classification, pathomechanics, morbidity, and management guidelines. *J Neurosurg*. 1997; 87: 843-50.
24. Torg JS, Pavlov H, Genuario SE, Sennett B, Wisneski RJ, Robie BH, Jahre C. Neurapraxia of the cervical spinal cord with transient quadriplegia. *J Bone Joint Surg Am*. 1986; 68: 1354-70.
25. Torg JS, Sennett B, Vegso JJ, Pavlov H. Axial loading injuries to the middle cervical spine segment. An analysis and classification of twenty-five cases. *Am J Sports Med*. 1991; 19: 6-20.
26. Weinstein SM. Assessment and rehabilitation of the athlete with a "stinger". A model for the management of noncatastrophic athletic cervical spine injury. *Clin Sports Med*. 1998; 17: 127-35.
27. Zahir U. Sports-related cervical spine injuries: on-field assessment and management. *Semin Spine Surg*. 2010; 22: 173-180.

（大野　智貴）

8. 頚椎椎間板ヘルニア

はじめに

頚椎椎間板ヘルニアは「頚椎の線維輪断裂部からの椎間板組織の脱出」と定義され，脊髄症や神経根症といった神経症状と関連する。スポーツに関連する研究は，アメリカンフットボールやラグビーなどのコリジョンスポーツによるものに偏っている。本項では，スポーツ選手を対象とした頚椎椎間板ヘルニアの疫学，病態，診断，治療に関する論文を中心に整理した。しかしながら，現時点で頚椎椎間板ヘルニアに関するエビデンスレベルの高い論文は少ない。

A. 文献検索方法

検索エンジンには PubMed を使用した。「cervical disc herniation」および「cervical herniated disc」に「sports」を加えて検索した結果，それぞれ 83 編・73 編の論文がヒットした。その後，ハンドサーチによる論文を加えて最終的に 24 編を採用した。

B. 疫　学

スポーツに関連する頚椎椎間板ヘルニアの疫学調査はすべて後方視的調査であった。Mall ら[10]は，ナショナルフットボールリーグ（NFL）において 2000〜2010 年に発生した脊椎，骨盤，肋骨の外傷を調査した。その結果，脊椎に生じた全外傷 2,208 件中，頚椎外傷は 987 件（44.7%）と最も多かった。頚椎椎間板ヘルニアは 57 件（頚椎外傷の 5.8%）であったが，復帰に要した期間は平均 84.8 日であり，頚椎外傷・障害のなかでは骨折の次に長かった。同じく NFL の 2000〜2012 年に発生した 275 件の椎間板ヘルニアのうち，頚椎椎間板ヘルニアは 61 件で腰椎（210 件）に次いで多かった。また，腰椎椎間板ヘルニアはコンタクトプレー（ブロック・タックル）での発生が 105 件（50%）であったのに対し，頚椎椎間板ヘルニアはコンタクトプレーでの発生が 50 件（82%）であり，腰椎と比べてコンタクトプレーによる発生が多い傾向にあった[7]。

その他のスポーツ種目を対象とした研究は少ない。Mundt ら[16]は，医療機関にて頚椎椎間板ヘルニアと診断された 63 名（20〜64 歳）を対象にアンケート調査を行い，過去 2 年間のスポーツ歴を聴取した。その後，スポーツ種目別のオッズ比を算出した結果，聴取されたスポーツ間（野球，ラケットスポーツ，有酸素運動，ウエイトリフティングなど）でオッズ比に有意差を認めなかった。今後，スポーツ種目別の発生に関する調査が必要である。

C. 病　態

頚椎椎間板ヘルニアでは神経症状が起こる。Kokubun ら[9]は，症候性の頚椎椎間板ヘルニアを脊柱管内の占拠部位にて正中，傍正中，外側の 3 つに分類し，症状との関連を分析した。その結果，頚椎椎間板ヘルニアによる脊髄症患者 202 名では正中ヘルニアが 36%，傍正中ヘルニアが

64％であった．一方，神経根症患者 24 名は外側ヘルニアが 88％，傍正中ヘルニアが 12％であった．ヘルニアの脊柱管内占拠部位により症状が異なる．

椎間板ヘルニアでは炎症が引き起こされる．Furusawa ら[6] は，症候性頚椎椎間板ヘルニア患者 31 名（平均 53 歳）のヘルニア脱出部を含む周辺組織 36 標本を手術にて除去し分析を行った．その結果，27 標本に血管を認め，21 標本の線維輪と椎体終板にタンパク分解酵素の MMP-3（マトリックスメタロプロテアーゼ-3）を認めた．また，屍体から得られた正常椎間板 5 標本と頚椎椎間板ヘルニア症例 8 標本の比較では，椎間板ヘルニア症例で有意に一酸化窒素が高値であった．

頚椎への反復する外力も頚椎の加齢性変化やヘルニアとの関連が示唆される．Berge ら[2] は，タックルなどのコンタクトを頻繁に行うラグビーの第 1 列の選手 47 名と対照群 40 名の頚椎 MRI 画像を比較した．その結果，ラグビー選手では椎間板厚の減少を 25 名に，頚椎椎間板ヘルニアを 11 名に認め，対照群よりも多かった．頚椎椎間板ヘルニアは，頚椎への反復するストレスによって生じる可能性が高く，ヘルニア脱出部位によって症状は異なると考えられる．

D. 受傷メカニズム

頚椎椎間板ヘルニアはブロックやタックルといったコンタクトプレーによる頚椎への圧迫ストレスとの関連が示唆される[7]．Maroon ら[12] は，頚椎椎間板ヘルニアで手術を要したアメリカンフットボール選手 7 名のケースシリーズにおいて受傷機転をまとめた．その結果，6 名が軸圧ストレスによる受傷であった．Skrzypiec ら[20] は，屍体研究にて 46 の椎体および椎間板を使用し，200 N の軸圧を加えた際の髄核や線維輪への圧

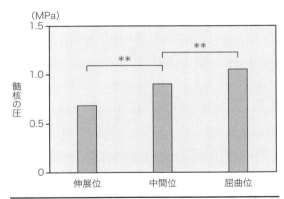

図 8-1　200 N の軸圧を加えた際の髄核の圧（文献 20 より引用）
中間位，屈曲 2〜5°位，伸展 2〜5°位の 3 条件間での髄核への圧は屈曲位で有意に大きかった．＊＊$p<0.01$．

を調査した．中間位，屈曲 2〜5°位，伸展 2〜5°位の 3 条件の椎体間の角度における髄核への圧は屈曲位で有意に大きかった（図 8-1）．よって，頚椎屈曲位では，髄核へのストレスが増加すると推測される．頚椎椎間板ヘルニアの受傷機転に関する研究は少なく，今後は基礎研究だけでなく，受傷場面のビデオ解析など，生体での研究が必要である．

E. 診　断

1. 無症候性の椎間板ヘルニア

MRI などの画像所見で頚椎椎間板ヘルニアを認めても症状を有さない例も多い．Boden ら[3] は，無症候 63 名（平均 40 歳）の頚椎 MRI を神経放射線科医 3 名が診断した際の異常所見の有無を検討した．その結果，5 名（7.9％）に頚椎椎間板ヘルニアを認めた．頚椎椎間板ヘルニアの診断には画像診断と臨床所見の合致が必要である．

2. 画像診断

頚椎椎間板ヘルニアの画像診断には MRI や造

表 8-1 頚椎疾患診断における MRI と造影 CT の検者内および検者間信頼性（文献 21 より引用）

	検者内信頼性		検者間信頼性	
	MRI	造影 CT	MRI	造影 CT
脊柱管狭窄	0.73	0.76	0.62	0.64
椎間孔狭窄	0.64	0.68	0.54	0.62
骨損傷	0.52	0.56	0.38	0.44
椎間板ヘルニア	0.70	0.52	0.65	0.46
神経根圧迫	0.57	0.51	0.46	0.38

影 CT が用いられる．術中に頚椎椎間板ヘルニア所見を認めた 38 名における MRI の感度は 84% とされた[24]．Van de Kelft ら[23] は，神経根症状を有する患者 100 名のうち，X 線にて頚椎の不安定性・脊椎症・骨棘所見を認めない 59 名の MRI 検査を実施した．その結果，55 名（93%）にヘルニアの所見を認めた．そのうち 50 名に頚椎前方除圧術を実施し，全例でヘルニアを確認したが，2 名に MRI で確認できなかった椎間孔骨棘を認めた．また，MRI で頚椎椎間板ヘルニアが陰性だった 4 名に造影 CT を実施したところ，1 名で椎間孔部のヘルニアが確認された．Song ら[21] は，MRI と造影 CT を行った後に手術にいたった神経根および脊髄症症状を有する患者 50 名を対象として，3 名の検者で画像診断の検者内・検者間信頼性を調査した．その結果，MRI は造影 CT よりも頚椎椎間板ヘルニアに対する信頼性は高かったが，骨性因子による椎間孔狭窄や脊柱管狭窄に対する信頼性は低かった（**表 8-1**）．MRI は頚椎椎間板ヘルニアの診断において良好な診断精度を示しており，スタンダードとなりつつあるが，骨性因子や椎間孔部のヘルニアを見落とす可能性がある点に注意が必要である．

3．臨床検査

頚椎椎間板ヘルニアによる脊髄症に対する臨床検査の診断精度が検討された．Matsumoto ら[13] は，頚椎椎間板ヘルニアによる脊髄症にて手術を要した 106 名（20〜70 歳，障害高位第 3-4 頚髄 17 名，第 4-5 頚髄 22 名，第 5-6 頚髄 61 名，第 6-7 頚髄 6 名）の臨床検査結果と脊髄障害高位の関係を調査した．上位運動ニューロン障害所見であるホフマン反射は，障害レベルが第 3-6 頚髄では 80〜88% に認めたが，第 6-7 頚髄では 17% であった．その他，筋力低下や感覚障害などの身体所見は，全般的に特異度は高いものの感度は低く，特に深部腱反射で特異度が高かった（**表 8-2**）．

神経根症に対する整形外科的テストとしては，

表 8-2 脊髄障害高位診断の診断精度（文献 13 より引用）

		深部腱反射	感覚障害	筋力低下	手のしびれ
		上腕二頭筋　亢進	C6 以下（C5 以下）	三角筋	手全体
C3-C4	感度	65	56 (44)	35	94
	特異度	95	82 (87)	98	86
	診断精度	92	78 (80)	87	88
		上腕二頭筋　減弱	C6 以下	—	手全体（橈側）
C4-C5	感度	65	45	—	50 (30)
	特異度	94	81	—	77 (95)
	診断精度	88	74	—	72 (81)
		上腕三頭筋　減弱	C7 以下	手関節伸筋	尺側
C5-C6	感度	38	63	28	87
	特異度	98	90	74	86
	診断精度	59	75	47	86

スパーリングテストが代表的である（**図 8-2**）。Shah ら[19]は，頚椎椎間板ヘルニアによる神経根症に対するスパーリングテストの精度を調査した。頚椎椎間板ヘルニアによる神経根症の疑いのある 50 名（平均 42 歳）を対象に MRI 検査を行った後，25 名に手術を行った。術中もしくはMRI 画像にて，50 名中 29 名に頚椎椎間板ヘルニア所見を認めた（発症からの平均期間 6.6 ヵ月）。術中および MRI 画像所見をゴールドスタンダードとした際のスパーリングテストの感度・特異度は，それぞれ 93%（95%信頼区間：83.5, 100）と 95%（95%信頼区間：85.7, 100）であった。発症早期では，ヘルニアにより神経根の炎症が生じるため，陽性となりやすいと考察された。臨床検査の有用性に関する研究は少なく，今後さらなる研究が必要である。

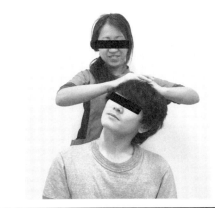

図 8-2　スパーリングテスト
神経根症に対する整形外科的テスト。患者の障害側に頭頚部側屈し（回旋を加える場合もある），検者が軸圧を加える。障害側に神経根性疼痛が生じれば陽性。

F. 治　療

1. ヘルニアの自然退縮

　頚椎椎間板ヘルニアの自然退縮が報告された。MRI にて頚椎椎間板ヘルニアを認めた 38 名を対象としたケースシリーズ研究では，経過観察期間 2〜26 ヵ月の間にヘルニアの退縮を 15 名（39.5%）に認めた[15]。発症から初期評価までの期間は，退縮あり群 5.3 週，退縮なし群 21.3 週であり，退縮あり群で短かった。また，ヘルニアが椎体終板を越えるか否かで退縮率を比較したところ，椎体終板に収まるタイプでは退縮ありが 1 名（6%）であったのに対し，椎体終板を越えるタイプでは 14 名（70%）に退縮を認めた[15]。また，脊髄症を呈した 8 名のうち，自然退縮および症状改善を認めなかった 4 名中 3 名は手術を要し，自然退縮を認めた 4 名も若干の症状改善を認めたものの，2 名が下肢症状残存により手術にいたった[15]。この研究では，脊髄症を呈さない例では自然退縮の有無にかかわらず，全例保存療法で症状の改善が認められ，手術を要さなかった。ヘルニアの自然退縮には，発症からの期間やヘルニアの大きさが関与する可能性があり，脊髄症を呈する場合は自然退縮を認めても症状が残存する可能性がある。

2. 保存療法

　頚椎椎間板ヘルニアによる神経根症に対する保存療法の効果が検討された。頚椎椎間板ヘルニアにより神経根症を呈した 26 名（平均 43.1 歳）を対象とした研究では，安静や頚椎カラー，理学療法，牽引，薬物などによる保存療法で平均 2.3 年間経過観察し，24 名が保存療法のみで神経症状の進行や新たな脊髄症の発生を認めなかった[18]。結果は excellent および good が 20 名（83%）であり，fair の症例では多椎間の加齢性変化や中程度の狭窄を認めた[18]。

　徒手療法の効果も検討された。Peterson ら[17]は，頚椎椎間板ヘルニアによる神経根症を呈する 50 名（平均 44.4 歳）を対象に，高速・低振幅の脊椎マニピュレーションの効果を検討した。50 名の内訳は急性期（症状発生から 4 週未満）

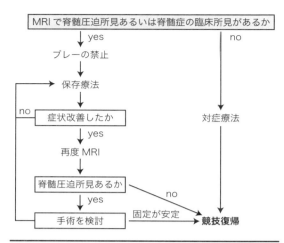

図8-3 頚椎椎間板ヘルニアを発症した選手の治療のフローチャート（文献14より引用）
脊髄圧迫所見がある場合には，手術が検討される。

26名，亜急性期または慢性期（症状発生から4週以上）24名であった。疼痛（numeric rating scale：NRS）およびneck disability index（頚部痛が日常生活に及ぼす影響に関する質問紙）を初期評価時，2週・1ヵ月・3ヵ月経過時点で計測した。その結果，3ヵ月経過時点で発症からの期間にかかわらずNRSおよびneck disability indexともに初期評価時と比較して有意に改善した。また，有害事象の発生は認めなかった。Browderら[4]は，頚椎椎間板ヘルニアによる軽度の脊髄症を呈する7名（年齢中央値40歳，症状持続期間1～52週）に対する頚椎の間欠牽引および胸椎マニピュレーションの効果を検証した。介入回数および期間の中央値は，9回・56日であった。NRSおよびfunctional rating index（日常生活制限に関する質問紙）を介入前と介入終了時で比較した結果，全例で改善傾向を認め，有害事象は発生しなかった。神経根症および脊髄症に対する徒手療法を含む保存療法では一定の効果が認められると考えられるが，他の治療法や自然経過との比較が行われていないため，今後さらなる研究が必要である。

3．硬膜外注射

症状持続例に対する脊髄硬膜外注射の効果が無作為化比較試験にて検討された。Stavら[22]は，加齢性椎間板疾患および変形性頚椎症と診断され，6ヵ月以上頚部痛が持続する42名を，硬膜外注射群（25名，平均52.3歳）と筋内注射群（17名，平均49.3歳）に無作為に割りつけ，効果を比較した。注射回数はそれぞれ1～3回であった。1年後に50％以上の疼痛改善を認めた症例は，硬膜外注射群68％，筋内注射群12％であり，硬膜外注射で有意に多かった（p=0.0002）。Manchikantiら[11]は，120名の頚椎椎間板ヘルニア患者を対象に硬膜外注射を行い，対象を麻酔のみ群（60名，平均46.2歳），麻酔とステロイド群（60名，平均45.6歳）に分け効果を比較した。その結果，2年後の疼痛とneck disability indexにて50％以上の改善を認めた症例は，麻酔のみ群72％，麻酔とステロイド群68％であり，両群間に有意差を認めなかった。硬膜外注射は一定の短期効果を示すと推測される。

4．アスリートにおける治療選択

頚椎椎間板ヘルニアを生じたアスリートの治療に関して，保存療法と手術療法の効果を比較した研究はないため，アスリートを対象としたケースシリーズの結果を整理する。Meredithら[14]は，頚椎椎間板ヘルニアを発症したNFL選手16名（平均26.6歳）の治療のフローチャートを提示した（図8-3）。このフローチャートにおける大きな分岐点は，脊髄圧迫もしくは脊髄症の有無であった。MRIにてこれらの所見を認めた場合，プレー禁止と保存療法による経過観察が選択される。その後，症状改善を認めなかったり，改善してもMRIにて脊髄圧迫の改善を認めない場合は手術が検討される。手術が選択された場合は，椎体固定部の骨癒合が得られ，安定してから復帰となる。一方，脊髄圧迫所見を認めない場合は予後

良好のケースが多いため,保存療法の選択となる。保存療法としては,安静,薬物療法,理学療法,硬膜外注射などが症状に合わせて選択された。この研究では,脊髄圧迫所見を有するものは5名存在し,3名が手術を要した。復帰できたのは1名のみであった。脊髄圧迫所見を認めない11名のうち8名が復帰可能であり,復帰後の症状悪化を認めなかった。

NFL所属選手を対象として,頸椎椎間板ヘルニア後の復帰率とパフォーマンスが治療法別に分析された[8]。1979～2008年に頸椎椎間板ヘルニアと診断された選手の情報がチームレポートや選手プロフィール,新聞,プレスリリースから後方視的に抽出された。その結果,保存療法を行ったものが46名(平均29.3歳),手術を行ったものが53名(平均28.4歳)存在した。復帰率は保存群46%,手術群72%,復帰後プレー継続年数は保存群1.5年,手術群2.8年と手術群で良好な結果だった[8]。アメリカンフットボールなどのコリジョンスポーツでは,頸椎椎間板ヘルニアによる脊髄圧迫所見を認める場合,保存療法・手術療法ともに復帰率は低く,復帰後も長期間のプレー継続が困難となる可能性がある。

5. アスリートに対する手術療法

保存療法抵抗例や脊髄圧迫所見を有する場合には手術が検討される。アスリートに対する手術として,主に前方頸椎除圧固定術(anterior cervical discectomy and fusion:ACDF)による成績が検討された。Maroonら[12]は,1つの椎体間に椎間板ヘルニアを生じた15名(平均30.3歳)のプロアスリート(アメリカンフットボール7名・レスリング8名)に対してACDFを施行した。術前画像所見にて15名中12名で脊柱管狭窄所見を認め,2名はMRIにて脊髄高信号を認めた。手術の結果,13名が2～12ヵ月で競技復帰可能であった。競技復帰できなかった2名は,高年齢(35歳)のアメリカンフットボール選手であり,第3-4頸椎間のヘルニアだった。また,1名は重度の脊柱管狭窄を認め,もう1名は脊髄に高信号があった。Andrewsら[1]は,神経根症を呈し,保存療法に抵抗したプロラグビー選手19名(平均28歳)に対してACDFを行った。その結果,13名はもとのレベルで競技復帰し〔そのうち9名は平均6ヵ月(5～17ヵ月)で復帰〕,1名は下位リーグで復帰した。復帰できなかった5名中3名で十分な症状改善を認めなかった。改善が不十分だった3名中2名は頸部痛が残存した(うち1名は2椎体間固定)。残りの1名は上腕三頭筋の筋力低下が残存した。復帰できなかった他の2名は,頸部の症状は改善したが,腰痛と肩の問題のため引退となった。Chienら[5]は,ACDFを行った62名(平均55.6歳)を1椎体間固定群(38名)と2椎体間固定群(24名)に分け,疼痛やneck disability index,可動域を術後3・6・12ヵ月時点で比較した。その結果,両群とも疼痛およびneck disability indexは,術前と比較し,3・6・12ヵ月すべての時点で改善を認めた(それぞれ$p=0.001, 0.002, 0.001$)。一方,術後12ヵ月における頸椎全体の可動域は,1椎体間固定群よりも2椎体間固定群で有意に減少し,固定椎体より上位椎体の可動性の増大を認めた。ACDF実施後のスポーツ復帰率は概ね良好であるが,術前の画像所見にて脊柱管狭窄や脊髄高信号を認める例や2椎体間固定例などでは,術後成績が悪化する可能性がある。

ACDF術後のリハビリテーションと復帰基準に関する知見は少ない。Maroonら[12]が提示したプロトコルでは,手術翌日に退院し,術後1週で歩行と軽い身体活動,術後2週で自転車エルゴメータと軽い抵抗運動を実施する。術後3週で可動性と耐久性向上を目的としたトレーニングを開始し,術後4週では有酸素運動の制限な

し，ウエイトトレーニング（最大筋出力の50%から開始）を行う．その後，神経学的な症状の改善を確認して軽いコンタクト開始となる．著者らは，仮骨形成と頚椎屈伸時の固定部の安定性を確認できれば，最短2ヵ月でのプレー復帰が可能とした．なお，骨の安定性はCTによる評価も用いられる[1]．現時点で術後の治療プロトコルや復帰基準は「専門家の意見」にとどまるため，今後さらなる研究が望まれる．

G. まとめ

1. すでに真実として承認されていること

- 頚椎椎間板ヘルニアは，画像診断と臨床検査の結果を合わせて複合的に判断される．
- 頚椎椎間板ヘルニアは，病態（脊髄症あるいは神経根症）で治療選択や治療予後が異なる．

2. 議論の余地はあるが，今後の重要な研究テーマとなること

- 頚椎椎間板ヘルニアの受傷機転．
- 頚椎椎間板ヘルニアで脊髄症を呈するアスリートの治療方針や競技復帰．

H. 今後の課題

スポーツにおける頚椎椎間板ヘルニアに関する発生メカニズムの検討が必要である．疫学研究も不足しており，現状の発生率の調査やリスク因子についての前向き研究を進め，予防策を立てていくことが必要である．また，頚椎固定術後のスポーツ復帰基準については，症例をもとに議論する必要がある．

文献

1. Andrews J, Jones A, Davies PR, Howes J, Ahuja S. Is return to professional rugby union likely after anterior cervical spinal surgery? *J Bone Joint Surg Br*. 2008; 90: 619-21.
2. Berge J, Marque B, Vital JM, Senegas J, Caille JM. Age-related changes in the cervical spines of front-line rugby players. *Am J Sports Med*. 1999; 27: 422-9.
3. Boden SD, McCowin PR, Davis DO, Dina TS, Mark AS, Wiesel S. Abnormal magnetic-resonance scans of the cervical spine in asymptomatic subjects. A prospective investigation. *J Bone Joint Surg Am*. 1990; 72: 1178-84.
4. Browder DA, Erhard RE, Piva SR. Intermittent cervical traction and thoracic manipulation for management of mild cervical compressive myelopathy attributed to cervical herniated disc: a case series. *J Orthop Sports Phys Ther*. 2004; 34: 701-12.
5. Chien A, Lai DM, Wang SF, Hsu WL, Cheng CH, Wang JL. Comparison of cervical kinematics, pain and functional disability between single- and two-level anterior cervical discectomy and fusion. *Spine (Phila Pa 1976)*. 2016; 41: E915-22.
6. Furusawa N, Baba H, Miyoshi N, Maezawa Y, Uchida K, Kokubo Y, Fukuda M. Herniation of cervical intervertebral disc: immunohistochemical examination and measurement of nitric oxide production. *Spine (Phila Pa 1976)*. 2001; 26: 1110-6.
7. Gray BL, Buchowski JM, Bumpass DB, Lehman RA Jr, Mall NA, Matava MJ. Disc herniations in the National Football League. *Spine*. 2013; 38: 1934-8.
8. Hsu WK. Outcomes following nonoperative and operative treatment for cervical disc herniations in National Football League athletes. *Spine*. 2011; 36: 800-5.
9. Kokubun S, Tanaka Y. Types of cervical disc herniation and relation to myelopathy and radiculopathy. *J Back Musculoskelet Rehabil*. 1995; 5: 145-54.
10. Mall NA, Buchowski J, Zebala L, Brophy RH, Wright RW, Matava MJ. Spine and axial skeleton injuries in the National Football League. *Am J Sports Med*. 2012; 40: 1755-61.
11. Manchikanti L, Cash KA, Pampati V, Wargo BW, Malla Y. A randomized, double-blind, active control trial of fluoroscopic cervical interlaminar epidural injections in chronic pain of cervical disc herniation: results of a 2-year follow-up. *Pain Physician*. 2013; 16: 465-78.
12. Maroon JC, Bost JW, Petraglia AL, Lepere DB, Norwig J, Amann C, Sampson M, El-Kadi M. Outcomes after anterior cervical discectomy and fusion in professional athletes. *Neurosurgery*. 2013; 73: 103-12; discussion 112.
13. Matsumoto M, Fujimura Y, Toyama Y. Usefulness and reliability of neurological signs for level diagnosis in cervical myelopathy caused by soft disc herniation. *J Spinal Disord*. 1996; 9: 317-21.
14. Meredith DS, Jones KJ, Barnes R, Rodeo SA, Cammisa FP, Warren RF. Operative and nonoperative treatment of cervical disc herniation in National Football League athletes. *Am J Sports Med*. 2013; 41: 2054-8.
15. Mochida K, Komori H, Okawa A, Muneta T, Haro H, Shinomiya K. Regression of cervical disc herniation observed on magnetic resonance images. *Spine*. 1998; 23: 990-5; discussion 6-7.
16. Mundt DJ, Kelsey JL, Golden AL, Panjabi MM, Pastides

H, Berg AT, Sklar J, Hosea T. An epidemiologic study of sports and weight lifting as possible risk factors for herniated lumbar and cervical discs. The Northeast Collaborative Group on Low Back Pain. *Am J Sports Med*. 1993; 21: 854-60.
17. Peterson CK, Schmid C, Leemann S, Anklin B, Humphreys BK. Outcomes from magnetic resonance imaging-confirmed symptomatic cervical disk herniation patients treated with high-velocity, low-amplitude spinal manipulative therapy: a prospective cohort study with 3-month follow-up. *J Manipulative Physiol Ther*. 2013; 36: 461-7.
18. Saal JS, Saal JA, Yurth EF. Nonoperative management of herniated cervical intervertebral disc with radiculopathy. *Spine*. 1996; 21: 1877-83.
19. Shah KC, Rajshekhar V. Reliability of diagnosis of soft cervical disc prolapse using Spurling's test. *Br J Neurosur*. 2004; 18: 480-3.
20. Skrzypiec DM, Pollintine P, Przybyla A, Dolan P, Adams MA. The internal mechanical properties of cervical intervertebral discs as revealed by stress profilometry. *Eur Spine J*. 2007; 16: 1701-9.
21. Song KJ, Choi BW, Kim GH, Kim JR. Clinical usefulness of CT-myelogram comparing with the MRI in degenerative cervical spinal disorders: is CTM still useful for primary diagnostic tool? *J Spinal Disord Tech*. 2009; 22: 353-7.
22. Stav A, Ovadia L, Sternberg A, Kaadan M, Weksler N. Cervical epidural steroid injection for cervicobrachialgia. *Acta Anaesthesiol Scand*. 1993; 37: 562-6.
23. Van de Kelft E, van Vyve M. Diagnostic imaging algorithm for cervical soft disc herniation. *J Neurol Neurosurg Psychiatry*. 1994; 57: 724-8.
24. Wilson DW, Pezzuti RT, Place JN. Magnetic resonance imaging in the preoperative evaluation of cervical radiculopathy. *Neurosurgery*. 1991; 28: 175-9.

(田邊　泰雅)

9. 胸椎疾患

はじめに

スポーツ選手における胸椎疾患はまれである。プロラグビー選手536例を対象とした2シーズンの調査では，脊椎損傷に占める胸椎損傷の割合は8%であった[10]。ナショナルフットボールリーグ（NFL）11シーズンの調査では，脊椎損傷に占める胸椎・肋骨損傷は3.9%であった[24]。一方，胸椎損傷は頚椎や腰椎の損傷と比べて，スポーツ復帰までに長期間を要するとされる[14,15]。本項では，さまざまな胸椎損傷のうち胸椎椎体骨折，胸椎椎間板ヘルニア，肋骨疲労骨折の疫学および病態を整理する。なお，肋骨骨折は，損傷メカニズムの違いから，第1肋骨と第2〜12肋骨（便宜上，下位肋骨と定義）に分ける。その後，各疾患の診断・評価およびスポーツ復帰に関して，症例報告を中心に現時点での知見を整理する。

A. 文献検索方法

文献検索にはPubMedを使用し，言語を英語に限定した。用いたキーワードとヒット件数は「thoracic spine」and「fracture」（426件），「thoracic spine」and「disc herniation」（64件），「thoracic spine」and「sport」（94件），「rib」「stress」「fracture」の組み合わせ（221件）であった。これらヒットした論文に加え，近年のレビュー論文および引用文献からハンドサーチを行い，高齢者が対象のもの，交通外傷に関するものを除外した。最終的に37編を採用した。

B. 疫学・病態

1. 胸椎椎体骨折

1）疫 学

スポーツによる脊椎骨折の発生は比較的少ない。Leuchtら[21]は，外傷センターのカルテ情報から脊椎骨折患者562例の発生要因を調査した。その結果，転倒（転落）が59%，交通事故が26.5%，スポーツ外傷が5.2%であった。スポーツ外傷の発生部位は，第1から第10胸椎が14%，第11胸椎から第2腰椎が41%であり，胸腰椎移行部での発生が多かった。NFLにおける11シーズンの損傷調査では，脊椎損傷2,208件のうち胸椎損傷は86件であり，そのうちの11.6%が骨折だった[24]。以上より，胸椎椎体骨折は，転倒や交通事故による発生がほとんどであり，スポーツでの発生は少ない。

2）病態・発生メカニズム

胸椎椎体骨折の病態や発生メカニズムは，主に屍体研究にて検討された。Campbell-Kyureghyanら[4]は，屍体の胸腰椎椎体モデルに圧縮負荷を加え，椎体が破綻するまでの強度を計測した。その結果，胸椎は2,018 N，腰椎は3,247 Nで破綻が生じ，胸椎椎体は腰椎椎体よりも力学的強度が低いことが示された。力学的強度の低い胸椎損傷の割合が低いことは，胸郭の存在によると推測される。Watkinsら[34]は，屍体の胸椎・胸郭モデルを用いて，胸椎安定性を胸郭の有無で比較した。圧縮では，圧縮負荷により動

表 9-1 胸椎の安定性に対する胸郭の貢献（文献 34 より引用）

	圧縮	軸回旋	側屈	屈曲・伸展
胸郭除去による可動性の変化	26.0%増大	45.9%増大*	54.8%増大*	66.0%増大*
剛性への胸骨・胸郭の貢献度	20.7%	31.4%	35.4%	39.8%

*$p<0.05$。

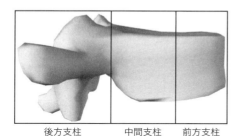

図 9-1 Denis 分類
Three column theory（3 本支柱説）によって，椎体を 3 つの領域に分け，損傷部位により脊椎の安定性を評価する。

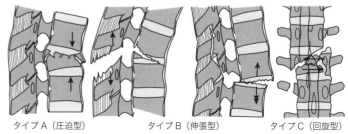

図 9-2 AO 分類（文献 23 より引用）
AO 分類は骨折形態からの分類であり，タイプ B（伸張型）およびタイプ C（回旋型）が神経障害と関係する。

いた脊椎の距離を，軸回旋，側屈，屈曲・伸展では，負荷により動いた角度を計測した。その結果，胸郭除去により，圧縮で 26.0%，軸回旋で 45.9%，側屈で 54.8%，屈曲・伸展で 66.0%，可動性が増大した。また，全体の剛性に対する胸郭の貢献度は 20.7〜39.8%であった（**表 9-1**）。胸郭が胸椎安定性に寄与し，胸椎椎体へのストレスを軽減していると推測される。

3）骨折分類

骨折分類には Denis 分類と AO 分類が一般的に用いられる。Denis 分類は，three column theory（3 本支柱説）によって椎体を 3 つの領域に分け，損傷部位により脊椎の安定性を分類するものである（**図 9-1**）[6]。前方支柱は前縦靱帯から椎体および線維輪の前方 1/2 まで，中間支柱は椎体および線維輪の後方 1/2 から後縦靱帯まで，後方支柱は椎弓根より後方の骨性要素と棘間・棘上・黄色靱帯を含む。損傷した支柱数が増えるほど不安定性も増大するが，特に中間支柱の損傷が神経症状や不安定性と関係するとされた。

AO 分類は，骨折形態からの分類である。圧迫型（タイプ A），伸張型（タイプ B），回旋型（タイプ C）に分けられ，タイプ B および C が神経障害と関係すると考察された（**図 9-2**）[23]。これらの骨折タイプ別の発生率などの研究は存在しなかった。

2. 胸椎椎間板ヘルニア
1）疫　学

スポーツ選手を対象に胸椎椎間板ヘルニアの発生率などを調査した研究は少ない。Gray ら[15]による NFL の 12 シーズンの外傷調査では，期間中に発生した椎間板ヘルニアのうち，胸椎椎間板ヘルニアは 2%のみであった。受傷機転はタックル時が多かった。その他，胸椎椎間板ヘルニアに関する疫学調査は存在しなかった。

2）好発部位

胸椎椎間板ヘルニアは中・下位胸椎に好発するとされる。Linscott ら[22]は，3 ヵ所の三次医療センターの入院患者医療記録の調査から得た 78

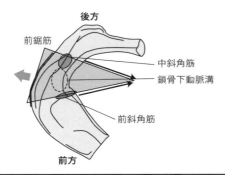

図 9-3 第 1 肋骨疲労骨折の損傷メカニズム
第 1 肋骨には鎖骨下動脈溝があり，力学的に脆弱である。また前斜角筋，中斜角筋，前鋸筋で構成される不等辺三角形からのストレスにより損傷すると推測されている。

名（111 部位）の胸椎椎間板ヘルニアのうち，第 6-7 胸椎以下の発生が 87％だったと報告した。Girard ら[13]の研究でも 40 名（49 部位）の胸椎椎間板ヘルニアのうち，第 6-7 胸椎以下で 92％の発生を認めた。中・下位胸椎で好発する要因として胸郭による安定性の関与が考察された[31]。

3．第 1 肋骨疲労骨折

スポーツ選手における第 1 肋骨疲労骨折の発生率のデータは示されていない。70 名の上肢疲労骨折患者の調査では，24 名の肋骨疲労骨折のうち第 1 肋骨疲労骨折は 13 名であり，その内訳は，重量挙げ選手 7 名，オーバーヘッド競技選手 3 名であった[27]。ケースレポートでは，ウエイトリフティングや野球のほか，テニスやラクロス選手での発生が報告された[5, 7, 9, 28, 30, 35]。第 1 肋骨には鎖骨下動脈溝が存在し，力学的に脆弱と推測される。また，鎖骨下動脈溝の前後を挟むように前斜角筋と中斜角筋が付着し，下面には前鋸筋が付着することから，これら 3 つの筋から構成される不等辺三角形からのストレスにより損傷するとされた[5]（図 9-3）。ケースレポートでも同部位に損傷が生じており，これらの筋の関与が推察される[5, 29]。しかし，詳細なメカニズムは解明されていない。

4．下位肋骨疲労骨折

下位肋骨疲労骨折に関する研究もわずかしかない。過去 10 年間に医療機関を受診した患者のカルテを調査した研究では，疲労骨折患者 196 名中，肋骨疲労骨折患者は 15.8％であり，ボート選手で最も多かった[18]。ただし，この研究結果には，第 1 肋骨疲労骨折患者も含まれている可能性がある。古くから，ボート競技中のローイング動作による前鋸筋の高活動が下位肋骨疲労骨折に関与すると考察されてきた[19, 33]。これに対して Wajswelner ら[32]は，ローイング動作中の筋活動を表面筋電図にて計測し，弾性メジャーにて測定された肋骨圧縮値との関係を検討した。その結果，高い前鋸筋活動を認めたが，肋骨圧縮値のピークと外腹斜筋活動のピークがほぼ同時に発生しており，外腹斜筋活動の関与も示唆された（図 9-4）。しかし，前鋸筋や外腹斜筋の活動と疲労骨折の関連性は現時点で不明であり，今後さらなる研究が求められる。

C．診断・評価

1．初期診断

外傷性胸椎損傷後の初期診断アルゴリズムを図 9-5 に示した。胸椎を含む脊椎関連の損傷では，Advanced Trauma Life Support（ATLS）プロトコルから評価を開始する。胸椎損傷では，換気機能障害や横隔膜破裂，肋骨骨折が併発する場合があるため注意が必要である[26]。また，危険な要素が疑われる場合は，神経症状のみならず発生機序や既存症状，既往歴の評価も必要となる。

2．胸椎椎体骨折

胸椎椎体骨折の診断には主に X 線が用いられる。マルチスライス CT（MDCT）をゴールドスタンダードとした際の胸椎椎体骨折に対する X 線の診断精度が検討された。Inaoka ら[17]は，

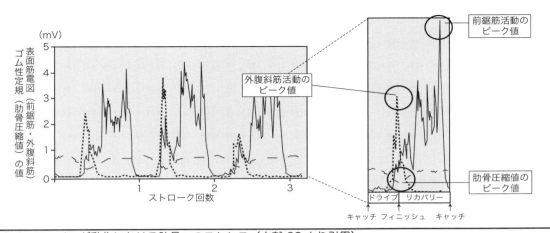

図 9-4 ローイング動作における肋骨へのストレス（文献 32 より引用）
高い前鋸筋活動を認めるが，肋骨圧縮値のピークと外腹斜筋活動のピークがほぼ同時に発生しており，外腹斜筋活動の関与も示唆される。

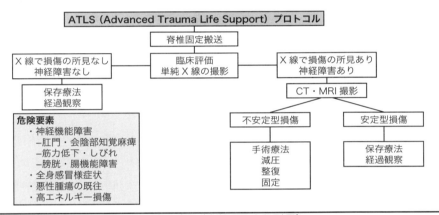

図 9-5 外傷性胸椎損傷後初期診断のアルゴリズム（文献 26 より引用）
胸椎損傷では，換気機能障害や横隔膜破裂，肋骨骨折が併発する場合があるため注意が必要である。また，危険要素が疑われる場合は，神経症状のみならず発生機序や既存症状，既往歴の評価も必要となる。

255 名 351 骨折を対象とした検討から，X 線の感度は 55％，特異度は 94％とした。Karul ら[20]は，65 名 77 骨折を対象として，感度 49.2％，特異度 54.7％とした。胸椎椎体骨折における X 線の診断精度は高いとはいえず，上位胸椎では上肢や肋骨が重なることで診断精度が低下する可能性があると考察された。

3. 肋骨骨折

肋骨疲労骨折に対する画像診断の精度に関する研究はみられない。軽度の胸部外傷患者の肋骨骨折に対する X 線の診断精度を検討した論文が 1 編存在した。Hoffstetter[16]は，CT をゴールドスタンダードとして，X 線の肋骨斜位像（肋骨骨折 18 例）および胸部撮影（肋骨骨折 15 例）の診断精度を検証した。その結果，肋骨斜位像の感度 82％，特異度 100％，胸部撮影の感度 46％，特異度 100％であった。X 線の肋骨斜位像は CT と同等の診断精度を示すと考えられる。

4. 胸椎椎間板ヘルニア

胸椎椎間板ヘルニアの診断には主に MRI が用

いられる。Woodら[37]は，60名のボランティアを対象に，4人の医師の画像診断による同意をゴールドスタンダードとして，胸椎椎間板ヘルニアに対するMRIの診断精度を検討した。その結果，MRIの感度・特異度はそれぞれ83%と96%であった。一方，胸椎に疼痛を有さない90名中33名（37%）で胸椎椎間板ヘルニアを認め，無症候性の胸椎椎間板ヘルニアの存在も示唆された[37]。さらに，無症候性胸椎椎間板ヘルニア20名の平均26ヵ月間（14〜36ヵ月間）の追跡調査では，症候性への移行例は存在しなかった[36]。Linscottら[22]は，78名の胸椎椎間板ヘルニア患者の臨床症状を調査し，87%で疼痛（背部痛73%），46%で異常感覚（しびれ36%，刺痛18%），40%で筋力低下（上肢5%，下肢35%），30%で腸・膀胱合併症を認めた。胸椎椎間板ヘルニアの診断には，MRIによる画像所見だけでなく臨床所見と組み合わせた判断が必要である。

D. 治療・スポーツ復帰

1. 治療法の選択

ほとんどの胸椎疾患は保存療法の適応となるが，変形や神経症状の進行が危惧される不安定型損傷では手術療法の適応となる。術後のスポーツへの復帰時期や復帰基準に関する論文は存在しない。Burnettら[3]が公表した脊椎手術後のコンタクトスポーツ復帰に関する論文では，胸椎損傷は「疼痛や神経症状の改善，画像所見での骨癒合の確認が得られればスポーツ復帰してよい」と記載されているものの，術後リハビリテーションや復帰時期に関する詳細な記載はない。

2. スポーツ復帰

1）スポーツ復帰までの期間

胸椎椎間板ヘルニアを含む胸椎疾患のスポーツ復帰までの期間が検討された。Grayら[15]は，NFLの12シーズンで発生した胸椎椎間板ヘルニア4名の復帰期間は189±64日であったことから，頚椎や腰椎の椎間板ヘルニアと比べて長かったことを報告した。703名のゴルフ選手を対象とした質問紙調査では，胸椎損傷は8名存在し，損傷による損失日数は137.4日と他部位の損傷と比べて多くの日数を損失していた[14]。他の母集団を対象としたさらなる調査が必要であるものの，スポーツにおける胸椎疾患は復帰までに長期間を要する可能性がある。

2）胸椎椎体骨折

スポーツに関連した胸椎椎体骨折後の治療に関しては，2編のケースレポートのみ存在した[8,12]。1例は22歳のラグビー選手で，タックルを受けた際に受傷した。非ステロイド性抗炎症剤と運動療法を実施し，6ヵ月間コンタクト競技を中止した後，症状消失し運動再開となった。もう1例は22歳のアメリカンフットボール選手で，タックルをした際に受傷した。胸腰椎伸展型装具を12週間着用し，3ヵ月経過時からトレーニング再開となった。装具着用の有用性や復帰時期に関する研究は存在しない。

3）肋骨疲労骨折

肋骨疲労骨折後のスポーツ復帰に関しては，いくつかのケースレポートにとどまった。Bodenら[1]は，骨折後4〜6週で骨癒合が得られ，段階的に競技特有のトレーニングを実施するとした。骨癒合が得られ，スポーツ復帰可能であった症例を表9-2に示した[2,5,25]。全例で骨癒合は得られたが，骨癒合期間や復帰時期にはばらつきがあり，疲労骨折の治療において有用とされる低出力超音波（LIPUS）使用の有無など，治療方法も研究間で異なるため，一致した見解は得られていない。一方，スポーツ復帰は可能であったものの，骨癒合が得られなかった症例を表9-3

表 9-2　競技復帰が可能で骨癒合が得られたケース（文献 2，5，25 より作成）

競技	部位	年齢	治療	経過および競技復帰までの期間
ゴルフ[2]	第 2 肋骨	15	競技の中止	3 週：スイング時の疼痛あり 5 週：疼痛なくゴルフ練習可 13 週：骨癒合
野球[5]	第 1 肋骨	20	運動制限	6 週：疼痛残存（投球，打撃時） 9 ヵ月：運動再開（CT で骨癒合）
サッカー[25]	第 1 肋骨	16	運動中止 低出力超音波（LIPUS）	2 ヵ月：競技復帰 3 ヵ月：骨癒合

表 9-3　競技復帰が可能で骨癒合が得られなかったケース（文献 7，11，35 より作成）

競技	部位	年齢	治療	経過および競技復帰までの期間
ボート[11]	第 8 肋骨	20	安静（2 日間） 理学療法	約 5 ヵ月：練習再開 6 ヵ月：競技復帰　※X 線での異常所見認める
ラクロス[35]	第 1 肋骨	14	6～8 週の競技休止	3 ヵ月：競技復帰 12 ヵ月：X 線にて偽関節
野球[7]	第 1 肋骨	15	運動休止	4 ヵ月～段階的に投球再開（CT：骨肥大あり，仮骨の架橋なし） 6 ヵ月：ピッチング許可 14 ヵ月：未癒合

に示した[7,11,35]。偽関節例や 14 ヵ月経過後も癒合しなかった例がみられたが，全例症状なく競技復帰しており，骨癒合が症状に影響しない可能性が示唆された。復帰時期の検討において骨癒合を優先すべきか議論の余地が残る。

骨癒合が得られず，スポーツ復帰できなかった症例も報告された[30]。16 歳のテニス選手で X 線と MRI にて第 1 肋骨の骨溶解を認め，CT にて第 1 肋骨骨折部の偽関節化を認めた。4 週間の安静後，理学療法とオーバーヘッド以外のテニス動作を再開したが，疼痛が再燃し，骨溶解も残存した。その後，5 年間の経過観察でも競技復帰できずに引退となった。この症例では，第 1 肋骨に異常を認めるまで 6 ヵ月程度かかったため，著者らはオーバーヘッド競技者の肩痛では疲労骨折の可能性も疑う必要があると考察した。

E. まとめ

1. すでに真実として承認されていること
- スポーツにおける胸椎疾患の発生は少ない。
- 胸椎・肋骨骨折の画像診断には CT が有用である。

2. 議論の余地はあるが，今後の重要な研究テーマとなること
- 胸椎疾患の発生に対する胸郭の貢献。
- 胸椎疾患のスポーツ復帰期間。
- ボート競技における下位肋骨骨折への筋収縮力の関与。
- 第 1 肋骨疲労骨折の発生部位。

F. 今後の課題
- スポーツにおける胸椎疾患はまれであるが，競技復帰までに長期間を要する可能性があり，病態の解明と診断方法の確立が必要である。
- 発生数が少ないため，スポーツの復帰時期や基準について検討されておらず，今後の課題である。

第2章 頚椎疾患・胸椎疾患

文 献

1. Boden BP, Osbahr DC, Jimenez C. Low-risk stress fractures. *Am J Sports Med*. 2001; 29: 100-11
2. Bugbee S. Rib stress fracture in a golfer. *Curr Sports Med Rep*. 2010; 9: 40-2.
3. Burnett MG, Sonntag VK. Return to contact sports after spinal surgery. *Neurosurg Focus*. 2006; 21: E5.
4. Campbell-Kyureghyan NH, Yalla SV, Voor M, Burnett D. Effect of orientation on measured failure strengths of thoracic and lumbar spine segments. *J Mech Behav Biomed Mater*. 2011; 4: 549-57.
5. Coris EE, Higgins HW 2nd. First rib stress fractures in throwing athletes. *Am J Sports Med*. 2005; 33: 1400-4.
6. Denis F. Spinal instability as defined by the three-column spine concept in acute spinal trauma. *Clin Orthop Relat Res*. 1984; (189): 65-76.
7. Edwards TB, Murphy C. Nonunion of a dominant side first rib stress fracture in a baseball pitcher. *Orthopedics*. 2001; 24: 599-600.
8. Elattrache N. Thoracic spine fracture in a football player. A case report. *Am J Sports Med*. 1993; 21: 157-60.
9. Fujioka H, Kokubu T, Makino T, Nagura I, Toyokawa N, Inui A, Sakata R, Kurosaka M. Stress fracture of the first rib in a high school weight lifter. *J Sports Sci Med*. 2009; 8: 308-10.
10. Fuller CW, Brooks JH, Kemp SP. Spinal injuries in professional rugby union: a prospective cohort study. *Clin J Sport Med*. 2007; 17: 10-6.
11. Galilee-Belfer A, Guskiewicz KM. Stress fracture of the eighth rib in a female collegiate rower: a case report. *J Athl Train*. 2000; 35: 445-9.
12. Geffen S, Gibbs N, Geffen L. Thoracic spinal fracture in a rugby league footballer. *Clin J Sport Med*. 1997; 7: 144-6.
13. Girard CJ, Schweitzer ME, Morrison WB, Parellada JA, Carrino JA. Thoracic spine disc-related abnormalities: longitudinal MR imaging assessment. *Skeletal Radiol*. 2004; 33: 216-22.
14. Gosheger G, Liem D, Ludwig K, Greshake O, Winkelmann W. Injuries and overuse syndromes in golf. *Am J Sports Med*. 2003; 31: 438-43.
15. Gray BL, Buchowski JM, Bumpass DB, Lehman RA Jr, Mall NA, Matava MJ. Disc herniations in the National Football League. *Spine (Phila Pa 1976)*. 2013; 38: 1934-8.
16. Hoffstetter P. Diagnostic significance of rib series in minor thorax trauma compared to plain chest film and computed tomography. *J Trauma Manag Outcomes*. 2014; 8:10
17. Inaoka T, Ohashi K, El-Khoury GY, Singh H, Berbaum KS. Clinical role of radiography for thoracic spine fractures in daily practice in the MDCT era: a retrospective review of 255 trauma patients. *Jpn J Radiol*. 2012; 30: 617-23.
18. Iwamoto J, Takeda T. Stress fractures in athletes: review of 196 cases. *J Orthop Sci*. 2003; 8: 273-8.
19. Karlson KA. Rib stress fractures in elite rowers. A case series and proposed mechanism. *Am J Sports Med*. 1998; 26: 516-9.
20. Karul M, Bannas P, Schoennagel BP, Hoffmann A, Wedegaertner U, Adam G, Yamamura J. Fractures of the thoracic spine in patients with minor trauma: comparison of diagnostic accuracy and dose of biplane radiography and MDCT. *Eur J Radiol*. 2013; 82: 1273-7.
21. Leucht P, Fischer K, Muhr G, Mueller EJ. Epidemiology of traumatic spine fractures. *Injury*. 2009; 40: 166-72.
22. Linscott MS, Heyborne R. Thoracic intervertebral disk herniation: a commonly missed diagnosis. *J Emerg Med*. 2007; 32: 235-8.
23. Magerl F, Aebi M, Gertzbein SD, Harms J, Nazarian S. A comprehensive classification of thoracic and lumbar injuries. *Eur Spine J*. 1994; 3: 184-201.
24. Mall NA, Buchowski J, Zebala L, Brophy RH, Wright RW, Matava MJ. Spine and axial skeleton injuries in the National Football League. *Am J Sports Med*. 2012; 40: 1755-61.
25. Matsumoto T, Fujita K, Fujioka H, Tsunoda M, Yoshiya S, Kurosaka M, Mizuno K. Stress fracture of the first rib in a soccer player: a rare etiology of shoulder pain. *J Shoulder Elbow Surg*. 2003; 12: 197-9.
26. Menzer H, Gill GK, Paterson A. Thoracic spine sports-related injuries. *Curr Sports Med Rep*. 2015; 14: 34-40.
27. Miller TL, Kaeding CC. Upper-extremity stress fractures: distribution and causative activities in 70 patients. *Orthopedics*. 2012; 35: 789-93.
28. Sakata T, Kimura Y, Hida T. First rib stress fracture in a sidearm baseball pitcher: a case report. *J Sports Sci Med*. 2005; 4: 201-7.
29. Sclafani MP, Amin NH, Delehanty E, Figler R, Williams J. Rehabilitation following an acute traumatic first rib fracture in a collegiate football player: a case report and literature review. *Int J Sports Phys Ther*. 2014; 9: 1021-9.
30. Trieb K, Huber W, Kainberger F. A rare reason for the end of a career in competitive tennis. *J Sports Med Phys Fitness*. 2008; 48: 120-2.
31. Vanichkachorn JS, Vaccaro AR. Thoracic disk disease: diagnosis and treatment. *J Am Acad Orthop Surg*. 2000; 8: 159-69.
32. Wajswelner H, Bennell K, Story I, McKeenan J. Muscle action and stress on the ribs in rowing. *Phys Ther Sport*. 2000; 1: 75-84.
33. Warden SJ, Gutschlag FR, Wajswelner H, Crossley KM. Aetiology of rib stress fractures in rowers. *Sports Med*. 2002; 32: 819-36.
34. Watkins R 4th, Watkins R 3rd, Williams L, Ahlbrand S, Garcia R, Karamanian A, Sharp L, Vo C, Hedman T. Stability provided by the sternum and rib cage in the thoracic spine. *Spine (Phila Pa 1976)*. 2005; 30: 1283-6.
35. Wild AT, Begly JP, Garzon-Muvdi J, Desai P, McFarland EG. First-rib stress fracture in a high-school lacrosse player: a case report and short clinical review. *Sports Health*. 2011; 3: 547-9.
36. Wood KB, Blair JM, Aepple DM, Schendel MJ, Garvey TA, Gundry CR, Heithoff KB. The natural history of asymptomatic thoracic disc herniations. *Spine (Phila Pa 1976)*. 1997; 22: 525-9; discussion 529-30.
37. Wood KB, Garvey TA, Gundry C, Heithoff KB. Magnetic resonance imaging of the thoracic spine. Evaluation of asymptomatic individuals. *J Bone Joint Surg Am*. 1995; 77: 1631-8.

〔稗山　大輝〕

第3章
腰椎疾患 1
−腰椎分離・すべり症（成長期・成人）・椎間関節障害−

　腰椎分離症などは，成長期において発生頻度が高いことが知られている。また，疫学調査の結果から，アスリートで特に発生率・有病率が高いことが明らかとなっている。椎間関節部の障害は，スポーツ参加を著しく制限することから，アスリートでは軽視できない。本章では，脊椎後方要素のスポーツ障害のうち，「成長期における腰椎分離・すべり症」「成人における腰椎分離・すべり症」「椎間関節障害」に関する論文をレビューした。

　「成長期における腰椎分離・すべり症」では，小児および青年期を対象としている論文から，疫学・病態・評価・治療に関する最新の知見を整理した。成長期の腰椎分離症に対する治療では，保存療法の成績はよく，初期であれば骨癒合が望めることが明らかとなった。したがって，早期に症状を発見し，速やかに治療を進めることが予後を左右すると考えられる。近年のバイオメカニクス研究では発生メカニズムが検討されているものの，危険因子を同定するための前向きコホート研究はみられない。初期症状が増悪すると，すべり症の進行を助長する骨形態変化を招く可能性も示唆されており，発生予防に向けた危険因子の解明が今後の重要な研究課題といえる。

　「成人における腰椎分離・すべり症」では，18歳以上を対象とした。すべり症に関してはタイプ2分離すべり症を主とした論文をレビューした。成人の腰椎分離症・すべり症は，成長期で発現した所見が残存する例が多く，新鮮例は少ないことが明らかとなった。ただし，成人以降も腰椎すべりが進行することが示されており，適切な治療がなされないケースでは症状の増悪が懸念される。成人期における分離・すべり症については，症状進行のメカニズムの解明とこれらを改善するリハビリテーションの研究に期待がかかる。

　「椎間関節障害」では，椎間関節の構造および機能変化が起因となる痛みと定義される椎間関節性疼痛について整理した。椎間関節性疼痛には関節自体の狭小化や関節突起の肥大化に伴う変形性関節症が関与すると考えられているが，診断のゴールドスタンダードが存在せず，分離・すべり症との関連性は不明である。椎間関節性疼痛については，他の疾患と鑑別し，病態に対する適切なアプローチを確立することが喫緊の課題である。

　本章では動物実験を含む基礎的研究から臨床研究にいたるまで，幅広い領域の情報を集約し，共通見解の有無を整理したうえで結論を導いた。また，学術的課題についても精査し，今後求められる研究課題を提示した。

第3章編集担当：吉田　昌弘

10. 腰椎分離・すべり症（成長期）

はじめに

　腰椎分離症は関節突起間部の疲労骨折を病態とする成長期スポーツ障害の1つである。成長期の腰椎分離症はすべり症へ進行することも少なくない。腰椎分離症の適切な治療とすべり症への進行予防には，発症メカニズムや危険因子の理解が不可欠である。また，腰椎分離症の治療方針は病期により変わる可能性があるため，病態の早期診断と治療適応の理解も必須である。本項では，成長期の腰椎分離症およびすべり症の疫学，病態，評価，治療に関する近年の知見を整理する。

A. 文献検索方法

　文献検索にはPubMedを用いて，「lumbar」「spondylolysis OR spondylolisthesis」「adolescent OR pediatric」と以下のキーワードを組み合わせて実施した。その結果，疫学「epidemiology」で94編，病態「pathology OR mechanism OR risk factor」で253編，診断・評価「diagnosis OR assessment OR evaluation」で801編，治療「rehabilitation OR treatment OR physical therapy」で638編がヒットした。その後，ハンドサーチを行い，小児または青年期を対象とする論文59編を採用した。

B. 疫　学

1. 腰椎分離症・すべり症の有病率

　いくつかの研究によって，小児や成長期を対象とした有病率の調査結果が示された。小学1年生（6歳）500名を対象に45年間前向きに追跡した研究では，6歳時のX線画像にて4.4％（22名）に両側もしくは片側の腰椎分離症を認め，そのうち10名に腰椎すべり症を認めた[7,15]。その後，12〜25歳の間に8名が腰椎分離症を発症し，最終的に全対象の6.0％（30名）に腰椎分離症を認めた。脊椎とは関係のない理由で腹部・骨盤のCT撮影を行った228名（4〜15歳）を対象に腰椎分離症の有無を調べた研究では，3.5％（8名）に腰椎分離症を認め，0.9％（2名）にグレードIの腰椎すべり症を認めた[56]。小児期より腰椎分離症は一定数存在すると考えられるが，これらの研究における対象者の活動レベルは不明である。Iwamotoら[22,23]は，高校の新入生ラグビー選手327名とフットボール選手171名のX線画像を分析した。その結果，腰椎分離症の有病率はラグビー選手で15.6％，フットボール選手で11.1％だった。また，腰椎すべり症例は存在しなかった。オリンピックレベルの女子体操選手19名（12〜20歳）の腰椎をMRIにて分析した研究では，3名に腰椎分離症および腰椎すべり症を認めた[6]。また，無症候性のボート選手22名と非アスリートで構成された対照群22名（12〜17歳）の腰椎をMRIで評価した研究では，腰椎分離症およびすべり症の有病率はボート選手で22.7％（5名）と4.5％（1名）であったのに対し，対照群は0％だった[30]。研究間で診断方法やスポーツ種目が異なるものの，成長期アスリートの腰椎分離症有病率は10％以上と推測

第 3 章　腰椎疾患 1

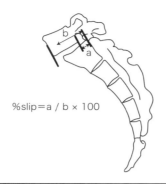

図 10-1　腰椎すべり症の重症度の評価をする%slip
（文献 7 より引用）
下位椎体の直径（a）に対するすべりの距離（b）の割合を算出する。

される。

2. 腰椎分離症の発生部位

　腰椎分離症の発生部位は，多くの研究で第 5 腰椎（L5）が最多とされ，74.0〜90.0％を占めた [7, 12, 13, 15, 27, 56]。次いで第 4 腰椎（L4）が 3.3〜22.1％，第 3 腰椎（L3）が 0〜2.3％，第 2 腰椎（L2）が 0〜0.8％であった [7, 12, 13, 15, 27, 56]。また，全症例の 73.0〜87.5％が両側性であった [7, 12, 13, 15, 56]。しかし，Ladenhauf ら [27] は，さまざまな種目のアスリートの腰椎分離症 127 名（8〜18 歳）のうち，両側分離は 43.6％であった。診断方法や対象者のスポーツ種目などによって，発生部位が異なる可能性がある。

3. 腰椎分離症からすべり症への進行率

　成長期における腰椎分離症は，腰椎すべり症への進行の可能性を有している。45 年間前向きに追跡した研究では，両側性の腰椎分離症 22 名のうち 82％（18 名）が腰椎すべり症に進行した。すべりの進行は%slip で評価され（図 10-1），その最大値は 39％であった。一方，片側性の腰椎分離症 8 名は全例すべり症に進行しなかった [7]。Miller ら [34] は，平均 9 年の経過観察をした腰椎分離症 32 名（調査開始時 12〜20 歳）のうち，X 線画像が得られた 11 名を評価した。その結果，両側性 7 名中 3 名が軽度すべり症（グレード I）に進行したが，片側性 4 名はすべり症に進行せず治癒した。また，腰椎分離症およびすべり症 76 名（6〜20 歳）を対象としたケースシリーズでは，平均 4.8 年（2〜18 年）の経過観察において，33 名（43％）にすべりの進行を認めた [36]。両側性の腰椎分離症は腰椎すべり症に進行しやすいことが示唆された。

4. 腰痛と腰椎分離症・すべり症の関係

　腰痛と腰椎分離症・腰椎すべり症との関係に関する研究が存在した。Micheli ら [32] は，腰痛を主訴とする若年アスリート 100 名（12〜18 歳）と急性腰痛の一般成人 100 名（21〜77 歳）を無作為に抽出し，腰痛の原因を調査した。X 線画像から若年アスリート群の 47 名に腰椎分離症・すべり症を認めた。一方，成人群で腰椎分離症・すべり症を認めたのは 5 名のみであり，48 名は椎間板由来の腰痛と考えられた。他の研究では，13 歳未満のサッカー選手で腰痛を理由に受診した 220 名中 48 名（21.8％）で腰椎分離症を認めた [35]。一方，若年腰痛症例で腰椎分離症・すべり症と診断されたものが 6.9％（診断方法：X 線・SPECT）[14]，11.2％（診断方法：複数の画像所見）[17] と低い値である研究も存在した。国民保健データベース（PearlDiver Patient Records Database）をもとにした調査では，若年腰痛症 215,592 名のうち，腰椎分離症・すべり症と診断されたのは 1％未満であった [58]。診断方法や対象によって結果が異なるものの，腰椎分離症・すべり症は腰痛の原因となりうると考えられる。

5. 腰椎分離症・すべり症とスポーツ種目

　腰椎分離症・すべり症はさまざまなスポーツ種目において発生する。若年アスリートの腰椎分離症例のスポーツ種目として，バスケットボールや

サッカー，ラクロス，野球，テニス，フットボール，重量挙げ，体操などが多くの割合を占めた[4,27,34]。また，若年アイスホッケー選手（15～18歳）で9シーズンの間に腰痛を訴えた25名中11名（44%）が腰椎分離症を有し，73%が利き手もしくはシュート側での発生だった[8]。このように，競技特有の回旋運動の繰り返しなどが腰椎分離症の発生に関与する可能性がある。

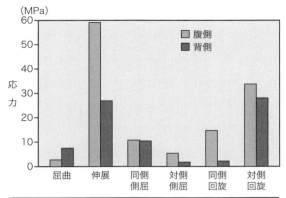

図10-2 有限要素モデルによる腰椎運動時の関節突起の背側および腹側に加わる応力（文献55より引用）
腰椎屈曲以外のすべての運動で腹側の応力が高く，伸展時に最大応力を認めた。

C. 病態

1. 腰椎分離症

1）発生メカニズム

腰椎分離症の発生メカニズムは，有限要素解析やCT画像を用いたバイオメカニクス研究によって検討された。健常腰椎〔第3腰椎（L3）-第1仙椎（S1）〕の有限要素モデルにて腰椎運動時の関節突起間部に加わるvon Mises応力（方向をもたないスカラー値）の解析を行った研究では，すべての運動方向で最大応力が関節突起間部に観察された。特に腰椎伸展や対側回旋時は，他の運動よりも有意に応力が増加した。関節突起間部への応力方向は伸展運動時には前額面方向，それ以外の運動では前額面に対して約45°の方向であった[41]。L5の両側性の腰椎分離症32名（11～18歳）のCT画像では，分離骨折線の角度は前額面に対して-13～53°と個人差を認めた。そのうち，体幹回旋を行うスポーツ群（ソフトボール，テニス，バレーボール，野球，柔道，砲丸投げ）では，分離骨折線角20°以上が60.9%であったのに対し，非体幹回旋スポーツ群（サッカー，ランニング）では22.7%であり，有意差を認めた[40]。Teraiら[55]は，関節突起間部の疲労骨折の起始部を調べるために，骨折線が関節突起間部の骨皮質を横断していない初期の腰椎分離症10名（11～17歳）の分離骨折部をCT画像で分析した。その結果，関節突起間部の分離は腹尾側のみに確認された。また，有限要素モデルで関節突起間部の腹側と背側の引張応力を比較したところ，腰椎屈曲以外のすべての運動で腹側の応力が高く，伸展時に最大応力が観察された（**図10-2**）[55]。よって，成長期の腰椎分離症は関節突起間部の腹尾側から生じる可能性が高い。また，分離骨折線角は関節突起間部疲労骨折の原因となる主要な腰椎運動を反映している可能性がある。

2）危険因子

腰椎分離症・すべり症の危険因子に関する前向きコホート研究は存在しなかったため，ケースシリーズおよびケースコントロール研究の結果を整理する。片側性の腰椎分離症13名（11～20歳）のCT・MRI評価では，進行期および終末期の7例すべてで反対側に疲労骨折や硬化などのストレス反応が観察された。また，L5左側に分離症を作成した有限要素モデルでは，健常モデルと比べてすべての方向の腰椎運動で反対側の椎弓根と関節突起間部への応力が高かった。特に反対側回旋（左側分離症の場合は右回旋）では，健常モデルと比べて応力の最大値は12.6倍であった[42]。腰椎の解剖学的構造の関与も示唆された。健常例の

第3章 腰椎疾患1

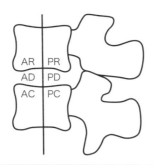

図 10-3 瞬間回転軸の位置を説明する区画システム（文献 49 より引用）
AR：頭側椎体前方，PR：頭側椎体後方，AD：椎間腔前方，PD：椎間腔後方，AC：尾側椎体前方，PC：尾側椎体後方。

腰椎椎間関節間距離は尾側の椎体でより広いが，腰椎分離症例（6～18歳）ではL4-L5の椎間関節間距離の増大を認めなかった[59]。以上より，片側性の腰椎分離症では反対側の関節突起間部や椎弓根の疲労骨折のリスクが高まるとともに，狭い椎間関節間距離が腰椎過伸展による関節突起間部の骨折リスクを高める可能性がある。

3）症状発生メカニズム

成人を対象とした研究から，腰椎分離症では無症候性の症例が多数存在することが明らかとなった。日本人の高校新入生フットボール選手171名とラグビー選手327名を対象にX線にて腰椎を評価し，1年間の経過観察期間における腰痛発生との関係を調査した前向きコホート研究では，X線画像にて腰椎分離症を認めた選手で腰痛発生が有意に多かった（フットボールは79.8％，ラグビーは72.5％の腰椎分離症例で腰痛発生）[22, 23]。Sairyoら[46]は，腰椎伸展時痛と棘突起の圧痛を有し，神経症状のない終末期の両側性腰椎分離症6名（平均11.8歳）を対象にMRI脂肪抑制画像（short time inversion recovery：STIR）にて炎症の状態を分析した。その結果，分離症の関節突起間部には全例で炎症を認め，隣接椎間関節炎を認める例も存在した。これらの炎症が腰痛に関連する可能性が示唆された[46]。

神経根障害はragged-edgeと呼ばれる分離部におけるフック型の骨棘が神経根を刺激することが原因と考えられてきた[11]。一方，骨棘がなくても神経根症状を有する症例も存在した[45]。そこで，主訴が下肢痛（神経根障害）と腰痛である腰椎分離症10名（12～27歳）の画像所見を精査し，神経根障害の病理学的メカニズムが考察された。その結果，MRIにて脊柱管内嚢腫や脱出した髄核が原因の分離症由来ではない神経根障害3名と分離骨折部の血腫や浮腫が原因の分離症由来の神経根障害7名が存在した。このことから，腰痛分離症では腰椎すべり症がなくとも神経根症状を認める可能性が示された[45]。成長期での腰椎分離症では，関節突起間部の炎症や分離骨折部の血腫などが原因で腰痛や下肢痛が生じる可能性がある。

2．腰椎すべり症
1）成長期腰椎すべり症のメカニズム

Sairyoら[44]は，成長期の腰椎分離症からすべり症に進行するメカニズムとして，①腰椎分離症による腰椎の運動学的破綻が生じ，②成長軟骨板が異常な反復ストレスにさらされ，③慢性的な成長軟骨板損傷が生じ，④成長軟骨板のすべりが生じる，という理論を提唱した。この理論に従って，成長期の腰椎すべり症のメカニズムを以下に整理する。

（1）腰椎分離症による運動学的破綻

いくつかの研究で腰椎分離症におけるキネマティクスの異常が示された。Sakamakiら[49]は，健常群，分離症の早期群，進行期群，終末期群，すべり症群の5群（10～18歳）を対象に，腰椎伸展位から屈曲する際のL4-L5およびL5-S1の瞬間回転中心の位置を解析した。図10-3に示した6区画に分割し，腰椎の瞬間回転中心を検討

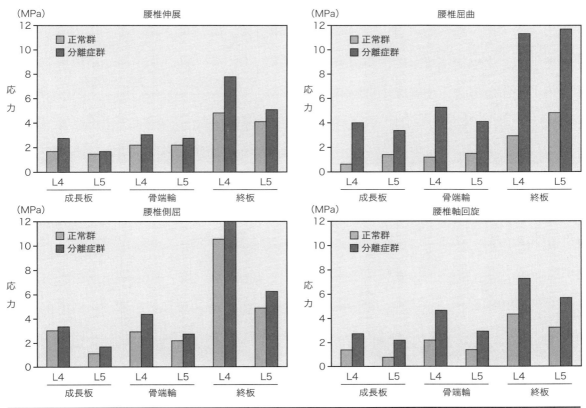

図 10-4　正常および分離症腰椎の成長板，骨端輪，終板に加わる応力（文献 38 より引用）
すべての運動において，分離症有限要素モデルは正常モデルと比べて成長軟骨板や骨端輪，終板に加わる応力が増大した。

した結果，腰椎分離症の進行期群，終末期群，すべり症群の L5-S1 の回転中心は，健常群と比べて頭側に存在する例が有意に多かった。また，腰椎分離症を作成した腰椎有限要素モデルでも同様の結果が示された[38]。Mihara ら[33]は，ウシの新鮮凍結の腰椎を対象として，両側性 L4 分離症の作成前後で各運動方向に負荷を加えた際の L3-L4 および L4-L5 の運動を解析した。分離症作成前に対する作成後の各可動域変化率（%ROM）は，L3-L4 で屈伸負荷時 106.4％，回旋負荷時 120.1％ と有意に増加した。L4-L5 では，軸圧負荷時 116.9％，屈伸負荷時 124.1％ と有意に増加した。腰椎分離症例では回転中心の頭側偏位や椎体間の可動性増加が認められる。

(2) 成長軟骨板へのストレス

成長軟骨板へのストレスが有限要素解析にて分析された。Sairyo ら[38]は，成長軟骨板および骨端輪を含んだ小児の腰椎有限要素モデルに両側性の L4 分離症を作成し，各要素へのストレスを解析した。その結果，腰椎の屈曲，伸展，側屈，回旋すべての運動において，分離症有限要素モデルは正常モデルと比べて成長軟骨板や骨端輪，終板に加わる応力が高値であった（**図 10-4**）。特に腰椎伸展時の成長軟骨板への応力は最大 6 倍であった。腰椎分離症により，成長軟骨板への応力集中が示唆された。

(3) 成長軟骨板の損傷

成長軟骨板の損傷は，動物実験にて証明され

第3章 腰椎疾患1

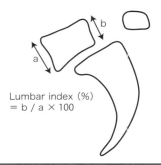

図10-5 Lumbar index（文献39より引用）
この値が小さいほど楔状化が重度である。

た。幼若ラット（生後4週）と成年ラット（生後26週）に対して，腰椎後方の不安定化を目的にL5椎弓およびL5-L6の椎間関節突起を切除し，腰椎分離症を模した研究では，分離作成後7日で幼若ラットでのみ腰椎すべりが発生した[50]。組織学的分析では，幼若ラットでは成長軟骨板の分離を認め，成年ラットでは椎間板変性が観察された。未成熟な腰椎の前方すべりは成長軟骨板の分離によって生じ，椎間板変性とは関係ないと考えられる。

(4) 成長軟骨板におけるすべり

成長軟骨板のすべりに関しても主に動物実験にて研究された。仔ウシの屍体腰椎を用いた研究では，10の脊椎ユニットに切離され，頭側椎体の関節突起間部に分離症が作成された[37]。椎間板が無傷な5つのユニットと，前縦靱帯と椎間板の前方75%を切離した5つのユニットに分け，ユニットが破損するまで頭側椎体に前方剪断力が加えられた。その結果，椎間板が無傷な全モデルで成長軟骨板の損傷が生じた。椎間板を損傷させたモデルで破損が生じた部位は，成長軟骨板が2例，成長軟骨板から線維輪が2例，成長軟骨板から椎体中心が1例だった。このように，椎間板の損傷にかかわらず，全例で成長軟骨板の損傷を認めた[37]。また，チャクマヒヒの腰椎を用いた研究でも成長軟骨板での損傷を認めた[26]。未

成熟の腰椎では，前方剪断力に対して最も弱い連結部が成長軟骨板であるといえる。

2) 成長期の腰椎すべり症と骨年齢

成長期における腰椎すべり症の発生と骨年齢の関与が示唆された。骨年齢は二次骨化核が出現する前のcartilaginous（C）stage，骨化核が出現したapophyseal（A）stage，骨化核が癒合したepiphyseal（E）stageに分けられた。Sairyoら[39]は，保存療法にて最終経過観察時（期間2.0～15.8年）に骨癒合を認めなかったL5分離症46名（9～18歳）の骨年齢と腰椎すべりの関係を縦断的に分析した。初期評価時にはC stage 20名，A stage 18名，E stage 8名であった。C stage 20名のうち4名に初期評価時すべりを認め，骨年齢がA stage成長時に16名ですべりが進行した。その後も経過観察が可能であった9名では，E stage成長後もすべりの進行は認めなかった。A stage 18名のうち11名に初期評価時すべりを認め，E stage成長時に3名ですべりが進行した。その後2年間の経過観察が可能であった10名では，それ以降すべりの進行は認めなかった。E stage 8名のうち1名のみ初期評価時にすべりを認めたが，2年後の観察ではすべりの進行は認めなかった。骨が未成熟なほどすべり症に進行しやすいと考えられる。

3) 腰椎すべり症と椎体変形の関係
(1) 腰椎椎体の楔状化

腰椎椎体の楔状化との関連が分析された。Sairyoら[39]は，経過観察中にすべりが進行したL5分離症例（9～18歳）を対象として，経過観察の初期と最終で腰椎の楔状化をlumbar index（図10-5）により比較した。その結果，初期ではすべりの程度とlumbar indexに相関を認めなかったが，最終評価時には有意な負の相関を認めた。椎体楔状化はすべりの原因ではなく，すべり

の結果生じる変形と推測される。

(2) 仙骨の円形化

腰椎すべり症に伴い仙骨上面の円形化変形が生じることがある。L5両側性分離症およびグレード1のすべり症2例（11歳，12歳）の症例報告では，1例はスポーツ活動を継続した3ヵ月間で腰痛の増強と仙骨円形化が進行し，その後，スポーツ活動休止と軟性装具の着用が指導され，15ヵ月後には仙骨円形化は改善していた[54]。もう1例もスポーツ活動の休止で15ヵ月後に仙骨円形化は改善した[54]。成長期の仙骨円形化は可逆的変形といえる。別の症例報告では，仙骨円形化はS1に対するL5の位置異常による二次的な変形であり，重度すべりを誘発する可能性があると考察された[18]。動物実験による研究も行われた。生後4週のラットに腰椎後方不安定化（L5椎弓およびL5–L6の椎間関節突起の切除）を外科的に作成した研究では，全例術後1週にL5–L6ですべりが生じ，術後2週でL6前上角の円形化を認めた。また，組織学的評価から，椎体前上角の成長軟骨板の軟骨内骨化不足が円形化の病態メカニズムと考察された[20]。仙骨円形化は腰椎分離症やすべり症に伴い発生し，すべりの進行を誘発する可能性がある。

4）腰椎すべり症と解剖学的特徴の関係

(1) 仙骨形態

仙骨形態の評価には，主にsacral table angle（STA）や仙骨後弯角，S1 superior angle，S2 inferior angleが用いられる（**図10-6**）。7～21歳の対象者において，STAは健常群（95.2 ± 5.9°），L5–S1の軽度すべり症群（88.2 ± 6.3°），重度すべり症群（72.2 ± 8.0°）の順で有意に大きく，STAとすべりの程度（Meyerding slippage grade）には有意な負の相関が認められた（R=−0.68）。STAの低値は急な仙骨底傾斜を示

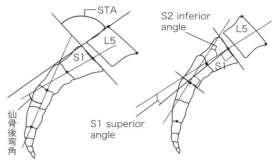

図10-6 仙骨形態の評価（文献57より引用）
Sacral table angle（STA）は仙骨終板に沿う線とS1椎体後面に沿う線との角度。仙骨後弯角はS1の上部・下部の中点を結ぶ線とS2とS4の下部の中点を結ぶ線との角度。S1 superior angleはS1の中線とS1椎体の上部終板に対する垂直線との角度。S2 inferior angleはS2の下部終板に対する垂線とS1の中線との角度。

すため，剪断力の増加により前方すべりが生じやすいと考えられる。S1 superior angleは健常群（17.1 ± 5.3°），軽度すべり症群（12.2 ± 6.4°），重度すべり症群（−4.4 ± 9.4°）の順で有意に大きく，S2 inferior angleは健常群（10.3 ± 9.3°），軽度すべり症群（13.5 ± 9.2°），重度すべり症群（18.5 ± 9.3°）の順で有意に小さかった。仙骨後弯角は健常群（25.7 ± 14.0°）よりすべり症群（42.7 ± 15.6°）で有意に大きかったが，軽度すべり症群（42.1 ± 15.1°）と重度すべり症群（44.2 ± 16.7°）の間に有意差はなかった[57]。仙骨形態は腰椎すべり症の進行に影響する可能性が示唆された。

(2) 脊椎アライメント

腰椎すべり症には矢状面上の脊椎アライメントや腰仙椎アライメントが関係する。Harroudら[19]は，脊柱アライメントの指標にspinal tilt（ST）およびC7鉛直線の偏位（C7P）を用いて（**図10-7**），腰椎すべり症の重度32名と軽度117名で比較し（平均13.5歳），QOLとの関係も検討した。その結果，STは重度群（85.2 ± 5.6°）が軽

第3章　腰椎疾患 I

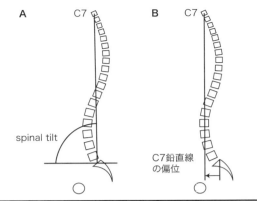

図 10-7　Spinal tilt の計測（A）と C7 鉛直線の偏位（B）（文献 19 より引用）
Spinal tilt は重度群が軽度群と比べて有意に小さく、C7 鉛直線の偏位は重度群のほうが軽度群よりも有意に大きかった。

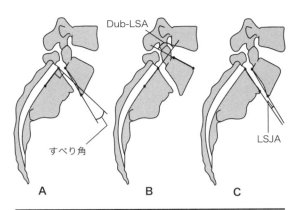

図 10-8　腰仙椎後弯の評価指標（文献 53 より引用）
A：すべり角，B：Dubousset lumbosacral angle (Dub-LSA)，C：lumbosacral joint angle (LSJA)。

度群（89.5 ± 3.5°）と比べて有意に小さく，C7P は重度群（50.5 ± 42.4°）のほうが軽度群（15.2 ± 28.3°）よりも有意に大きかった。また，重度群のみ ST・C7P と SRS questionnaire（側弯症学会の質問紙）の結果に有意な相関を認め（ST：0.35，C7P：−0.35），C7P が仙骨底後角の前方に位置する症例では相関はより強くなった（ST：0.48，C7P：−0.48）。加えて，腰椎すべり症重度群のうち C7P が股関節軸より前方に位置する症例では SRS questionnaire が有意に低かった[19]。重度の腰椎すべり症例の評価では，脊柱全体のアライメントに注意する必要性が示された。

Tanguay ら[53] は，腰椎すべり症の重度 29 名と軽度 67 名（5.2〜19.3 歳）を対象に 3 つの腰仙椎後弯の指標を比較し（図 10-8），SF−12v2 (Short Form Health Survey 12 項目）questionnaire を用いて QOL との関係を検討した。その結果，重度群は軽度群と比べてすべり角と lumbosacral joint angle (LSJA) が有意に大きく，Dubousset lumbosacral angle (Dub−LSA) が有意に小さかった。SF−12v2 による QOL 評価では，重度群で身体的側面が有意に低く，精神的側面には有意差を認めなかった。これら 3 つの腰仙椎後弯の指標は SF−12v2 の身体的側面と有意な相関を示し（すべり角：−0.55，Dub−LSA：0.52，LSJA：−0.55），重度群ではより強い相関を認めた（すべり角：−0.62，Dub−LSA：0.56，LSJA：−0.63）。すべりの程度とも有意な相関を認めた（すべり角：0.86，Dub− LSA：−0.86，LSJA：−0.85）[53]。腰仙椎後弯の増加は，重度の腰椎すべり症例において QOL の身体的側面減少やすべりの増加との関連が示された。腰椎すべり症例では，腰仙椎後弯の評価も重要であると考えられた。

D. 評　価

1. 画像診断

腰椎分離症の画像診断として CT がゴールドスタンダードとされた[28]。CT 画像において骨透亮像や hair line 様の亀裂が認められる初期，明らかな亀裂を認めるが骨硬化を認めない進行期，偽関節を認める終末期の 3 期に分類される[16,48]。X 線画像では明らかな分離を検知可能で，斜位像における「スコッチテリアの首輪像のサイン」が有名である[28]。腰椎すべり症の評価には，主に X

線側面像が用いられる．MRIは骨折線がなくても骨のストレス反応の描出に有用である．シンチグラフィの断層撮影であるSPECT（単一光子放射断層撮影）も骨のストレス反応の描出に用いられるが，偽陽性・偽陰性率が高く，被曝の問題などからMRIを優先すべきと提唱された[28]．

腰椎分離症の早期診断にはMRIが推奨される．Sairyoら[43]は，MRI T2強調画像を用いた腰椎分離症例の椎弓根の信号変化による評価を推奨した．腰椎分離症37名68分離（11～18歳）を対象として，CT画像から初期をvery earlyとlate earlyの2期に分け，進行期，終末期の4期に分類した．MRI T2強調画像において，初期のvery earlyおよびlate earlyの全32例で椎弓根の高信号を認めた．また，進行期では16例中8例（50％）で高信号を認め，終末期20例では全例で信号変化を認めなかった．MRI T2強調画像における椎弓根の高信号変化は，腰椎分離症の早期診断の指標として有用である．

2．臨床検査

腰椎分離症の臨床検査として，片脚過伸展テストがよく用いられる（図10-9）[29]．しかし，近年公表されたシステマティックレビューでは，片脚過伸展テストの腰椎分離症診断の感度は50～70％，特異度は17～32％で，その有用性は低いと結論づけられた[1]．その他，脊椎の屈曲・伸展，棘突起の打診，Kempテストが腰椎分離症の早期診断の補助となりうるかを検討した研究では，腰痛を有する若年アスリートのうちMRI脂肪抑制画像（STIR）において椎弓根領域に高信号を認める腰椎分離症例と腰椎分離症を認めない例でこれらのテスト時の疼痛が比較された．その結果，これらの臨床検査は腰椎分離症の早期診断補助とはなりえないことが示された[25]．現時点で腰椎分離症診断に妥当な臨床検査は存在しない．

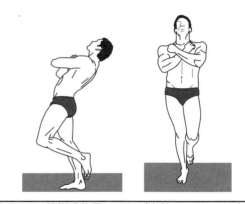

図10-9　片脚過伸展テスト（文献29より引用）
患者は右脚で立ち，左股関節をわずかに屈曲させ，左膝を80°屈曲させた状態で左脚を拳上し，その姿勢で腰椎を自動伸展する．逆側（左脚立位）でも行い，症状の反応を記録し比較する．このテスト中に患者が痛みを訴えたら陽性である．

E．治　療

1．保存療法

1）病期別治療プロトコル

保存療法による骨癒合率は，CTによる病期分類やMRI T2強調像における隣接椎弓根の高信号変化の有無で異なる．Sairyoら[48]は，平均13.5歳の腰椎分離症23名（41分離）に最低3ヵ月の保存療法（スポーツ活動禁止と装具着用）を行った結果，初期では87％，進行期では32％で骨癒合を認め，終末期では骨癒合を認めなかった．また，進行期のうちMRI T2強調像で高信号を認めた場合，60％以上で骨癒合を認めた．よって，腰椎分離症の初期や進行期でMRI T2強調像にて隣接椎弓根の高信号を認める場合は保存療法による骨癒合が期待できるといえる．一方，進行期でMRI T2強調像にて隣接椎弓根の高信号を認めない場合や終末期では，疼痛管理のみを治療方針とすべきと考えられる．

2）保存療法の効果

腰椎分離症に対する保存療法の効果はシステマティックレビューによって検証された．665症

表 10-1 臨床評価の基準（文献 24 より引用）

Excellent	痛みなし 装具不要 スポーツを含めた完全な活動
Good	激しい活動で時々痛む 装具不要 スポーツを含めた完全な活動
Fair	激しい活動で痛む 時々装具を必要とする
Poor	装具着用していても日常生活中に痛む 固定術の対象

例（平均年齢 14.8 歳）のデータがメタ分析によって統合された結果，保存療法の臨床成績は 83.9％の成功率であった。この研究における臨床成績の成功基準は Steiner and Micheli スケールの excellent または good であった（**表 10-1**）。また，サブグループ解析の結果，装具使用例と非使用例で臨床成績に有意差を認めなかった（p＝0.75）。骨癒合率は 28％であったが，初期 68.1％，進行期 28.3％，終末期 1.8％であり，病期分類間で骨癒合率に有意差を認めた。加えて，片側分離の骨癒合率が 71.1％であったのに対し，両側分離では 18.1％と有意に低かった[24]。腰椎分離症に対する保存療法は良好な成績が期待できるものの，病期や分離部（片側・両側）に影響を受ける点に考慮が必要である。

成長期の腰椎分離症に対する保存療法の効果も検討された（**表 10-2**）[3,10,12,13]。すべての研究で良好な臨床成績が示されたが，骨癒合率は低かった（32％，35％）[12,13]。骨癒合率と臨床成績は相関しないことも示された[12]。病期別の骨癒合率を調査した研究を**表 10-3**に示す。初期は 62～94％で骨癒合を認めたが，進行期の骨癒合率は研究間でばらつきがあった。終末期はすべての研究で骨癒合率は 0％であった[16,35,47,48]。これらの研究では，主に腹筋群やインナーマッスルの強化，ハムストリングスのストレッチが理学療法の内容として簡単に紹介されているものの，成長期の腰椎分離症およびすべり症を対象に運動療法のみの効果を検証した論文は存在しなかった。

2．外科的療法

1）修復術

腰椎分離症およびすべり症の手術手技には修復術と固定術があるが，ここでは主に修復術について整理する。修復術の適応には，保存療法抵抗例，20 歳以下，椎間板変性がないこと，すべりが軽度であること，があげられる[9]。

表 10-2 成長期の腰椎分離症例に対する保存療法の臨床成績（文献 3，10，12，13 より作成）

報告者	対象 （年齢）	経過観察 期間	スポーツ 種目	保存療法	骨癒合	臨床 成績
El Rassi ら[13]	分離症 57 人 （9～18 歳）	4.8 年	サッカー	3 ヵ月スポーツ休止 3 ヵ月装具 腹筋強化，ハムストリングスのストレッチ，骨盤傾斜エクササイズ	32％	93％
El Rassi ら[12]	分離症 132 人 （7～18 歳）	4 年	さまざま	スポーツ活動休止 装具 理学療法	35％	93％
Alvarez-Díaz ら[3]	分離症 34 人 （15.7 歳）	2 年	サッカー	3 ヵ月スポーツ休止 胸腰椎装具 腹筋強化，ハムストリングスのストレッチ，コアスタビリティエクササイズ，体幹回旋動作	—	94％
d'Hemecourt ら[10]	分離症とすべり症 73 人 （9～19 歳）	4 年	さまざま	腰仙椎装具	—	80％

10. 腰椎分離・すべり症（成長期）

表 10-3　成長期の腰椎分離症例の病期による骨癒合率の違い（文献 16, 35, 47, 48 より作成）

報告者	対象（年齢）	経過観察期間	治療	骨癒合率 初期	進行期 HSC (+)	進行期 HSC (−)	終末期
Morita ら[35]	185 人 346 分離（18 歳以下）	12.3 ヵ月	3〜6 ヵ月スポーツ休止 腰仙椎装具	73%	38.5%		
Fujii ら[16]	134 人 239 分離（7〜17 歳）	平均 3.4 年（13 人のみ 12 ヵ月未満）	3 ヵ月スポーツ休止 Damen コルセット 体幹筋強化	62%	8.7%		0%
Sairyo ら[48]	23 人 41 分離（7〜17 歳）	3 ヵ月	スポーツ休止 胸腰仙椎装具	87%	60%	0%	
Sairyo ら[47]	37 人 63 分離（18 歳以下）	3〜6 ヵ月	スポーツ休止 硬性装具	94%	64%	27%	

HSC：T2 MRI での高信号変化。

表 10-4　腰椎分離症・すべり症に対する固定術の臨床成績（文献 2, 5, 21, 31, 52 より作成）

報告者	対象	経過観察期間	スポーツ	術式	Outcome
Askar ら[5]	分離症・すべり症 14 人（グレード I 以下）17.4 歳（13〜24.8 歳）	10.9 年	不明	ワイヤー	MacNab Criteria：Excellent 43% Good 43%
Ivanic ら[21]	分離症・すべり症 113 人（グレード II 以下）16.9 歳（7.5〜39 歳）	10.9 年	不明	フックスクリュー	偽関節率：20 歳以上 35% 20 歳未満 8.6%
Altaf ら[2]	分離症・すべり症 20 人（グレード I 以下）13.9 歳（9〜21 歳）	4 年	不明	Pedicle スクリューロッド	骨癒合率：80% ODI：術前 54%→術後 8% VAS：術前 8.1→術後 1.6
Menga ら[31]	分離症 31 人（運動選手 25 人）16 歳（10〜37 歳）	60 ヵ月	不明	シングルスクリュー	VAS：術前 7→術後 2 スポーツ復帰：6 ヵ月で 76%
Snyder ら[52]	分離 16 人（運動選手 8 人）16 歳（10〜30 歳）	12〜26 ヵ月	不明	シングルスクリュー	骨癒合率：94% 症状改善：94% 8 人がスポーツ復帰

ODI：Oswestry disability index，VAS：visual analog scale。

2）修復術の術後成績

　腰椎分離症，すべり症に対する修復術の術後成績を検討した研究を表 10-4 に示す[2,5,21,31,52]。術式はさまざまだが，活動時の痛みの程度から excellent, good, fair, poor として評価される MacNab criteria の good 以上が 86%[5]，患者立脚型の腰椎疾患に対する疾患特異的評価法である Oswestry disability index および疼痛（visual analog scale）は術前より有意に改善[2]，スポーツ復帰は 76%（19/25 例）や 100%（8/8 例）など[31,52]，概ね良好な成績が示された。骨癒合は 80% 以上で認めたが[2,52]，骨癒合を認めない症例は 20 歳以上で 35%，20 歳未満で 8.6% となり[21]，骨癒合には手術時年齢が影響する可能性がある。

3）修復術と固定術の術後成績の比較

　修復術と固定術の術後成績も比較された。Schlenzka ら[51] は，腰椎分離症例およびすべり症例に対する Scott ワイヤーによる修復術と後外側固定術の長期経過観察（修復術 14.8 年，固定術 15.0 年）の術後成績を比較した。その結果，

表 10-5 腰椎分離症・すべり症に対する修復術と固定術の成績の比較（文献 51 より作成）

	ワイヤー修復（25 人）	後外側固定術（23 人）
手術時年齢	18.2 ± 6.0 歳	16.1 ± 2.7 歳
手術した腰椎高位	L5（22 人），L4（1 人），L3（2 人）	L5-S1（19 人），L4-S1（4 人）
経過観察期間	1st（54 ヵ月），2nd（14.8 年）	1st（54 ヵ月），2nd（15.0 年）
ODI	7.6（1st）→11.4（2nd）	8.6（1st）→4.3（2nd）
VAS	18（1st）→22.8（2nd）	18（1st）→15.5（2nd）
Slip%	7.2（術前）→3.0（2nd）	13.1（術前）→5.6（2nd）
椎間板高（術前 L3-L4 椎間板に対する割合）	103（術前）→92（1st）→82（2nd）	93（術前）→78（1st）→63（2nd）
矢状面角度偏位（屈曲から伸展）	L4-L5：12.2°（1st）→10.4°（2nd） L5-S1：13.2°（1st）→9.9°（2nd）	L4-L5：17.5°（1st）→15.2°（2nd） L5-S1：1.4°（1st）→0.7°（2nd）
椎間板信号（T2 MRI）対象者数の割合（%）	[L4-L5] 正常：70%（2nd） [L5-S1] 正常：26%（2nd）	[L4-L5] 正常：71%（2nd） [L5-S1] 正常：8%（2nd）

1st：1 回目の経過観察時の結果，2nd：2 回目の経過観察時の結果。

Oswestry disability index や SRS questionnaire は修復術群と比べて固定術群で有意に改善した。腹筋群や背部筋群の筋力は両群とも正常値に達したが，腰椎の屈曲・伸展可動域は両群ともに有意差を認めないが減少していた。また，椎間板の狭小化，屈伸時の椎体間の可動性減少，椎間板変性は修復術群でも認めた（**表 10-5**）[51]。両群ともに術後成績は非常に良好なものの，修復術のほうが固定術より有益であるという決定的なエビデンスは示されなかった。

F. まとめ

1. すでに真実として承認されていること

- 両側の腰椎分離症はすべり症に進行しやすい。
- 成長期における腰椎すべり症は成長軟骨板の損傷が関与している。
- 腰椎分離症に対する保存療法は有効であるが，骨癒合率は病期や分離部（両側・片側）に影響する。

2. 議論の余地はあるが，今後の重要な研究テーマとなること

- 腰椎修復術が固定術より優れているか否か。

3. 真実と思われていたが実は疑わしいこと

- 腰椎分離症に対する装具着用の有効性。

G. 今後の課題

成長期の腰椎分離症・すべり症の疫学，発生メカニズムなどの病態，画像診断，手術成績に関する研究は散見されたが，予防やリハビリテーションに関する研究は見当たらなかった。成長期の腰椎分離症・すべり症の予防やリハビリテーションを発展させるために，腰椎分離症の危険因子解明に関する前向き調査，腰椎分離症の診断の補助となる理学所見の開発，リハビリテーション効果の検証が必要であると考えられた。

文献

1. Alqarni AM, Schneiders AG, Cook CE, Hendrick PA. Clinical tests to diagnose lumbar spondylolysis and spondylolisthesis: a systematic review. *Phys Ther Sport*. 2015; 16: 268-75.
2. Altaf F, Osei NA, Garrido E, Al-Mukhtar M, Natali C, Sivaraman A, Noordeen HH. Repair of spondylolysis using compression with a modular link and screws. *J Bone Joint Surg Br*. 2011; 93: 73-7.
3. Alvarez-Díaz P, Alentorn-Geli E, Steinbacher G, Rius M, Pellié F, Cugat R. Conservative treatment of lumbar spondylolysis in young soccer players. *Knee Surg Sports Traumatol Arthrosc*. 2011; 19: 2111-4.
4. Anderson K, Sarwark JF, Conway JJ, Logue ES, Schafer

MF. Quantitative assessment with SPECT imageing of stress injuries of the pars interarticularis and response to bracing. *J Pediatr Orthop*. 2000; 20: 28-33.
5. Askar Z, Wardlaw D, Koti M. Scott wiring for direct repair of lumbar spondylolysis. *Spine*. 2003; 28: 354-7.
6. Bennett DL, Nassar L, DeLano MC. Lumbar spine MRI in the elite-level female gymnast with low back pain. *Skeletal Radiol*. 2006; 35: 503-9.
7. Beutler WJ, Fredrickson BE, Murtland A, Sweeney CA, Grant WD, Baker D. The natural history of spondylolysis and spondylolisthesis: 45-year follow-up evaluation. *Spine*. 2003; 28: 1027-35; discussion 1035.
8. Donaldson LD. Spondylolysis in elite junior-level ice hockey players. *Sports Health*. 2014; 6: 356-9.
9. Drazin D, Shirzadi A, Jeswani S, Ching H, Rosner J, Rasouli A, Kim T, Pashman R, Johnson JP. Direct surgical repair of spondylolysis in athletes: indications, techniques, and outcomes. *Neurosurg Focus*. 2011; 31: E9.
10. d'Hemecourt PA, Zurakowski D, Kriemler S, Micheli LJ. Spondylolysis: returning the athlete to sports participation with brace treatment. *Orthopedics*. 2002; 25: 653-7.
11. Edelson JG, Nathan H. Nerve root compression in spondylolysis and spondylolisthesis. *J Bone Joint Surg Br*. 1986; 68: 596-9.
12. El Rassi G, Takemitsu M, Glutting J, Shah SA. Effect of sports modification on clinical outcome in children and adolescent athletes with symptomatic lumbar spondylolysis. *Am J Phys Med Rehabil*. 2013; 92: 1070-4.
13. El Rassi G, Takemitsu M, Woratanarat P, Shah SA. Lumbar spondylolysis in pediatric and adolescent soccer players. *Am J Sports Med*. 2005; 33: 1688-93.
14. Feldman DS, Hedden DM, Wright JG. The use of bone scan to investigate back pain in children and adolescents. *J Pediatr Orthop*. 2000; 20: 790-5.
15. Fredrickson BE, Baker D, McHolick WJ, Yuan HA, Lubicky JP. The natural history of spondylolysis and spondylolisthesis. *J Bone Joint Surg Am*. 1984; 66: 699-707.
16. Fujii K, Katoh S, Sairyo K, Ikata T, Yasui N. Union of defects in the pars interarticularis of the lumbar spine in children and adolescents. The radiological outcome after conservative treatment. *J Bone Joint Surg Br*. 2004; 86: 225-31.
17. Gennari JM, Themar-Noel C, Panuel M, Bensamoun B, Deslandre C, Linglart A, Sokolowski M, Ferrari A, French Society of Spine Surgery (SFCR). Adolescent-spinal pain: the pediatric orthopedist's point of view. *Orthop Traumatol Surg Res*. 2015; 101(6 Suppl): S247-50.
18. Gutman G, Silvestre C, Roussouly P. Sacral doming progression in developmental spondylolisthesis: a demonstrative case report with two different evolutions. *Eur Spine J*. 2014; 23 Suppl 2: 288-95.
19. Harroud A, Labelle H, Joncas J, Mac-Thiong J-M. Global sagittal alignment and health-related quality of life in lumbosacral spondylolisthesis. *Eur Spine J*. 2013; 22: 849-56.
20. Higashino K, Sairyo K, Sakamaki T, Komatsubara S, Yukata K, Hibino N, Kosaka H, Sakai T, Katoh S, Sano T, Yasui N. Vertebral rounding deformity in pediatric spondylolisthesis occurs due to deficient of endochondral ossification of the growth plate: radiological, histological and immunohistochemical analysis of a rat spondylolisthesis model. *Spine*. 2007; 32: 2839-45.
21. Ivanic GM, Pink TP, Achatz W, Ward J-C, Homann NC, May M. Direct stabilization of lumbar spondylolysis with a hook screw: mean 11-year follow-up period for 113 patients. *Spine*. 2003; 28: 255-9.
22. Iwamoto J, Abe H, Tsukimura Y, Wakano K. Relationship between radiographic abnormalities of lumbar spine and incidence of low back pain in high school and college football players: a prospective study. *Am J Sports Med*. 2004; 32: 781-6.
23. Iwamoto J, Abe H, Tsukimura Y, Wakano K. Relationship between radiographic abnormalities of lumbar spine and incidence of low back pain in high school rugby players: a prospective study. *Scand J Med Sci Sports*. 2005; 15: 163-8.
24. Klein G, Mehlman CT, McCarty M. Nonoperative treatment of spondylolysis and grade I spondylolisthesis in children and young adults: a meta-analysis of observational studies. *J Pediatr Orthop*. 2009; 29: 146-56.
25. Kobayashi A, Kobayashi T, Kato K, Higuchi H, Takagishi K. Diagnosis of radiographically occult lumbar spondylolysis in young athletes by magnetic resonance imaging. *Am J Sports Med*. 2013; 41: 169-76.
26. Konz RJ, Goel VK, Grobler LJ, Grosland NM, Spratt KF, Scifert JL, Sairyo K. The pathomechanism of spondylolytic spondylolisthesis in immature primate lumbar spines *in vitro* and finite element assessments. *Spine*. 2001; 26: E38-49.
27. Ladenhauf HN, Fabricant PD, Grossman E, Widmann RF, Green DW. Athletic participation in children with symptomatic spondylolysis in the New York area. *Med Sci Sports Exerc*. 2013; 45: 1971-4.
28. Leone A, Cianfoni A, Cerase A, Magarelli N, Bonomo L. Lumbar spondylolysis: a review. *Skeletal Radiol*. 2011; 40: 683-700.
29. Masci L, Pike J, Malara F, Phillips B, Bennell K, Brukner P. Use of the one-legged hyperextension test and magnetic resonance imaging in the diagnosis of active spondylolysis. *Br J Sports Med*. 2006; 40: 940-6.
30. Maurer M, Soder RB, Baldisserotto M. Spine abnormalities depicted by magnetic resonance imaging in adolescent rowers. *Am J Sports Med*. 2011; 39: 392-7.
31. Menga EN, Kebaish KM, Jain A, Carrino JA, Sponseller PD. Clinical results and functional outcomes after direct intralaminar screw repair of spondylolysis. *Spine*. 2014; 39: 104-10.
32. Micheli LJ, Wood R. Back pain in young athletes. Significant differences from adults in causes and patterns. *Arch Pediatr Adolesc Med*. 1995; 149: 15-8.
33. Mihara H, Onari K, Cheng BC, David SM, Zdeblick TA. The biomechanical effects of spondylolysis and its treatment. *Spine*. 2003; 28: 235-8.
34. Miller SF, Congeni J, Swanson K. Long-term functional and anatomical follow-up of early detected spondylolysis

35. Morita T, Ikata T, Katoh S, Miyake R. Lumbar spondylolysis in children and adolescents. *J Bone Joint Surg Br*. 1995; 77: 620-5.
36. Muschik M, Hähnel H, Robinson PN, Perka C, Muschik C. Competitive sports and the progression of spondylolisthesis. *J Pediatr Orthop*. 1996; 16: 364-9.
37. Sairyo K, Goel VK, Grobler LJ, Ikata T, Katoh S. The pathomechanism of isthmic lumbar spondylolisthesis. A biomechanical study in immature calf spines. *Spine*. 1998; 23: 1442-6.
38. Sairyo K, Goel VK, Masuda A, Vishnubhotla S, Faizan A, Biyani A, Ebraheim N, Yonekura D, Murakami R, Terai T. Three dimensional finite element analysis of the pediatric lumbar spine. Part II: biomechanical change as the initiating factor for pediatric isthmic spondylolisthesis at the growth plate. *Eur Spine J*. 2006; 15: 930-5.
39. Sairyo K, Katoh S, Ikata T, Fujii K. Kajiura K, Goel VK. Development of spondylolytic olisthesis in adolescents. *Spine J*. 2001; 1: 171-5.
40. Sairyo K, Katoh S, Komatsubara S, Terai T, Yasui N, Goel VK, Vadapalli S, Biyani A, Ebraheim N. Spondylolysis fracture angle in children and adolescents on CT indicates the facture producing force vector: a biomechanical rationale. *Internet J Spine Surg*. 2005. http://www.ispub.com/ostia/index.php?xml FilePath=journals/ijss/vol1n2/sponylolysis.xml
41. Sairyo K, Katoh S, Sakamaki T, Inoue M, Komatsubara S, Ogawa T, Sano T, Goel VK, Yasui N. Vertebral forward slippage in immature lumbar spine occurs following epiphyseal separation and its occurrence is unrelated to disc degeneration: is the pediatric spondylolisthesis a physis stress fracture of vertebral body? *Spine*. 2004; 29: 524-7.
42. Sairyo K, Katoh S, Sasa T, Yasui N, Goel VK, Vadapalli S, Masuda A, Biyani A, Ebraheim N. Athletes with unilateral spondylolysis are at risk of stress fracture at the contralateral pedicle and pars interarticularis: a clinical and biomechanical study. *Am J Sports Med*. 2005; 33: 583-90.
43. Sairyo K, Katoh S, Takata Y, Terai T, Yasui N, Goel VK, Masuda A, Vadapalli S, Biyani A, Ebraheim N. MRI signal changes of the pedicle as an indicator for early diagnosis of spondylolysis in children and adolescents: a clinical and biomechanical study. *Spine*. 2006; 31: 206-11.
44. Sairyo K, Nagamachi A, Matsuura T, Higashino K, Sakai T, Suzue N, Hamada D, Takata Y, Goto T, Nishisho T, Goda Y, Tsutsui T, Tonogai I, Miyagi R, Abe M, Morimoto M, Mineta K, Kimura T, Nitta A, Higuchi T, Hama S, Jha SC, Takahashi R, Fukuta S. A review of the pathomechanism of forward slippage in pediatric spondylolysis: the Tokushima theory of growth plate slippage. *J Med Invest*. 2015; 62: 11-8.
45. Sairyo K, Sakai T, Amari R, Yasui N. Causes of radiculopathy in young athletes with spondylolysis. *Am J Sports Med*. 2010; 38: 357-62.
46. Sairyo K, Sakai T, Mase Y, Kon T, Shibuya I, Kanamori Y, Kosugi T, Dezawa A. Painful lumbar spondylosis among pediatric sports players: a pilot MRI study. *Arch Orthop Trauma Surg*. 2011; 131: 1485-9.
47. Sairyo K, Sakai T, Yasui N, Dezawa A. Conservative treatment for pediatric lumbar spondylolysis to achieve bone healing using a hard brace: what type and how long?: clinical article. *J Neurosurg Spine*. 2012; 16: 610-4.
48. Sairyo K, Sakai T, Yasui N. Conservative treatment of lumbar spondylolysis in childhood and adolescence: the radiological signs which predict healing. *J Bone Joint Surg Br*. 2009; 91: 206-9.
49. Sakamaki T, Katoh S, Sairyo K. Normal and spondylolytic pediatric spine movements with reference to instantaneous axis of rotation. *Spine*. 2002; 27: 141-5.
50. Sakamaki T, Sairyo K, Katoh S, Endo H, Komatsubara S, Sano T, Yasui N. The pathogenesis of slippage and deformity in the pediatric lumbar spine: a radiographic and histologic study using a new rat *in vivo* model. *Spine*. 2003; 28: 645-50; discussion 650-1.
51. Schlenzka D, Remes V, Helenius I, Lamberg T, Tervahartiala P, Yrjönen T, Tallroth K, Osterman K, Seitsalo S, Poussa M. Direct repair for treatment of symptomatic spondylolysis and low-grade isthmic spondylolisthesis in young patients: no benefit in comparison to segmental fusion after a mean follow-up of 14.8 years. *Eur Spine J*. 2006; 15: 1437-47.
52. Snyder LA, Shufflebarger H, O'Brien MF, Thind H, Theodore N, Kakarla UK. Spondylolysis outcomes in adolescents after direct screw repair of the pars interarticularis. *J Neurosurg Spine*. 2014; 21: 329-33.
53. Tanguay F, Labelle H, Wang Z, Joncas J, de Guise JA, Mac-Thiong J-M. Clinical significance of lumbosacral kyphosis in adolescent spondylolisthesis. *Spine*. 2012; 37: 304-8.
54. Terai T, Sairyo K, Goel VK, Ebraheim N, Biyani A, Ahmad F, Kiapour A, Higashino K, Sakai T, Yasui N. Biomechanical rationale of sacral rounding deformity in pediatric spondylolisthesis: a clinical and biomechanical study. *Arch Orthop Trauma Surg*. 2011; 131: 1187-94.
55. Terai T, Sairyo K, Goel VK, Ebraheim N, Biyani A, Faizan A, Sakai T, Yasui N. Spondylolysis originates in the ventral aspect of the pars interarticularis: a clinical and biomechanical study. *J Bone Joint Surg Br*. 2010; 92: 1123-7.
56. Urrutia J, Cuellar J, Zamora T. Spondylolysis and spina bifida occulta in pediatric patients: prevalence study using computed tomography as a screening method. *Eur Spine J*. 2016; 25: 590-5.
57. Wang Z, Parent S, Mac-Thiong J-M, Petit Y, Labelle H. Influence of sacral morphology in developmental spondylolisthesis. *Spine*. 2008; 33: 2185-91.
58. Yang S, Werner BC, Singla A, Abel MF. Low back pain in adolescents: a 1-year analysis of eventual diagnoses. *J Pediatr Orthop*. 2017; 37: 344-7.
59. Zehnder SW, Ward CV, Crow AJ, Alander D, Latimer B. Radiographic assessment of lumbar facet distance spacing and pediatric spondylolysis. *Spine*. 2009; 34: 285-90.

〔越野　裕太〕

11. 腰椎分離・すべり症（成人）

はじめに

腰椎分離症は主に成長期に発症するが，ハイレベルの成人アスリートの発症もみられる[75,76]。また，腰椎分離症後に生じる腰椎不安定性や腰椎すべり症は腰痛や下肢症状を惹起する可能性があり，アスリートの腰痛症を考えるうえで，腰椎分離症の病態や評価，治療法の理解は重要である。本項では18歳以上を対象とした研究を中心に，成人の腰椎分離症およびすべり症に関する近年の知見を中心に整理する。腰椎すべり症についてはいくつかの病因に基づくWiltseら[82]の分類（表11-1）のうち，タイプ2の腰椎分離すべり症を対象とした研究を主に採用した。ただし，診断・評価に関しては腰椎分離すべり症のみを対象とした研究がかぎられていたため，本項に適すると考えられるものに関しては，タイプ3の変性すべり症を対象とした論文も含めて整理した。

A. 文献検索方法

文献検索にはPubMedを使用した。「lumbar」「spondylolysis」もしくは「spondylolisthesis」と以下のキーワードを組み合わせ検索した。疫学「epidemiology」，病態「pathology OR mechanism OR risk factor OR instability」，診断・評価「diagnosis OR assessment OR evaluation」，治療「treatment OR rehabilitation OR physical therapy」。その結果，検索論文数は31,751編で，そのうち2000年以降の論文2,139編に絞り込んだ。さらに選定された論文の引用文献から2000年以前の論文も含めハンドサーチを行い，最終的に86編を採用した。

B. 疫学

1. 腰椎分離症の発症とスポーツ種目

いくつかのケースシリーズ研究にて，スポーツ種目との関連が検討された。Suttonら[75]は，CTとSPECT（単一光子放射断層撮影）にて腰椎分離症の新鮮例と診断された大学生アスリート8名のスポーツ種目を調査した。その結果，バスケットボール，野球，サッカーが各2例，バレーボールとソフトボールが各1例だった[75]。Tezukaら[76]は，CTとMRIにて腰椎分離症の新鮮例と診断された成人11例（21.9±2.3歳，20〜27歳）のスポーツ種目を調査した。その結果，プロ野球選手3例，プロサッカー選手2例，大学陸上競技選手4例，大学野球選手，大学体操選手各1例だった[76]。Rebella[66]は，全米大学競技協会（NCAA）の棒高跳び選手135名を対象に1シーズン前向きに追跡調査した。その結

表11-1 Wiltseらの腰椎すべり症の分類（文献82より引用）

タイプ1 Dysplastic	後方要素の先天的異常
タイプ2 Isthmic	関節突起部の疲労骨折，急性骨折や延長
タイプ3 Degenerative	椎間板や椎間関節の変性による不安定性
タイプ4 Traumatic	椎弓根，椎間関節の骨折
タイプ5 Pathologic	腫脹や代謝異常

第3章 腰椎疾患 1

表 11-2 一般人口における腰椎分離症および分離すべり症の有病率

報告者	対象	例数	年齢	分離症			分離すべり症		診断
				有病率	性差	発生高位	有病率（分離症に対して）	発生高位（分離症に対して）	
Sakai ら [70]	整形外科以外の患者（一般外科, 泌尿器科, 婦人科など）	男性 991 名 女性 1,009 名	20～92 歳 （平均 63.0 歳）	男性 7.9% 女性 3.9% （117 例）	—	L5：90.3% L4：5.6% L3：3.2% L2：0.8% L1：0%	3.8% (60.5%)	—	CT
Brooks ら [11]	腰痛以外を主訴とする患者（外傷, 腹痛, がん）	男性 1,282 名 女性 1,273 名	20 歳以上	男性 9.4% 女性 6.5% （203 例）	p=0.0047	—	—	—	CT
Ko ら [37]	腰痛以外を主訴とする患者（一般外科, 泌尿器科）	男性 551 名 女性 304 名	20～86 歳 （59.0 ± 13.3 歳）	男性 9.3% 女性 8.9% （78 例）	p=0.033	—	—	—	CT
Kalichman ら [33]	一般人口（フラミンガムハートスタディ）	男性 104 名 女性 84 名	32～79 歳 （52.7 ± 10.8 歳）	男性 16.5% 女性 5.0% （25 例）	p=0.0154	L5：76.2% L4：19.0% L3：4.8% L2：0% L1：0%	8.2% (71.4%)	L5：73.3% (52.4%) L4：20.0% (18.8%) L3：6.7% (25%)	CT
Sonne-Holm ら [74]	一般人口（コペンハーゲンスタディ）	男性 1,495 名 女性 2,505 名	22～93 歳	男性 5.5% 女性 4.1% （143 例）	p=0.002 (L5 のみ)	L5：66.5% L4：28.1% L3：3.8% L2：1.1% L1：0.5%	3.5% (72.7%)	L5：66.9% (69%) L4：33.1% (80%)	X 線側面像

—：記載なし。

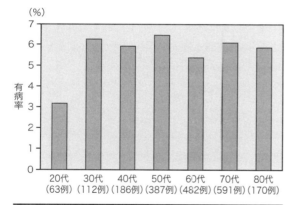

図 11-1 一般人口における腰椎分離症の有病率の年代別比較（文献 70 より引用）
各年代間の有病率に大きな差はなく, 成人期の腰椎分離症の発生はまれである。

2. 腰椎分離症の有病率

腰椎分離症の有病率は, 整形外科以外の診療科を受診した患者データを用いた研究や特定地域におけるコホート研究などによって調査された [11, 33, 37, 70, 74]。これらの研究における有病率は, 男性 5.5～16.5%, 女性 3.9～8.9% と男性のほうが高い傾向にあった（表 11-2）[11, 33, 37, 70, 74]。年代別の比較では各年代間に大きな差はなく, 成人期の腰椎分離症の発生はまれであった（図 11-1）[11, 70]。有病率は人種間で異なり, エスキモーでは男性 31.9%, 女性 22.6% [36], グアムでは男性 29.4%, 女性 14.3% と高かった [5]。

成人アスリートにおける有病率に関する研究を表 11-3 にまとめた [6, 30, 32, 38, 39, 63, 72, 85]。これらの研究は X 線もしくは MRI 画像によって診断が行われた。また, 大規模調査は少なく, スポーツ種目や競技レベルによる有病率に関しては検討困難であった（表 11-3）[6, 30, 32, 38, 39, 63, 72, 85]。Soler ら [73] は, スペインのナショナルレベルのアスリート 3,152 名を対象に各競技種目別の有病率を X 線

果, 4 名の腰椎分離症の発症がみられたが, 新鮮例かどうかは不明である。ハイレベルのアスリートでは, さまざまなスポーツ種目で成人期にも腰椎分離症が発症すると考えられ, 今後さらなる研究が必要である。

11. 腰椎分離・すべり症（成人）

表 11-3 アスリートにおける腰椎分離症の有病率

報告者	例数	競技種目	年齢	分離症 有病率	分離症 発生高位	分離すべり症 有病率	分離すべり症 発生高位	診断
Jones ら [32]	男性 104 名	アメリカンフットボール（大学生）	19 歳（18〜22 歳）	4.8%（5 例）	—	—	—	X 線画像
Bar-Dayan ら [6]	男性 74 名	パラシュート（インストラクター）	22〜54 歳	13.5%（10 例）	L4：90% L3：10%	12.2%（90%）	L4：100%（100%）	X 線画像
Iwamoto ら [30]	男性 742 名	アメリカンフットボール（大学新入生）	18 歳以上	10.4%（77 例）	L5：81.8% その他不明	—	—	X 線画像
Kraft ら [38]	男性 18 名 女性 40 名	乗馬	32.4 ± 9.3 歳（18〜41 歳）	0%	—	0%	—	MRI
Külling ら [39]	男性 29 名	ビーチバレー（プロ）	19〜39 歳	20.7%（6 例）	L5：71.4% L4：14.3% L3：14.3%	6.9%（33.3%）	L5：50%（20%） L4：50%（100%）	MRI
Yang ら [85]	男性 13 名 女性 8 名	ウエイトリフティング（オリンピック）	21.0 ± 4.6 歳	28.6%（6 例）	—	19.0%（66.6%）	—	X 線画像
Rajeswaran ら [63]	19 名	テニス（ジュニアエリート）	23 ± 2 歳（20 歳以上）	5.3%（1 例）	—	—	—	MRI
Schroeder ら [72]	男性 2,965 名	アメフト（NFL プロ志望選手）	21 歳以上	4.6%（135 例）	—	—	—	X 線画像

—：記載なし。

表 11-4 スペインのナショナルレベルのアスリートにおける腰椎分離症の有病率（文献 73 より一部抜粋）

競技種目	例数	平均年齢	有病率（%）	競技種目	例数	平均年齢	有病率（%）
アメリカンフットボール	13	21.5	0	ボブスレー	15	25.5	20.0
アーチェリー	44	26.3	2.3	ウエイトリフティング	85	18.5	12.9
陸上	685	22.0	8.9	自転車	175	21.2	6.3
トラック競技	512		7.2	フェンシング	56	22.2	10.7
投てき	45		26.7	水泳	176	17.1	10.2
混成種目	31		12.9	バレーボール	70	20.4	10.0
跳躍	97		8.3	スキー	77	21.6	7.8
バドミントン	38	16.7	5.3	ハンドボール	67	19.2	7.5
体操	235	14.3	14.0	バスケットボール	288	17.6	6.6
体操競技	112		17.0	フィールドホッケー	106	19.6	2.8
新体操	92		9.8	ゴルフ	52	19.2	1.9
トランポリン	31		16.1	ボート	77	21.5	16.9
カヌー	162	17.7	6.2	ラグビー	40	25.2	5.0
急流	10		0	トライアスロン	90	23.8	7.8
カナディアン	47		8.5	サッカー	55	24.1	1.8
カヤック	105		5.7	テニス	91	15.2	1.1
格闘技	—	—	—				
ボクシング	21		14.3				
柔道，レスリング	143		11.2				
空手など	43		9.3				

像にて検討した（**表 11-4**）。X 線像を用いて 4,001 人の一般人を調査したコペンハーゲンスタディの有病率（4.6%）[74] と比較して，多くのスポーツ種目で有病率が高かった[73]。ただし，この研究では特定のスポーツ種目に未成年が多く含まれている点に注意が必要である。また，成人アスリートの有病率の性差を検討した研究は存在しなかった。

第3章 腰椎疾患 1

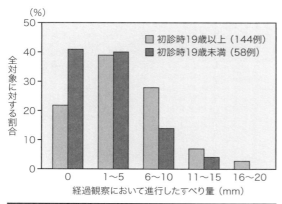

図 11-2 腰椎分離症および分離すべり症の 20 年以上の経過観察におけるすべり症の進行（文献 71 より引用）
初診時 19 歳以上であった 144 名で経過観察期間中に平均 5 mm のすべりが生じた。

3. 腰椎分離症の発生高位

　腰椎分離症の発生高位は成長期と同様に第5腰椎（L5）で最も多く，次いで第4腰椎（L4）に多いという点で研究結果は一致している[33,70,74]（**表 11-2**）。スペインのナショナルレベルのアスリートの腰椎分離症 253 例でも，L5 が 84.3%，L4 が 11.9%，第3腰椎（L3）が 1.9%，第2腰椎（L2）と第1仙椎（S1）が 0.8%，第1腰椎（L1）が 0.4%であった[73]。アメリカ軍のパラシュートインストラクターの腰椎分離症 10 例の調査では，L4 が 90%，L3 が 10%であった[6]。特定の競技種目では L5 の発生が少ない可能性も考えられるが，発生高位の違いによるメカニズムの違いは明らかとなっていない。腰椎分離症は 65〜90.5%が両側分離とされ，片側例のほうが少ないと考えられる[33,70,73,74]。日本人患者 185 例を CT にて評価した調査では，両側例が 79%であった[70]。ナショナルレベルのアスリート 253 例を X 線にて評価した研究では，両側例が 78.2%であった[73]。また，複数高位での腰椎分離症の発症は 4.0〜4.8%とまれであった[33,70]。

4. 腰椎分離すべり症の発症と進行

　成長期では腰椎分離症後のすべり症の進行を高頻度に認めるが，成人でも腰椎分離すべり症の発症や進行が認められる[18,59,71]。Saraste[71]は，腰椎分離症および分離すべり症 255 例（調査開始時平均年齢 24 歳，9〜40 歳）を対象に 20 年以上の経過観察（平均 29 年，20〜44 年）を行った。その結果，初診時 19 歳以上であった 144 名で経過観察期間中に平均 5 mm のすべりが生じた（**図 11-2**）。また，初診時の年齢やすべり量と最終経過観察時のすべり量の間には関連を認めなかった。L5 分離症および分離すべり症患者 22 例（調査開始時平均年齢 43.6 歳，17〜72 歳）を対象とした 10 年以上のケースシリーズ（平均 145.1 ヵ月，120〜214 ヵ月）では，L5 分離症 18 例中 5 例（27.8%）で 5%以上のすべりが生じ，分離すべり症 4 例すべてですべりの進行を認めた[59]。Floman[18]は，深刻な腰痛や神経根症状により手術を要した腰椎分離症および分離すべり症患者のうち，2 年以上経過を追うことができた 18 例（最終経過観察時平均年齢 44.4 歳，32〜55 歳，術前平均経過期間 7.2 年，2〜20 年）を調査した。初診時からすべり症を認めた 17 例では，平均 14.6%のすべり症の進行を認め，初診時に明らかなすべり症を認めなかった 1 例も 10 年間で 30%のすべりが生じていた[18]。Inoue ら[28]は，L5 分離症患者 367 名（20〜59 歳）における分離すべり症の有無と仙骨終板変形の有無を調査した（**図 11-3**）。その結果，分離すべり症は加齢とともに増加したが，最も増加したのは仙骨終板変形を伴わない腰椎分離すべり症であった（**図 11-3A**）[28]。著者らは仙骨終板変形は成長期に分離すべり症が発症し，成長軟骨板が変形治癒したものと考察しており，成人における分離すべり症の進行を示唆した。以上より，成人でも長期間の経過とともに分離すべり症へ進行するといえる。しかし，成人アスリートが非アスリートと比

11. 腰椎分離・すべり症（成人）

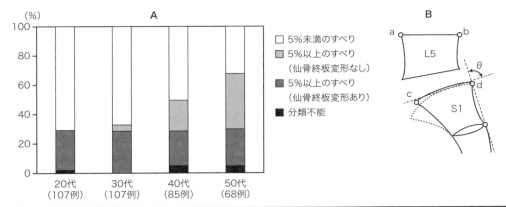

図11-3 第5腰椎（L5）分離症における分離すべり症と仙骨終板の変形の有無（文献28より引用）
A：各年代における分離すべり症の有無と仙骨終板変形の有無の割合。B：仙骨終板変形の基準。Sacral table angle（θ）が97°以下（健常対照者310名の平均値＋2SD）であり，なおかつSacral table index（cd/ab）が102%以上（健常対照者310名の平均値）の対象を仙骨終板変形ありとした。

較して分離すべり症へ進行しやすいかどうかは現時点で不明である。

5. 腰椎分離すべり症の有病率

一般人を対象とした調査では，腰椎分離すべり症の有病率は全調査対象の3.5〜8.2%であった（表11-2）[33,70,74]。Sakaiら[70]は，CTにて診断された腰椎分離症126例のMeyerdingグレード（表11-5）[50]を調査した。その結果，両側分離100例ではMeyerdingグレードⅠが62%，グレードⅡが11%と多くの症例で軽度すべりを認めたのに対し，片側分離26例ではMeyerdingグレードⅠが8%，残り92%はグレード0であった。Sonne-Holmら[74]は，X線にて診断された腰椎分離症183例のうち，MeyerdingグレードⅠが59%，グレードⅡが12%，グレードⅢが2%とSakaiら[70]と同様の傾向だった。これらの結果から，両側分離例の多くで軽度のすべり症（MeyerdingグレードⅡ以下）を有することがわかる。加えて，片側分離例では分離すべり症への進行頻度が低いと推察される。アスリートを対象とした調査では，全調査対象に対する腰椎分離すべり症の割合は6.9〜19%，腰椎分離症例に対す

表11-5 Meyerdingによる腰椎すべり症のグレード分類（文献50より引用）

グレード	
Ⅰ	〜25%
Ⅱ	25〜50%
Ⅲ	50〜75%
Ⅳ	75%〜
Ⅴ	腰椎下垂症

る割合は33〜90%であった（表11-3）[6,39,85]。しかし，アスリートを対象とした調査は限定的であり，すべり症の程度については明記されていなかった。

6. 腰椎分離すべり症の発生高位

腰椎分離すべり症の発生高位は腰椎分離症と同じくL5で最も多く，次いでL4で多い（表11-2）。コペンハーゲンスタディにおける腰椎分離症143例の調査では，高位別の腰椎分離症例に対する分離すべり症の割合は，L5で69%，L4で80%と統計学的有意差は不明であるものの，L4で高い値を示した[74]。その他，L4分離症モデルはL5分離症モデルより不安定性が大きいとする研究[23]やL4分離症では椎間板変性がL5分離症

第3章 腰椎疾患 1

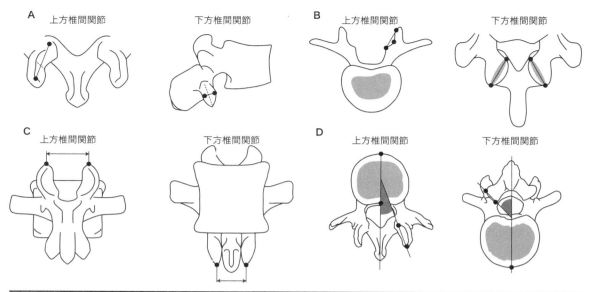

図11-4 腰椎の形態学的計測方法（文献47，48より一部改変）
A：椎間関節の幅（実線）と長さ（点線），B：椎間関節凹面の深さ（上方椎間関節）と凸面の高さ（下方椎間関節），C：椎間関節間距離，D：椎間関節角。

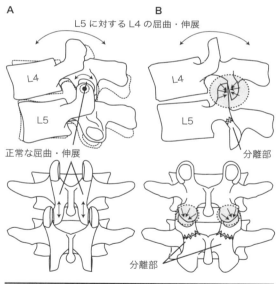

図11-5 椎間関節角の違いによる腰椎屈曲・伸展運動時の関節突起間部への負荷の違い（文献48より引用）
A：正常。矢状面に向いた椎間関節面は屈曲・伸展運動を促進する。B：腰椎分離症。より前額面に向いた椎間関節面は椎間関節の屈曲・伸展運動を制限（上の6つの矢印）し，長期間もしくは繰り返しの運動によりL5関節突起間部の疲労骨折をもたらす可能性がある。

より重度とする研究[49]も存在するが，L4分離症が有意に分離すべり症へ進行しやすいという決定的なエビデンスは存在しない。

7．腰椎分離症と骨形態

腰椎の椎間関節の大きさや椎間関節の向きを表わす椎間関節角，左右の椎間関節間距離などの骨形態は，腰椎運動時の関節突起間部へのストレス増加に影響し，腰椎分離症との関連が示唆される[14, 34, 47, 48, 79, 80]。

1）椎間関節面

Masharawiら[47]は，骨標本を用いて男性のL5分離症115例（47.9 ± 13.8歳）と性別，年齢および人種をマッチさせた対照群120例（49.1 ± 17.1歳）における腰椎の形態学的特徴を比較した（図11-4）。その結果，L5分離症例ではL4およびL5の椎間関節面積が16〜26％小さく，凸面の高さが有意に低かった。著者らは，小さな椎間関節や凸面の高さの低下が関節突

11. 腰椎分離・すべり症（成人）

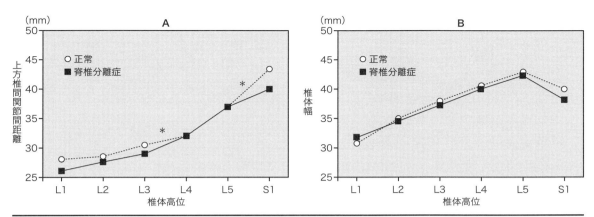

図11-6 成人骨標本を用いた腰椎分離症例（11例）と対照群（21例）の上方椎間関節間距離（A）と椎体幅の比較（B）（文献80より引用）
上方椎間関節間距離の絶対値と椎体幅に群間差はなかったが，分離症例ではL5に対するS1の椎間関節間距離の比が有意に大きい。＊：上下の椎体における上方椎間関節間距離の比に有意な群間差があったことを示す（p＜0.05）。

起間部へのストレスを増加させると考察した。

2）椎間関節角

Masharawiら[48]は，前述の研究[47]と同一対象にて水平面上における椎間関節の向きを表わす椎間関節角を分析し（**図11-4D**），L5分離症例で椎間関節角が有意に大きく，より前額面に近い向きであると結論づけた。椎間関節角の増大は屈伸運動を制限し，関節突起間部へのストレスを増加させると考察された（**図11-5**）。Kalichmanら[34]の研究では，フラミンガムハートスタディにおいて，L5分離症17例（56.3±11.2歳）と腰椎分離症を認めない167名（52.2±10.7歳）のCT画像から椎間関節角を計測し，両群間に有意な差は認められなかった。また，Chungら[14]は，韓国陸軍のL5分離症35例（20.9歳）と腰椎構造に明らかな異常を認めない対照群36名（21.5歳）のCT画像から椎間関節角を計測し，有意差を認めなかった。しかし，分離症例ではL3-L4の椎間関節角に対するL4-L5の椎間関節角の比が対照群と比較して有意に大きかった。著者らは上下椎体間における椎間関節角の相対的アンバランスがL5関節突起間部へのストレスを増

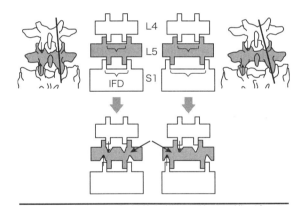

図11-7 椎体間の相対的な椎間関節間距離の違いによる関節突起へのストレスへの影響（文献80より引用）
左ではL5-S1の椎体間距離の差が小さく，過伸展時にL4の下関節突起とS1の上関節突起がL5関節突起間部の近接する部位に接触する。↓：L4下関節突起とL5関節突起間部の接触位置，↑：S1上関節突起とL5関節突起間部の接触位置。

加させたと考察した。椎間関節角の増加は，腰椎伸展時の関節突起間部へのストレスを増加させ，腰椎分離症のリスクとなる可能性がある。

3）椎間関節間距離

椎間関節間距離の検討も行われた（**図11-4C**）。Mashawawiら[47]は，L5分離症例ではL4の下

第3章 腰椎疾患 1

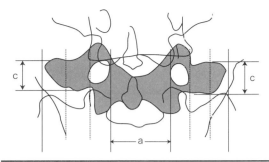

図11-8　第5腰椎横突起の相対的厚さ（c/a）（文献59より引用）
a：椎弓根間距離，c：第5腰椎横突起の厚さ。5%以上のすべりの進行を認めた例では，すべりを認めなかった者よりもL5横突起の相対的厚さが有意に小さかった。

方椎間関節間距離とL5の上方椎間関節間距離が対照群よりも有意に大きいと結論づけた。Wardら[80]は，成人骨標本にてL5分離症11例と年齢および性別をマッチさせた対照群21例の上方椎間関節間距離を比較した。その結果，上方椎間関節間距離の絶対値と椎体幅に群間差はなかったが，分離症例ではL5に対するS1の椎間関節間距離の比が有意に大きかった（図11-6）。Chungら[14]も韓国陸軍の対象で同様の結果を示した。アンバランスな椎間関節間距離は，腰椎伸展時に上下の関節突起が関節突起間部近接部に接触する要因となり，関節突起間部のストレス増加を招くと考察された（図11-7）[80]。成長期の腰椎分離症例を対象とした臨床研究でも同様の結果が得られており，椎間関節間距離のアンバランスは腰椎分離症の危険因子の1つと考えられる。

8. 腰椎分離すべり症と腸腰靱帯機能

腰椎分離すべり症への進行と腸腰靱帯機能の関連が示唆された[4, 59]。腸腰靱帯はL5横突起から腸骨稜へ付着する靱帯であり，仙骨に対するL5の屈曲，回旋，側屈運動の安定性に寄与する[3, 13, 42, 44, 84]。腸腰靱帯は前方線維と後方線維の2つに分けられ，前方線維はL5横突起から外側へ向かって走行し腸骨稜の前縁へ付着する。一方，後方線維は斜め後方へ向かって走行し腸骨稜の後縁へ付着する[19, 44]。靱帯線維の走行から後方線維は荷重位でのL5前方すべりの制動を担う[44]。

腸腰靱帯はL5横突起から起始するため，横突起の大きさが腸腰靱帯の機能を反映する可能性がある[4, 59]。Aiharaら[4]は，71体の屍体を用いて，腸腰靱帯の長さや幅，断面積とL5横突起の大きさに関連があるかを調査した。その結果，横突起の幅が腸腰靱帯後方線維の幅や断面積と有意な相関関係が認められた。40歳以上のL5分離症患者23例とL5分離すべり症患者23例のL5横突起の大きさを比較した結果，分離すべり症患者でL5横突起の幅が有意に小さかった[4]。Ohmoriら[59]は，L5分離症患者18例とL5分離すべり症患者4例（平均43.6歳，17～72歳）の10年以上の追跡調査を行った。その結果，5%以上のすべりの進行を認めた例は，すべりを認めなかった者よりもL5横突起の相対的厚さが有意に小さかった（図11-8）。Ishidaら[29]は，L5分離症患者325名（平均35.6歳，15～59歳，未成年を含む点に注意）を対象にL5横突起の相対的厚さを後ろ向きコホート研究を実施した。明らかなすべりを認めない196名と10%以上のすべりを認めた104名を比較したところ，すべりを認めた群の相対的厚さが有意に小さかった。L5横突起の幅や相対的厚さは腸腰靱帯機能を介し，腰椎分離すべり症の進行と関連する可能性がある。

C. 病　態

1. 腰椎分離症と腰痛の関連

非アスリートでは腰椎分離症と腰痛には関連がないと結論づけられた[33, 37, 81]。Weilら[81]は，警察官507名を対象とした前向き症例対照研究に

おいて，腰痛を有する者の割合は，腰椎分離症例では18.9％，非分離症例では16.6％であった。一般成人を対象とした横断的調査では，腰椎分離症21名で腰痛を有する者は13.5％，非分離症では22.5％で，有意差は認めなかった[33]。Koら[37]は，腰椎分離症78名の35.8％で腰痛を有していたが，非分離症777名の42.3％でも腰痛を認め，腰椎分離症と腰痛は関連しないと結論づけた。アスリートを対象とした研究では，Iwamotoら[30]が，大学アメリカンフットボール選手の新入生を対象とした1年間の前向きコホート研究を行った。調査期間内の腰痛経験割合は，腰椎分離症例（77名）で80.5％，非分離症例で32.1％であり，腰椎分離症例で有意に腰痛が多かった。トップアスリートを対象とした後ろ向きコホート研究では，腰痛分離症253名の46.2％に腰痛症を認める一方で，非分離症2,899名では23.5％と，腰痛分離症例で有症率が有意に高かった[73]。しかし，この研究の対象には一部18歳未満の者が含まれていたことに注意が必要である。以上より，一般成人では腰椎分離症と腰痛の関連は明らかではないが，成人アスリートでは腰椎分離症が腰痛発症の原因の1つと考えられる。しかし，アスリートにおいても無症候性の腰椎分離症が50％以上存在することに留意が必要である。

2．腰椎分離症後の分離部組織

腰椎分離症後の分離部は腰痛症の原因の1つとされ，分離部への局所麻酔の効果が手術適応の判断に用いられてきた[75, 83]。分離部の組織学的研究は，主に手術症例における組織採取によって行われた[9, 16, 25, 51, 56]。分離部は靱帯付着部を有するタイプIIコラーゲンやアグリカンなどの高密度な線維軟骨組織からなり，靱帯に類似した組織が埋まる[9, 16, 25, 51]。Einsensteinら[16]は，腰椎分離すべり症患者8名（31～57歳）の分離部の免疫

表 11-6 L5 腰椎分離症例の偽関節部の組織分類（文献 51 より引用）

グレード	骨付着部	線維密度
1	靱帯付着部は観察されない	囊胞性病変を伴う疎な線維組織
2	不完全な靱帯付着部構造	疎な部分が半分以下であり，比較的密な組織
3	靱帯付着部に酷似した構造	密な線維組織

組織化学的検討を行い，分離部における靱帯様組織およびその周囲の神経組織の存在を示唆した。Hasegawaら[25]は，腰椎分離症および分離すべり症患者10名（15～57歳）の分離部を電子顕微鏡で観察し，パチニ小体やルフィニ小体，ゴルジ腱器官様組織，自由神経終末などの感覚受容器の存在を示した。Nordströmら[56]は，腰椎分離症および分離すべり症患者6名（18～45歳）の分離部の免疫組織化学的検討を行い，神経組織の存在を否定した。Miyauchiら[51]の研究では，腰椎分離すべり症17名（23～76歳）のうち2名で分離部の組織周囲に神経線維を認めたが，分離部組織内には全例で神経線維の侵入を認めなかった。また，偽関節部の靱帯付着部および線維密度のグレード（表11-6）やX線画像により判定された分離部の不安定性は腰痛の程度と関連を認めず，分離部が腰痛の原因になることを支持しなかった。分離部への神経組織の侵入には一致した見解が得られていない。

3．腰椎分離症および分離すべり症後の腰椎不安定性

関節突起間部は腰椎の安定性に寄与する重要な構造である。新鮮屍体を用いた生体力学研究では，関節突起間部の切離によって腰椎の屈曲・回旋・前方並進運動が増加し，L4分離モデルがL5分離モデルよりも関節突起間部切離後の不安定性増加が著しいことが確認された[3, 23]。Natarajanら[54]は，有限要素法にてL5分離症およびL5分

第3章 腰椎疾患1

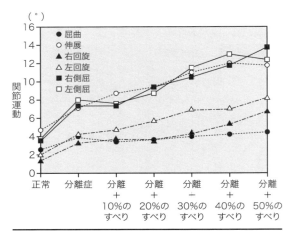

図11-9 有限要素法を用いた腰椎分離・すべり症におけるL5-S1可動性の比較（文献54より引用）
各運動方向に対し10 Nmの負荷を加えた際の腰椎可動性を条件間で比較した。L5分離症モデルでは，L5-S1間の全方向への可動性，特に伸展・側屈で顕著に増加した。

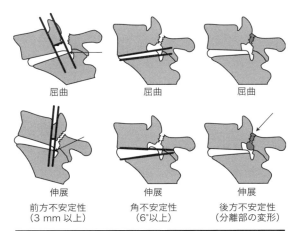

図11-10 腰椎分離症例における不安定性（文献55より引用）
前方不安定性：分離高位の椎体後壁の線（左）とそれに平行な下位椎体後壁の上端（矢印）を通る線（左）の距離の変化。角不安定性：分離高位の椎体下縁と下位椎体の上縁がなす角の変化。後方不安定性：分離部の変形。

離すべり症（MeyerdingグレードII以下）モデルを作成し，10 Nmの負荷を加えた際の腰椎屈曲・伸展・回旋・側屈可動性を調査した。その結果，L5分離症モデルでは，L5-S1間の全方向への可動性が，特に伸展・側屈で顕著に増加した（図11-9）。さらに，すべり症が進行することで可動性は増加し，正常時と比較して50%すべりの状態では屈曲69%，伸展153%，回旋（左右平均）367.5%，側屈257.5%の増加を認めた（図11-9）。Niggemannら[55]は，腰椎分離すべり症140名を対象に，立位最大屈曲および伸展時のMRI画像から腰椎の不安定性を評価し，症状との関連を調査した。その結果，46%の対象者で前方・角・後方のいずれかの不安定性を有していた（図11-10）。角不安定性が最も多く16%，次いで後方13%，前方5%であり，残り12%は複数方向の不安定性を有していた。不安定性を認めない症例で神経根症状を有する割合は17.4%だったのに対し，前方不安定性では42.3%，角不安定性では40.7%，後方不安定性では33.3%と神経根症状を有する割合が有意に高かった。また，前方不安定性を有する症例は全例腰痛を有していた。以上より，腰椎分離症および分離すべり症では隣接椎体間の不安定性が増加し，腰痛や神経根症状の原因となる可能性がある。

4. 腰椎分離症および分離すべり症後の腰椎変性

腰椎分離症およびすべり症は腰椎構造の変性との関連が示唆された。McCunniffら[49]は，骨標本534体の終板変性を分析し，分離症の有無で変性の程度が異なるかを明らかにした。534例のうちL4分離症14例，L5分離症81例を認め，下位椎体の終板変性は分離症群で有意に重度であり，L4分離症はL5分離症よりも重度であった。L5-S1は腸腰靱帯によりL4-L5と比べて椎体間の安定性が高いため，L4分離症で終板変性が重度であったと考察された。Ohら[58]は，L5分離症および分離すべり症を認めた軍人229名（21±1.4歳，19～26歳）のMRI画像から椎間板変性を調査し，椎間板変性のグレード[61]

表 11-7 MRI の T2 強調画像を用いた椎間板変性のグレード（文献 61 より引用）

グレード	構造	髄核と線維輪の区別	信号強度	椎間板の高さ
1	均質・鮮やかな白	明瞭	高信号・脳脊髄液と等信号	正常
2	不均質・水平な帯（±）	明瞭	高信号・脳脊髄液と等信号	正常
3	不均質・グレー	不明瞭	中間	正常からわずかに減少
4	不均質・グレーから黒	不能	中間から低信号	正常から中等度の減少
5	不均質・黒	不能	低信号	椎間板腔の破綻

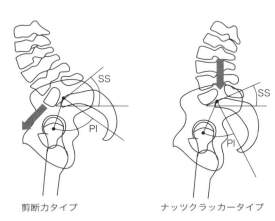

図 11-11 軽度の腰椎分離・すべり症例（Meyerding グレード II 以下）に特徴的な 2 つの脊椎アライメントタイプ（文献 69 より引用）
剪断力タイプは骨盤形態角（pelvic incidence : PI）が 55°以上, 仙骨傾斜角（sacral slope : SS）が 40°以上であり, 腰仙椎移行部が垂直に近づき, 剪断力（矢印）によって関節突起間部に過度な牽引力が加わる. ナッツクラッカータイプは骨盤形態角が 55°以下, 仙骨傾斜角が 40°以下である.

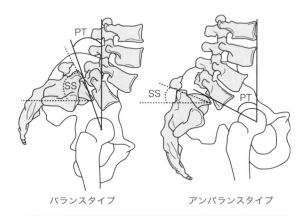

図 11-12 重度の腰椎分離・すべり症例（Meyerding グレード III 以上）に特徴的な 2 つの脊椎アライメントタイプ（文献 27 より引用）
バランスタイプは骨盤回旋角（pelvic tilt : PT）が小さく, 仙骨傾斜角（sacral slope : SS）が大きい. アンバランスタイプは骨盤回旋角が大きく, 仙骨傾斜角が小さい.

（表 11-7）とすべり量の関連を検討した. その結果, 椎間板変性が軽度なグレード 1 はグレード 2 と 3 を合わせたサブグループよりも有意にすべり量が小さく, グレード 2 と 3 のサブグループは, より変性が重度なグレード 4 と 5 のサブグループよりも有意にすべり量が小さかった. Goda ら[22] は, L5 分離症 107 名（平均 64.1 歳）の CT 画像から椎間関節の退行性変化（狭窄, 硬化, 骨棘, 骨嚢胞の有無）を評価し, L4–L5・L5–S1 のいずれの椎間関節も L5 分離症群は対照群よりも退行性変化を有する割合が高いことを示した. Kalichman ら[34] は, L5 分離症 17 名と分離症を認めない 167 名の椎間関節の変形性関節症の割合を検討した. その結果, L5 分離症例では L4–L5・L5–S1 の椎間関節の変形性関節症割合が有意に高かった. 以上より, 腰椎分離症および分離すべり症は椎間板や椎間関節などの腰椎構造の退行性変化との関連が示されており, 腰椎分離すべり症に合併する腰椎構造の退行性変化も症状に影響すると推測される. 今後は腰椎分離症を有するアスリートにおける調査が必要である.

5. 腰椎分離すべり症と脊椎アライメント

腰椎分離すべり症との関連が示唆される脊椎アライメント評価には多くの指標が用いられてきた. 一般的に軽度の腰椎分離すべり症患者

第3章 腰椎疾患 I

L5-S1すべり症
- 低グレード
  - タイプ1：骨盤形態角45°未満（ナッツクラッカー）
  - タイプ2：骨盤形態角45〜60°
  - タイプ3：骨盤形態角60°以上
- 高グレード
  - バランスの保たれた骨盤
    - タイプ4：バランスの保たれた骨盤
  - 後傾した骨盤
    - タイプ5：バランスの保たれた脊柱
    - タイプ6：アンバランスな脊柱

図11-13　Spinal Deformity Studyグループによる腰椎分離・すべり症の分類（文献41より引用）
Hreskoら[27]のアンバランスタイプをC7 pump lineが大腿骨頭よりも後方にあるバランスタイプと前方にあるアンバランスタイプに分類した。

（Meyerdingグレード II 以下）では仙骨終板がより矢状面に近づき〔骨盤形態角（pelvic incidence），骨盤回旋角（pelvic tilt, pelvic angle），仙骨傾斜角（sacral slope）の増加〕，腰椎前弯角の増加と胸椎後弯角の減少が特徴的である[7, 24, 31, 40, 45, 46, 58, 64, 78, 86]。Roussoulyら[69]は，軽度の腰椎分離すべり症（Meyerdingグレード II 以下）に特徴的な2つの腰椎仙骨アライメントタイプを提唱した。1つ目は骨盤形態角が55°以上で仙骨傾斜角が40°以上の剪断力タイプ，2つ目は骨盤形態角が55°以下，仙骨傾斜角が40°以下のナッツクラッカータイプである（図11-11）。Hreskoら[27]は，重度の腰椎すべり症患者（MeyerdingグレードIII以上）の仙骨骨盤アライメントを評価し，骨盤回旋角が小さく，仙骨傾斜角が大きいバランスタイプと，骨盤回旋角が大きく，仙骨傾斜角が小さいアンバランスタイプ（仙骨後傾もしくは直立タイプ）の2つのサブグループを提唱した（図11-12）。その後，Spinal Deformity Studyグループが第7頚椎椎体中央を通る垂直線（C7 pump line）を指標として，Hreskoら[27]のアンバランスタイプをC7 pump lineが大腿骨頭よりも後方にあるバランスタイプと前方にあるアンバランスタイプに分類し，腰椎すべり症を6つのタイプに分類した（図11-13）[41]。これらの分類は主に手術適応の背景から検討されてきたが[45]，成人のみを対象としておらず，未成年も対象としている論文がほとんどである。Ohら[58]は，アジア圏の軍人におけるL5分離症および分離すべり症患者229名（21 ± 1.4歳，18〜26歳）をすべり量から3群に分け（0 mm，<5 mm，≧5 mm），腰椎・骨盤アライメントを比較した。その結果，骨盤形態角，仙骨傾斜角，腰椎前弯角とすべり量との間に有意な相関を認めた。これらの指標の増加は椎体間の剪断力を増加させ，すべり症進行の危険因子と考察された。Zhaoら[86]は，腰椎分離すべり症患者74名（49.2 ± 9.5歳）のうち，MeyerdingグレードIの30名とグレードIIの44名の脊椎アライメントを比較した。その結果，グレードIIはグレードIよりも有意に胸椎後弯角（第4-12胸椎）が小さく，骨盤回旋角が大きかった。Beenら[7]は，フラミンガムハートスタディにおいてL5分離症5名およびL5分離すべり症11名と対照群121名の腰椎前弯角を比較した。その結果，L5分離すべり症患者は対照群よりも有意に腰椎前弯角が大きく，L5椎体の楔状化やL4-L5椎間板の楔状化にも有意差を認めた。以上より，腰椎分離すべり症患者では仙骨終板がより矢状面に近づき，腰椎前弯角の増加と胸椎後弯角の減少が示された。これらは腰椎分離すべり症進行の危険因子と考えられる。

D. 診断および評価

腰椎分離症の画像診断および臨床検査について

は成長期の項を参照されたい．腰椎分離すべり症に関する画像診断，臨床検査は腰椎分離すべり症のみを対象とする研究が少ないため，腰椎変性すべり症を含んだ研究も採用した．同様に腰椎不安定性の画像評価も腰椎変性すべり症を含む他の腰椎変性疾患を対象とした論文を採用した．

1. 腰椎すべり症の画像診断

腰椎すべり症の画像診断には主にX線側面像が用いられ，隣接椎体間の前後位置関係であるすべり量を絶対値（mm）もしくは下位椎体の近位終板の前後径に対する比（%slip）で評価する．下位の椎体に対する上位椎体位置の定義は2つあり，研究間で計測方法が異なる（**図11-14**）．Bourassa-Moreauら[10]は，L5すべり症患者130名（13.8 ± 3.0歳）のX線側面像を対象に2つの計測方法を比較した．その結果，上位椎体の遠位終板の後方から下位椎体に対する垂線を引く方法（**図11-14A**）におけるすべり度は平均34.2 ± 32.6%であったのに対し，上位椎体の後壁の延長線を基準にした方法（**図11-14B**）では平均42.5 ± 25.8%であり，後者のほうが有意に大きかった．また，すべり度50%未満を軽度，50%以上を重度とした場合，130名中8名が測定方法間で異なるグレードとなった．この8名には**図11-14A**の方法では100%だが**図11-14B**の方法では36.6%であった者，**図11-14A**の方法では15.2%だが**図11-14B**の方法では56.7%となる者など，値が大きく乖離する者も存在した．この差は腰仙椎角（もしくはslip角）と負の相関を有しており（r=-0.77），L5-S1間の前後弯が測定値に影響したと考察した．腰椎すべり症ではグレード分類も用いられる．最も多く用いられる方法はMeyerdingのグレード分類である（**表11-5**）[50]．Timonら[77]は，L5すべり症患者31名のすべり量とMeyerdingグレード分類の信頼性を4人の検者で検討した．6週間空

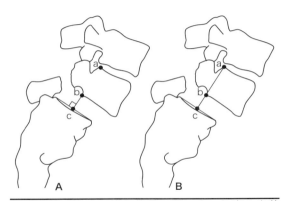

図11-14　第5腰椎と仙骨の間のすべり度の定義（文献10より引用）
A：腰椎終板の後方（b）から仙骨の終盤に対して垂線を引き（線b-c），交点（c）を基準とする方法．
B：腰椎後壁（線a-b）の延長線が終板と交わる点（c）を基準とする方法．

けた2回の検者内信頼性（級内相関係数およびκ係数）は，すべり量が平均0.94（95%信頼区間：0.88, 0.97），Meyerdingグレードが平均0.79（95%信頼区間：0.50, 0.91）だった．検者間信頼性は，すべり量が0.89（95%信頼区間：0.83, 0.94），Meyerdingグレードが0.78（95%信頼区間：0.66, 0.86）であった．すべり量やMeyerdingのグレード分類による評価は比較的信頼性の高い評価であるが，上位椎体位置の定義が研究間で異なる場合には結果の解釈に注意が必要である．

2. 腰椎すべり症の臨床検査

腰椎すべり症診断のゴールデンスタンダードは画像検査だが，触診や臨床検査による診断も試みられた．触診では棘突起をランドマークとして椎体の前後すべりが評価される．X線画像による診断を基準とした場合，触診の感度は60～88%，特異度は87.2～100%とされた[2, 15, 35]（**表11-8**）．Collaerら[15]は，経験年数11年，15年，16年の整形外科領域の理学療法士3名による触診の検者間信頼性を検討し，κ係数は0.18～0.31と低いことを示した．また，経験年数15年の理学

表 11-3 触診による腰椎すべり症の診断

報告者	対象	Meyerding グレード	年齢（歳）	感度（95%信頼区間）	特異度（95%信頼区間）	基準
Collaer ら [15]	腰痛症 39 例 腰椎分離すべり症 5 例	記述なし	40 ± 15 (18〜80)	60% (14.7, 94.7)	87.2% (72.6, 95.7)	X線画像
Kalpakcioglu ら [35]	腰痛症 30 例 すべり症 100 例 タイプは不明	グレードⅠ：90 例 グレードⅡ：9 例 グレードⅢ：1 例	54.8 (22〜78)	88% (79, 93%)	100% (86, 100%)	X線画像
Ahn ら [2] *	腰痛症 64 例 すべり症 32 例 タイプは不明	グレードⅠ：29 例 グレードⅡ：3 例	52.8 ± 13.9	81.3%	89.1%	X線画像

＊視診と触診の組み合わせによる診断。

表 11-9 腰椎すべり症例の臨床検査（文献 35 より引用）

検査	感度（95%信頼区間）	特異度（95%信頼区間）	陽性的中率	陰性的中率
歩行障害	5.0%	93.3%	71.4%	22.8%
腹壁の弱さ	99.0%	40.0%	84.6%	92.3%
傍脊柱筋の発達	65.0%	70.0%	87.8%	37.5%
傍脊柱筋のスパズム	87.0%	13.3%	77.0%	23.5%
腰椎前弯の増加	58.0%	63.3%	84.1%	31.1%
腰椎側弯	4.0%	96.7%	80.0%	23.2%
ハムストリングスのスパズム	27.0%	96.7%	96.4%	28.4%
ハムストリングスの収縮時痛	1.0%	90.0%	25.0%	21.4%
Z 姿勢	2.0%	100%	100%	23.4%
腰椎屈曲時痛	19%（12〜28%）	3.3%（0〜19%）	39.6%	1.2%
腰椎伸展時痛	79.0%（69〜86%）	66.7%（47〜82%）	88.8%	48.8%
腰椎側屈時痛	46.0%（36〜56%）	83.3%（65〜94%）	90.2%	31.6%
腰椎回旋時痛	10.0%（0.05〜2%）	96.7%（80〜100%）	90.9%	24.4%
片脚挙上	10.0%（0.05〜1%）	90.0%（72〜97%）	76.9%	23.1%
両脚挙上	87.0%（78〜93%）	76.7%（57〜89%）	92.6%	63.4%
大腿神経伸張テスト	14.0%	96.7%	93.3%	25.2%
アキレス腱反射	13.0%	93.3%	86.7%	24.3%
膝蓋腱反射	8.0%	96.7%	88.9%	24.0%
筋力低下	1.0%	96.7%	50.0%	22.7%
感覚低下	2.0%	100%	100%	23.4%

療法士の触診結果とX線画像との比較でも，感度 60%，特異度 87.2% となり，触診単独での診断には疑問が残った。Ahn ら [2] は，触診に加えて背面からの視診の実施も推奨した。腰椎すべり症例では腰椎前弯が増加し，すべりがある高位で第 1 腰椎のような土台が観察されるとした [2]。Kalpakcioglu ら [35] は，視診単独の感度は 21%，特異度は 100% であることを報告した。これより腰椎すべり症診断における触診や視診の妥当性は確立されていない。また，Kalpakcioglu ら [35] は腰痛症 30 例と腰椎すべり症 100 例（平均 54.8 歳，22〜78 歳）を対象に種々の臨床検査や症状との関連を検証した（**表 11-9**）。しかし，腰椎分離症の 74 例は 250 m 以上の歩行困難な重症例であり，高齢者も含まれている点に注意が必要である。今後は成人アスリートにおける臨床検

表 11-10　腰椎すべり症の前後不安定性検査法の比較

報告者	対象	年齢	立位屈伸時の差	安静立位と背臥位の差	p 値
Cabraja ら [12]	腰椎すべり症 100 例（分離すべり症 17 例，変性すべり症 83 例）	62.1 歳 (24〜85 歳)	2.3 ± 1.5 mm 5.9 ± 3.9%	4.0 ± 2.0 mm* 7.8 ± 5.4%	0.001 0.008
Liu ら [43]	腰椎すべり症 68 例（分離すべり症 13 例，変性すべり症 55 例）	61.0 ± 13.6 歳 (20〜85 歳)	4.9 ± 3.8%	7.7 ± 5.3%**	0.001
Pieper ら [62]	腰椎すべり症 87 例（タイプ不明）	63 歳 (32〜86 歳)	4.7 ± 4.0%	5.0 ± 4.4%***	記述なし

＊：背臥位は CT により撮像，＊＊：背臥位は MRI により撮像，＊＊＊：安静立位と立位屈伸時の差．

査の有用性を検討する必要がある．

3. 腰椎不安定性の評価

腰椎分離症後には腰椎の不安定性を呈することが多く，腰痛などの症状や腰椎の変性との関連が示唆されるため，腰椎分離症および分離すべり症における腰椎不安定性の評価は重要である．

1）腰椎不安定性の画像診断

腰椎の不安定性は矢状面での X 線や MRI，CT 画像を用いて 2 つの測定肢位間での隣接椎体の位置関係の変化で評価される．立位屈伸時の差による評価が古くから用いられてきたが，近年，安静立位と立位屈伸時の差や安静立位と臥位の差による評価も提唱された [8, 12, 43, 55, 62]．不安定性の指標には，椎体の前後位置関係の変化を示す前後不安定性（すべり量の変化），上位椎体の下縁と下位椎体の上縁がなす角の変化を表わす角不安定性が主に用いられる．前後不安定性は 3 mm [8, 55] もしくは 4 mm [12] 以上，または 8% 以上 [8, 12, 43, 62] の変化で陽性，角不安定性は L1-L5 間で 10° 以上，L5-S1 で 2° 以上の変化が陽性とされた [12]．

腰椎すべり症を対象として，測定肢位による違いを検討した研究を表 11-10 にまとめた [12, 43, 62]．2 編の論文では安静立位と背臥位の差は，立位屈伸時の差よりも有意に大きかった [12, 43]．安静立位と背臥位の差が基準値（4 mm あるいは 8%）以下で，立位屈伸時の評価では基準値を超えた症例が 11 例あり，必ずしも安静立位と背臥位の差が立位屈伸時の差よりも大きくならないことも示された [12]．Pieper ら [62] は，立位屈伸時および安静立位と立位屈曲時の前方不安定性の評価を比較した．8% 以上の変化を不安定性ありとした場合，立位屈伸時評価は 15〜22% が陽性であったのに対し，安静立位と立位屈曲時の評価では 25〜34% が陽性であり，立位伸展時の画像検査の必要性に疑問が残った．また，この評価法の検者内・検者間信頼性は good〜excellent であった（κ 係数：0.70〜0.92）．画像診断における腰椎不安定性の基準は統一されていないのが現状である．今後は臨床症状との関連性から測定方法や不安定性の基準を検討する必要がある．

2）腰椎不安定性の臨床検査

腰椎の前後不安定性の臨床検査に関して，いくつかの論文が存在した．Abbott ら [1] は，腰痛症患者 106 名を対象に徒手療法で用いられる他動椎体間副運動テスト（passive accessory intervertebral motion test：PAIVM）と他動椎体間生理的運動テスト（passive physiological intervertebral motion test：PPIVM）による腰椎不安定性検査を実施した．PAIVM では対象を腹臥位にして，棘突起に対して後方から前方への力を加えて副運動を計測した．PPIVM では側臥位で

他動的に腰椎を屈伸させ，隣接棘突起間の間隙を計測した．不安定性の基準には立位屈伸時のX線画像を用いて，健常対照者30名の平均値＋2標準偏差以上の前後並進もしくは角不安定性を陽性と定義した．これら2つのテストの前後および角不安定性に対する特異度は89〜99.5％と高い値が示されたが，感度は5〜33％と低値であり，腰椎不安定性の検出には限界があった．Ahnら[2]は，腰椎不安定症45名と腰痛症28名を対象に腰椎屈伸時の棘突起間のギャップの変化を触診し，X線画像にて立位屈伸時に4mm以上の前後不安定性がある者を陽性として信頼性を検証した．その結果，棘突起間のギャップ変化の評価の感度は82.2％，特異度は60.7％であった．臨床検査による腰椎不安定性の評価法に関しては，さらなる検討が必要である．

E. 治療

1. 保存療法

腰椎分離症・分離すべり症の治療は保存療法が第一選択とされ，一定期間の保存療法で効果が認められない場合に手術適応となる[26,52,57,65,67,75]．しかし，アスリートの腰椎分離症・分離すべり症の保存療法に関する研究は症例報告にとどまっていた．

1) 成人アスリートに対する保存療法の効果

近年，成人アスリートの腰椎分離症新鮮例に関するケースシリーズが散見されるが，大規模な治療効果に関する研究は存在しなかった．Tezukaら[76]は，5名のプロ競技選手を含む成人の腰椎分離症新鮮例11名（20〜27歳）の治療結果を示した．11名中10名が装具や安静，運動療法を組み合わせた保存療法によってもとの競技レベルに復帰したが，女性プロサッカー選手1例は腰痛症により引退した．運動療法の詳細は不明であった．Suttonら[75]によると，大学生アスリートの腰椎分離症新鮮例8名のケースシリーズにおいて，活動修正や腰椎の屈曲運動，NSAIDs，胸腰椎装具などの保存療法を3ヵ月行い，2名のみ競技に復帰した．Ranawatら[65]は，プロクリケット選手の腰椎分離症13名と腰椎分離すべり症5名（MeyerdingグレードI）（平均20.8歳，18〜31歳）の治療結果を示した．全例に対して休養，リハビリテーション，患者再教育からなる保存療法を実施した結果，8名が競技に復帰した．以上より，成人アスリートの腰椎分離症・分離すべり症に対する保存療法は一定の効果が示されたが，競技復帰率には研究間で大きく差があり，運動療法の詳細も明らかにされなかった．今後は，短期成績のみならず，長期成績に関する研究も必要である．

2) 非アスリートに対する保存療法の効果

非アスリートの腰椎分離症・分離すべり症に対する運動療法の効果を検証した無作為化比較試験が1997年に公表された．O'sullivanら[60]は，成人の腰椎分離症・分離すべり症患者44名を無作為に特異的エクササイズ群22名，対照群22名に割りつけた．各群1名ずつドロップアウトし，特異的エクササイズ群（21名，平均29±9歳）と対照群（21名，平均33±10歳）の治療結果を比較した．特異的エクササイズ群はRichardsonら[68]の方法に準じてドローインや，深層腹部筋（腹横筋・内腹斜筋）と多裂筋の同時収縮運動を10〜15分実施し，日常生活でもこれらの筋群の収縮を意識するよう指導された．対照群は水泳やウォーキング，物理療法や一般的な腹筋運動などを行った．10週間の介入の結果，特異的エクササイズ群でのみ有意な疼痛減少や患者立脚型の腰椎疾患に対する疾患特異的評価法であるOswestry disability indexの改善を認め，その効果は30ヵ月後まで持続した（**図11-15**）．

11. 腰椎分離・すべり症（成人）

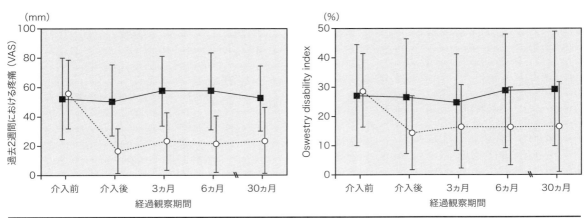

図 11-15 腰椎分離および分離すべり症に対する 10 週間の特異的エクササイズの効果（文献 60 より引用）
特異的エクササイズ群（○）でのみ有意な疼痛減少や Oswestry disability index の改善を認め，その効果は 30 ヵ月後まで持続した．

表 11-11 成人アスリートの腰椎分離症・分離すべり症に対する手術療法の成績

報告者	対象	競技	術式	経過観察期間	競技復帰
Nozawa ら [57]	分離・すべり症 18 例（グレード I 以下）（24.8 ± 5.3 歳，18〜37 歳）	さまざま（ゴルフ，テニス，野球，ジョギング，ウォーキングなど）	ワイヤー	41.6 ± 22.2 ヵ月（16〜103 ヵ月）	全例スポーツ復帰（競技変更含む）72％が痛みなし，28％は時折痛み
Reitman ら [67]	分離症 3 例（18 歳，22 歳，18 歳）	サッカー，体操，野球	スクリュー	27.3 ± 9.3 ヵ月（23, 38, 21 月）	術後 1 年までに全例スポーツ復帰，1 例は時折痛み
Ranawat ら [65]	分離・すべり症 10 例（グレード I 以下）（21.7 歳）	プロクリケット選手	スクリュー	記述なし	6 名がプロに復帰し，プレーを続けた（平均 68 ヵ月，22〜120 ヵ月）
Sutton ら [75]	分離症 5 例（新鮮例）	大学生アスリート	スクリューとフック	6 ヵ月	全例が 3 ヵ月以内に競技復帰
Gillis ら [21]	分離・すべり症 4 例	フットボール，バレーボール，ホッケー	スクリュー（最小侵襲手術）	記述なし	3 例はもとのレベルに復帰，1 例は復帰できず

また，近年公表されたシステマティックレビューでは 10 編の論文が採用されたが，保存療法と手術治療の役割に関するコンセンサスは得られなかった [20]．その理由としては，対照群の欠如や盲検化の未実施，研究の質が低いこと，対象数が少なくサブグループ化が困難，などがあげられた．今後，さらなる研究が望まれる．

2. 手術治療

1）成人アスリートに対する修復術の効果

成人アスリートの腰椎分離症・分離すべり症に対する修復術の成績を**表 11-11**[21, 57, 65, 67, 75]にまと

表 11-12 成人アスリートの腰椎分離症に対する修復術後の後療法プロトコル（文献 75 より引用）

術後経過期間	内容
〜3 ヵ月	腰仙椎装具の着用
3 ヵ月〜	低強度有酸素コンディショニング 等尺性コアエクササイズ
4 ヵ月〜	スポーツ特異的運動（非接触，伸展と回旋以外） 上肢，下肢筋力訓練
5 ヵ月〜	復帰許可

めた．術後のスポーツ復帰率は 60％程度とするもの [21, 65] と全例復帰とする研究 [57, 67, 75] に分かれた．後療法は，3 編の論文で術後 2〜3 ヵ月間の

第3章 腰椎疾患 I

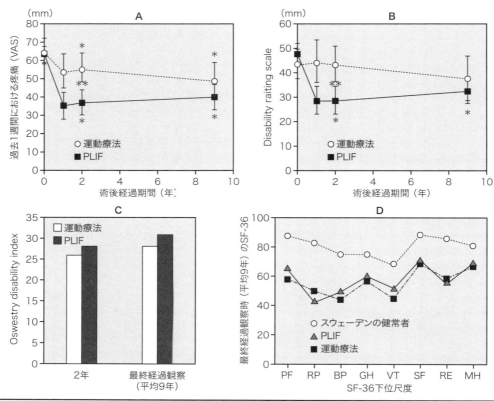

図11-16 腰椎分離すべり症に対する運動療法と後方椎体間固定術（PLIF）による治療の比較（文献17より引用）
Disability rating scaleは，更衣，屋外歩行，昇段，長時間の座位，台所での前かがみ，バッグを運ぶ，ベッドメイク，ランニング，軽労働，重労働，重量物リフティング，エクササイズもしくはスポーツへの参加の12項目の困難さをVASにより評価した平均値。PF：身体機能，RP：日常役割機能（身体），BP：身体の痛み，GH：全体的健康観，VT：活力，SF：社会生活機能，RE：日常役割機能（精神），MF：心の健康。＊：介入前と比較し有意に改善（$p<0.05$），＊＊：有意な群間差（$p<0.05$）。

硬性装具使用が明記されていたが[57, 67, 75]，2編では記載がなかった。1編の論文において公表された腰椎分離症新鮮例に対する運動療法のプロトコルを表11-12に示す[75]。これらの研究の症例数は少なく，術式，対象の競技レベルもさまざまであった[21, 57, 65, 67, 75]。スポーツ復帰率に関して競技種目を変更した研究も含まれていた[57]。成人アスリートの腰椎分離症・分離すべり症に対する修復術は一定の効果が示されたが，いずれの研究も対象数が少ないことや術式や競技種目・競技レベルがさまざまであり，比較は困難であった。後療法の内容についての検証はされなかった。成人ア

スリートに対する修復術の有効性はまだ確立されていない。

2) 活動性の高い成人に対する固定術の効果

成人アスリートを対象とした固定術の効果を検証した論文は存在しなかった。Molinariら[52]は，軍人の腰椎分離すべり症30名（MeyerdingグレードII以下，平均36歳，22〜45歳）に対する後方椎体間固定術（PLIF）のケースシリーズ（平均経過観察期間15ヵ月，12〜48ヵ月）を公表した。この論文では，平均6ヵ月（2〜16ヵ月）で19名（63%）が完全職務復帰したが，

9名は制限つきの職務復帰，3名は背部痛に関連する機能障害のため除隊していた．アスリートで同様の結果が得られるかは不明だが，活動性の高い対象に対する固定術は機能制限が残存する可能性がある．

3．保存療法と手術療法の比較

いくつかの研究で，非アスリートの腰椎分離すべり症に対する保存療法と手術療法の効果を比較した無作為化比較試験が行われた．Möllerら[53]は，1年以上腰痛もしくは坐骨神経痛の症状があり，機能活動に大きな制限を有する腰椎分離すべり症111名（ベースライン時平均年齢39歳，18〜55歳）を①運動プログラム群（34名），②PLIF群（pedicleスクリューあり37名），③PLIF群（インスツルメントなし40名）の3群に無作為に割りつけ，2年間の前向き比較試験を行った．運動プログラム群（①）は腹筋と背筋の強化，姿勢トレーニングに焦点を当てた運動プログラム（12種類，約45分）を実施した．運動プログラムは理学療法士によって管理され，研究開始から半年は週3回，半年から1年は週2回実施された．PLIF群（②・③）では術後運動療法は一切行われなかった．2年経過時点で，PLIF群は12の活動の困難さをVASで評価する疾患特異的機能スコアのdisability rating scaleと疼痛が介入前と比較して有意に改善したが，運動プログラム群は疼痛のみ改善を認めた．また，2年経過時点でPLIF群は運動プログラム群よりもdisability rating scaleおよび疼痛が有意に優れていた（図11-16）．しかし，その後公表された平均9年（5〜13年）の長期経過観察では，最終評価時のdisability rating scale，Oswestry disability index，疼痛，健康関連QOLの指標であるSF-36に群間差を認めなかった（図11-16）[17]．重度の腰椎分離すべり症の長期治療成績に関して，保存療法と手術療法のどちらが優れているかを結論づけることは困難であるといえる．

F．まとめ

1．すでに真実として承認されていること
- 成人における腰椎分離症の発生はまれである．
- 成人においても腰椎分離症は分離すべり症へと進行する．
- 腰椎分離および分離すべり症は多くが無症候性である．

2．議論の余地はあるが，今後の重要な研究テーマとなること
- 成人の腰椎分離および分離すべり症における疼痛発生メカニズム．
- 成人アスリートの腰椎分離および分離すべり症に対する保存療法の効果．
- 成人アスリートの腰椎分離および分離すべり症に対する修復術の効果．

3．真実と思われていたが実は疑わしいこと
- 腰椎分離症後の偽関節が腰痛の原因となること．
- 成人において腰椎分離症は発症しないこと．

G．今後の課題

- 成人アスリートの腰椎分離および分離すべり症の病態に基づいたサブグループ化．
- 成人アスリートの腰椎分離および分離すべり症に対する大規模かつ質の高い治療介入研究．
- 成人アスリートの腰椎分離および分離すべり症に対する治療の長期成績および予後の検証．
- 成人アスリートにおける腰椎分離症新鮮例の疫学的調査．

第3章 腰椎疾患 I

文　献

1. Abbott JH, McCane B, Herbison P, Moginie G, Chapple C, Hogarty T. Lumbar segmental instability: a criterion-related validity study of manual therapy assessment. *BMC Musculoskelet Disord*. 2005; 6: 56.
2. Ahn K, Jhun H-J. New physical examination tests for lumbar spondylolisthesis and instability: low midline sill sign and interspinous gap change during lumbar flexion-extension motion. *BMC Musculoskelet Disord*. 2015; 16: 97.
3. Aihara T, Takahashi K, Yamagata M, Moriya H, Tamaki T. Biomechanical functions of the iliolumbar ligament in L5 spondylolysis. *J Orthop Sci*. 2000; 5: 238-42.
4. Aihara T, Takahashi K, Yamagata M, Moriya H, Shimada Y. Does the iliolumbar ligament prevent anterior displacement of the fifth lumbar vertebra with defects of the pars? *J Bone Joint Surg Br*. 2000; 82: 846-50.
5. Arriaza BT. Spondylolysis in prehistoric human remains from Guam and its possible etiology. *Am J Phys Anthropol*. 1997; 104: 393-97.
6. Bar-Dayan Y, Weisbort M, Bar-Dayan Y, Velan GJ, Ravid M, Hendel D, Shemer J. Degenerative disease in lumbar spine of military parachuting instructors. *J R Army Med Corps*. 2003; 149: 260-4.
7. Been E, Li L, Hunter DJ, Kalichman L. Geometry of the vertebral bodies and the intervertebral discs in lumbar segments adjacent to spondylolysis and spondylolisthesis: pilot study. *Eur Spine J*. 2011; 20: 1159-65.
8. Boden SD, Wiesel SW. Lumbosacral segmental motion in normal individuals. Have we been measuring instability properly? *Spine*. 1990; 15: 571-6.
9. Boszczyk BM, Boszczyk AA, Boos W, Korge A, Mayer HM, Putz R, Benjamin M, Milz S. An immunohistochemical study of the tissue bridging adult spondylolytic defects--the presence and significance of fibrocartilaginous entheses. *Eur Spine J*. 2006; 15: 965-71.
10. Bourassa-Moreau E, Mac-Thiong J-M, Labelle H. Redefining the technique for the radiologic measurement of slip in spondylolisthesis. *Spine*. 2010; 35: 1401-05.
11. Brooks BK, Southam SL, Mlady GW, Logan J, Rosett M. Lumbar spine spondylolysis in the adult population: using computed tomography to evaluate the possibility of adult onset lumbar spondylosis as a cause of back pain. *Skeletal Radiol*. 2010; 39: 669-73.
12. Cabraja M, Mohamed E, Koeppen D, Kroppenstedt S. The analysis of segmental mobility with different lumbar radiographs in symptomatic patients with a spondylolisthesis. *Eur Spine J*. 2012; 21: 256-61.
13. Chow DH, Luk KD, Leong JC, Woo CW. Torsional stability of the lumbosacral junction. Significance of the iliolumbar ligament. *Spine*. 1989; 14: 611-5.
14. Chung S-B, Lee S, Kim H, Lee S-H, Kim ES, Eoh W. Significance of interfacet distance, facet joint orientation, and lumbar lordosis in spondylolysis. *Clin Anat*. 2012; 25: 391-7.
15. Collaer JW, McKeough DM, Boissonnault WG. Lumbar isthmic spondylolisthesis detection with palpation: inter-rater reliability and concurrent criterion-related validity. *J Man Manip Ther*. 2006; 14: 22-9.
16. Eisenstein SM, Ashton IK, Roberts S, Darby AJ, Kanse P, Menage J, Evans H. Innervation of the spondylolysis "ligament". *Spine*. 1994; 19: 912-16.
17. Ekman P, Möller H, Hedlund R. The long-term effect of posterolateral fusion in adult isthmic spondylolisthesis: a randomized controlled study. *Spine J*. 2005; 5: 36-44.
18. Floman Y. Progression of lumbosacral isthmic spondylolisthesis in adults. *Spine*. 2000; 25: 342-7.
19. Fujiwara A, Tamai K, Yoshida H, Kurihashi A, Saotome K, An HS, Lim TH. Anatomy of the iliolumbar ligament. *Clin Orthop Relat Res*. 2000; (380): 167-72.
20. Garet M, Reiman MP, Mathers J, Sylvain J. Nonoperative treatment in lumbar spondylolysis and spondylolisthesis: a systematic review. *Sports Health*. 2013; 5: 225-32.
21. Gillis CC, Eichholz K, Thoman WJ, Fessler RG. A minimally invasive approach to defects of the pars interarticularis: restoring function in competitive athletes. *Clin Neurol Neurosurg*. 2015; 139: 29-34.
22. Goda Y, Sakai T, Harada T, Takao S, Higashino K, Harada M, Sairyo K. Degenerative changes of the facet joints in adults with lumbar spondylolysis. *Clin Spine Surg*. 2016; doi:10.1097/BSD.0000000000000217.
23. Grobler LJ, Novotny JE, Wilder DG, Frymoyer JW, Pope MH. L4-5 isthmic spondylolisthesis. A biomechanical analysis comparing stability in L4-5 and L5-S1 isthmic spondylolisthesis. *Spine*. 1994; 19: 222-7.
24. Hanson DS, Bridwell KH, Rhee JM, Lenke LG. Correlation of pelvic incidence with low- and high-grade isthmic spondylolisthesis. *Spine*. 2002; 27: 2026-9.
25. Hasegawa S, Yamamoto H, Morisawa Y, Michinaka Y. A study of mechanoreceptors in fibrocartilage masses in the defect of pars interarticularis. *J Orthop Sci*. 1999; 4: 413-20.
26. Hioki A, Miyamoto K, Sadamasu A, Nozawa S, Ogawa H, Fushimi K, Hosoe H, Shimizu K. Repair of pars defects by segmental transverse wiring for athletes with symptomatic spondylolysis: relationship between bony union and postoperative symptoms. *Spine*. 2012; 37: 802-7.
27. Hresko MT, Labelle H, Roussouly P, Berthonnaud E. Classification of high-grade spondylolistheses based on pelvic version and spine balance: possible rationale for reduction. *Spine*. 2007; 32: 2208-13.
28. Inoue H, Ohmori K, Miyasaka K. Radiographic classification of L5 isthmic spondylolisthesis as adolescent or adult vertebral slip. *Spine*. 2002; 27: 831-8.
29. Ishida Y, Ohmori K, Inoue H, Suzuki K. Delayed vertebral slip and adjacent disc degeneration with an isthmic defect of the fifth lumbar vertebra. *J Bone Joint Surg Br*. 1999; 81: 240-4.
30. Iwamoto J, Abe H, Tsukimura Y, Wakano K. Relationship between radiographic abnormalities of lumbar spine and incidence of low back pain in high school and college football players: a prospective study. *Am J Sports Med*. 2004; 32: 781-6.
31. Jackson RP, Phipps T, Hales C, Surber J. Pelvic lordosis and alignment in spondylolisthesis. *Spine*. 2003; 28: 151-60.

32. Jones DM, Tearse DS, el-Khoury GY, Kathol MH, Brandser EA. Radiographic abnormalities of the lumbar spine in college football players. A comparative analysis. *Am J Sports Med*. 1999; 27: 335-8.
33. Kalichman L, Kim DH, Li L, Guermazi A, Berkin V, Hunter DJ. Spondylolysis and spondylolisthesis: prevalence and association with low back pain in the adult community-based population. *Spine*. 2009; 34: 199-205.
34. Kalichman L, Guermazi A, Li L, Hunter DJ, Suri P. Facet orientation and tropism: associations with spondylolysis. *J Spinal Disord Tech*. 2010; 23: 101-5.
35. Kalpakcioglu B, Altinbilek T, Senel K. Determination of spondylolisthesis in low back pain by clinical evaluation. *J Back Musculoskelet Rehabil*. 2009; 22: 27-32.
36. Kettelkamp DB, Wright DG. Spondylolysis in the Alaskan Eskimo. *J Bone Joint Surg Am*. 1971; 53: 563-6.
37. Ko S-B, Lee S-W. Prevalence of spondylolysis and its relationship with low back pain in selected population. *Clin Orthop Surg*. 2011; 3: 34-8.
38. Kraft CN, Pennekamp PH, Becker U, Young M, Diedrich O, Lüring C, von Falkenhausen M. Magnetic resonance imaging findings of the lumbar spine in elite horseback riders: correlations with back pain, body mass index, trunk/leg-length coefficient, and riding discipline. *Am J Sports Med*. 2009; 37: 2205-13.
39. Külling FA, Florianz H, Reepschläger B, Gasser J, Jost B, Lajtai G. High prevalence of disc degeneration and spondylolysis in the lumbar spine of professional beach volleyball players. *Orthop J Sports Med*. 2014; 2: 2325967114528862.
40. Labelle H, Roussouly P, Berthonnaud E, Transfeldt E, O'Brien M, Chopin D, Hresko T, Dimnet J. Spondylolisthesis, pelvic incidence, and spinopelvic balance: a correlation study. *Spine (Phila Pa 1976)*. 2004; 29: 2049-54.
41. Labelle H, Mac-Thiong J-M, Roussouly P. Spino-pelvic sagittal balance of spondylolisthesis: a review and classification. *Eur Spine J*. 2011; 20 Suppl 5: 641-6.
42. Leong JC, Luk KD, Chow DH, Woo CW. The biomechanical functions of the iliolumbar ligament in maintaining stability of the lumbosacral junction. *Spine*. 1987; 12: 669-74.
43. Liu N, Wood KB, Schwab JH, Cha TD, Pedlow FX Jr, Puhkan RD, Hyzog TL. Utility of flexion-extension radiographs in lumbar spondylolisthesis: a prospective study. *Spine*. 2015; 40: E929-35.
44. Luk KD, Ho HC, Leong JC. The iliolumbar ligament. A study of its anatomy, development and clinical significance. *J Bone Joint Surg Br*. 1986; 68: 197-200.
45. Mac-Thiong J-M, Labelle H. A proposal for a surgical classification of pediatric lumbosacral spondylolisthesis based on current literature. *Eur Spine J*. 2006; 15: 1425-35.
46. Marty C, Boisaubert B, Descamps H, Montigny JP, Hecquet J, Legaye J, Duval-Beaupère G. The sagittal anatomy of the sacrum among young adults, infants, and spondylolisthesis patients. *Eur Spine J*. 2002; 11: 119-25.
47. Masharawi Y, Dar G, Peleg S, Steinberg N, Alperovitch-Najenson D, Salame K, Hershkovitz I. Lumbar facet anatomy changes in spondylolysis: a comparative skeletal study. *Eur Spine J*. 2007; 16: 993-9.
48. Masharawi YM, Alperovitch-Najenson D, Steinberg N, Dar G, Peleg S, Rothschild B, Salame K, Hershkovitz I. Lumbar facet orientation in spondylolysis: a skeletal study. *Spine (Phila Pa 1976)*. 2007; 32: E176-80.
49. McCunniff PT, Yoo H, Dugarte A, Bajwa NS, Toy JO, Ahn UM, Ahn NU. Bilateral pars defects at the L4 vertebra result in increased degeneration when compared with those at L5: an anatomic study. *Clin Orthop Relat Res*. 2016; 474: 571-7.
50. Meyerding HW. Spondylolisthesis. *J Bone Joint Surg Am*. 1931; 13: 39-48.
51. Miyauchi A, Baba I, Sumida T, Manabe H, Hayashi Y, Ochi M. Relationship between the histological findings of spondylolytic tissue, instability of the loose lamina, and low back pain. *Spine*. 2008; 33: 687-93.
52. Molinari RW, Sloboda JF, Arrington EC. Low-grade isthmic spondylolisthesis treated with instrumented posterior lumbar interbody fusion in U.S. servicemen. *J Spinal Disord Tech*. 2005; 18 Suppl: S24-9.
53. Möller H, Hedlund R. Surgery versus conservative management in adult isthmic spondylolisthesis -a prospective randomized study: part 1. *Spine*. 2000; 25: 1711-5.
54. Natarajan RN, Garretson RB, Biyani A, Lim TH, Andersson GBJ, An HS. Effects of slip severity and loading directions on the stability of isthmic spondylolisthesis: a finite element model study. *Spine*. 2003; 28: 1103-12.
55. Niggemann P, Kuchta J, Beyer H-K, Grosskurth D, Schulze T, Delank K-S. Spondylolysis and spondylolisthesis: prevalence of different forms of instability and clinical implications. *Spine*. 2011; 36: E1463-8.
56. Nordström D, Santavirta S, Seitsalo S, Hukkanen M, Polak JM, Nordsletten L, Konttinen YT. Symptomatic lumbar spondylolysis. Neuroimmunologic studies. *Spine (Phila Pa 1976)*. 1994; 19: 2752-8.
57. Nozawa S, Shimizu K, Miyamoto K, Tanaka M. Repair of pars interarticularis defect by segmental wire fixation in young athletes with spondylolysis. *Am J Sports Med*. 2003; 31: 359-64.
58. Oh Y-M, Eun J-P. The relationship between sagittal spinopelvic parameters and the degree of lumbar intervertebral disc degeneration in young adult patients with low-grade spondylolytic spondylolisthesis. *Bone Joint J*. 2013; 95-B: 1239-43.
59. Ohmori K, Ishida Y, Takatsu T, Inoue H, Suzuki K. Vertebral slip in lumbar spondylolysis and spondylolisthesis. Long-term follow-up of 22 adult patients. *J Bone Joint Surg Br*. 1995; 77: 771-3.
60. O'Sullivan PB, Phyty GD, Twomey LT, Allison GT. Evaluation of specific stabilizing exercise in the treatment of chronic low back pain with radiologic diagnosis of spondylolysis or spondylolisthesis. *Spine*. 1997; 22: 2959-67.
61. Pfirrmann CW, Metzdorf A, Zanetti M, Hodler J, Boos N. Magnetic resonance classification of lumbar intervertebral disc degeneration. *Spine*. 2001; 26: 1873-8.

62. Pieper CC, Groetz SF, Nadal J, Schild HH, Niggemann PD. Radiographic evaluation of ventral instability in lumbar spondylolisthesis: do we need extension radiographs in routine exams? *Eur Spine J*. 2014; 23: 96-101.
63. Rajeswaran G, Turner M, Gissane C, Healy JC. MRI findings in the lumbar spines of asymptomatic elite junior tennis players. *Skeletal Radiol*. 2014; 43: 925-32.
64. Rajnics P, Templier A, Skalli W, Lavaste F, Illés T. The association of sagittal spinal and pelvic parameters in asymptomatic persons and patients with isthmic spondylolisthesis. *J Spinal Disord Tech*. 2002; 15: 24-30.
65. Ranawat VS, Dowell JK, Heywood-Waddington MB. Stress fractures of the lumbar pars interarticularis in athletes: a review based on long-term results of 18 professional cricketers. *Injury*. 2003; 34: 915-9.
66. Rebella G. A prospective study of injury patterns in collegiate pole vaulters. *Am J Sports Med*. 2015; 43: 808-15.
67. Reitman CA, Esses SI. Direct repair of spondylolytic defects in young competitive athletes. *Spine J*. 2002; 2: 142-4.
68. Richardson CA, Jull GA. Muscle control-pain control. What exercises would you prescribe? *Man Ther*. 1995; 1: 2-10.
69. Roussouly P, Gollogly S, Berthonnaud E, Labelle H, Weidenbaum M. Sagittal alignment of the spine and pelvis in the presence of L5-S1 isthmic lysis and low-grade spondylolisthesis. *Spine*. 2006; 31: 2484-90.
70. Sakai T, Sairyo K, Takao S, Nishitani H, Yasui N. Incidence of lumbar spondylolysis in the general population in Japan based on multidetector computed tomography scans from two thousand subjects. *Spine*. 2009; 34: 2346-50.
71. Saraste H. Long-term clinical and radiological follow-up of spondylolysis and spondylolisthesis. *J Pediatr Orthop*. 1987; 7: 631-8.
72. Schroeder GD, Lynch TS, Gibbs DB, Chow I, LaBelle M, Patel AA, Savage JW, Hsu WK, Nuber GW. Pre-existing lumbar spine diagnosis as a predictor of outcomes in National Football League athletes. *Am J Sports Med*. 2015; 43: 972-8.
73. Soler T, Calderón C. The prevalence of spondylolysis in the Spanish elite athlete. *Am J Sports Med*. 2000; 28: 57-62.
74. Sonne-Holm S, Jacobsen S, Rovsing HC, Monrad H, Gebuhr P. Lumbar spondylolysis: a life long dynamic condition? A cross sectional survey of 4.151 adults. *Eur Spine J*. 2007; 16: 821-8.
75. Sutton JH, Guin PD, Theiss SM. Acute lumbar spondylolysis in intercollegiate athletes. *J Spinal Disord Tech*. 2012; 25: 422-5.
76. Tezuka F, Sairyo K, Sakai T, Dezawa A. Etiology of adult-onset stress fracture in the lumbar spine. *Clin Spine Surg*. 2017; 30: E233-8.
77. Timon SJ, Gardner MJ, Wanich T, Poynton A, Pigeon R, Widmann RF, Rawlins BA, Burke SW. Not all spondylolisthesis grading instruments are reliable. *Clin Orthop Relat Res*. 2005; (434): 157-62.
78. Vialle R, Ilharreborde B, Dauzac C, Lenoir T, Rillardon L, Guigui P. Is there a sagittal imbalance of the spine in isthmic spondylolisthesis? A correlation study. *Eur Spine J*. 2007; 16: 1641-9.
79. Ward CV, Latimer B. Human evolution and the development of spondylolysis. *Spine*. 2005; 30: 1808-14.
80. Ward CV, Mays SA, Child S, Latimer B. Lumbar vertebral morphology and isthmic spondylolysis in a British medieval population. *Am J Phys Anthropol*. 2010; 141: 273-80.
81. Weil Y, Weil D, Donchin M, Mann G, Hasharoni A. Correlation between pre-employment screening X-ray finding of spondylolysis and sickness absenteeism due to low back pain among policemen of the Israeli police force. *Spine*. 2004; 29: 2168-72.
82. Wiltse LL, Newman PH, Macnab I. Classification of spondylolisis and spondylolisthesis. *Clin Orthop Relat Res*. 1976; (117): 23-9.
83. Wu SS, Lee CH, Chen PQ. Operative repair of symptomatic spondylolysis following a positive response to diagnostic pars injection. *J Spinal Disord*. 1999; 12: 10-6.
84. Yamamoto I, Panjabi MM, Oxland TR, Crisco JJ. The role of the iliolumbar ligament in the lumbosacral junction. *Spine*. 1990; 15: 1138-41.
85. Yang JH, Barani R, Bhandarkar AW, Suh SW, Hong JY, Modi HN, Yang JH. Changes in the spinopelvic parameters of elite weight lifters. *Clin J Sport Med*. 2014; 24: 343-50.
86. Zhao Y, Shen C-L, Zhang R-J, Cheng D-W, Dong F-L, Wang J. Sagittal pelvic radius in low-grade isthmic lumbar spondylolisthesis of chinese population. *J Korean Neurosurg Soc*. 2016; 59: 292-5.

〈石田　知也〉

12. 椎間関節障害

はじめに

椎間関節性疼痛は,「椎間関節の構造（骨,関節包線維,滑膜,硝子軟骨）および機能変化に起因する痛み」と定義される[2]。しかし,その診断法にゴールドスタンダードは存在せず,病態の有無を判断することは容易ではない。先行研究で最も広く用いられる診断法は Double blocks 法（図 12-1）である[19]。これは,椎間関節へ神経ブロックを 2 回実施し,いずれも陽性であれば椎間関節性疼痛と診断する方法である。腰痛の原因を椎間関節由来と判定するには Double blocks 法が現時点で最も優れた手法となるが,偽陽性も 30% 程度存在する[3]。本項では,椎間関節性疼痛の疫学,病態,評価,治療について整理した。

A. 文献検索方法

文献検索には PubMed を使用した。キーワードに「zygapophysial」OR「facet」AND「low back pain」と「lumbar facet syndrome」AND（「epidemiology」OR「pathology」OR「mechanism」OR「risk factor」OR「diagnosis」OR「assessment」OR「evaluation」OR「rehabilitation」OR「treatment」OR「physical therapy」）を用い, 1,893 編の論文がヒットした。その後,ハンドサーチによって適宜論文を追加した。神経ブロックによる診断が行われていない研究は除外し,2000 年以降の論文を中心に最終的に 31 編を採用した。

B. 疫 学

慢性腰痛患者を対象とした疫学調査では,椎間関節性疼痛の有病率は 27〜40% であった（表 12-1）[9, 12, 14, 19]。Manchikanti ら[14]は,慢性腰痛患者のうち椎間関節性疼痛を認める割合は,31〜40 歳および 61〜70 歳と比べて 51〜60 歳で有意に高いことを見出した。また,慢性腰痛患者 100 名を対象に椎間関節性疼痛の有無を調査した研究では,65 歳以上の対象における有病率は 64 歳以下よりも有意に高かった[17]。以上のように,加齢による退行変性が椎間関節性疼痛の原因であることが示唆されたが,現時点で加齢と発生の関係についての証拠は得られていない。椎間関節性疼痛発生の性差を調査した後向きコホート研究では,慢性腰痛患者 320 名（男性 121 名,女

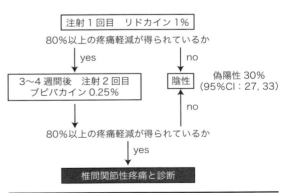

図 12-1 Double blocks 法（文献 3, 19 より作図）
椎間関節に神経ブロックを 2 回行い,いずれも陽性であれば椎間関節性疼痛と診断する方法。1 回目に陽性であっても 2 回目に陰性であれば偽陽性と判断される。

表 12-1 慢性腰痛患者における椎間関節性疼痛の有病率

報告者	エビデンスレベル	対象	年齢（歳）	有病率（95%信頼区間）	診断
Manchikanti ら [19]	III	120 人	47.5 ± 1.2	40%（31, 49）	Double blocks
Manchikanti ら [12]	III	397 人	47 ± 0.8	31%（27, 36）	Double blocks
Manchikanti ら [14]	III	303 人	18～90	27%（22, 33）	Double blocks
Laplante ら [9]	III	157 人	54 ± 16.1	31.2%（24.5, 38.8）	Double blocks

性199名）のうち，椎間関節性疼痛の有病率は男性38%，女性43%であり，有意差はなかった[20]。手術歴と有病率の関係を調査した前向きコホート研究では，慢性腰痛患者のうち手術歴のない50名における椎間関節性疼痛の有病率は44%であり，椎弓切除術を受けた50名の有病率32%との間に有意差を認めなかった[15]。これらの研究は，対象がアスリートに限定されておらず，競技動作が誘因となる椎間関節性疼痛の有病率は明らかではない。Sobrino ら[26]の研究では，プロのバレエダンサー366名における椎間関節性疼痛の有病率はわずか1.9%（男性3名，女性4名の計7名）であった。しかし，慢性腰痛患者とアスリートの有病率を単純に比較することは困難であり，今後，アスリートにおける有病率や前向きコホート研究などによる発生率の調査が待たれる。

C. 危険因子

いくつかの研究によって，身体組成や生活習慣などと椎間関節性疼痛発生の関連性が調査された。Manchikanti ら[18]は，椎間関節性疼痛の発生とBMIの関係を前向きコホート研究によって調査した。慢性腰痛患者を対象として，BMI 30未満を通常群，BMI 30以上を肥満群と定義した。Double blocks法により椎間関節性疼痛を診断した結果，両群間に有意差を認めなかった。慢性腰痛患者を対象に椎間関節性疼痛と喫煙の関係を分析した後ろ向きコホート研究では，非喫煙群92名と喫煙群74名の有病率に有意差を認めなかった[20]。一方，Manchikanti ら[13]は，椎間関節性疼痛と心理的因子の関連性を明らかにするために後ろ向きコホート研究を実施した。慢性腰痛患者を対象にDouble blocks法で診断を行い，心理面に問題のない群89名と，うつや全般性不安障害と身体障害を有する障害複合群64名の有病率を比較した結果，2群間に有意差を認めなかった。椎間関節性疼痛発生に関連する危険因子は特定されていない。

D. 病　態

1. 椎間関節性疼痛の発生メカニズム

椎間関節性疼痛の発生メカニズムに関して，いくつかの腰痛患者や動物を対象とした研究が存在した。Bucknill ら[1]は，神経症状を伴う腰痛により手術を受けた20名の椎間関節組織を採取し，免疫組織化学的な検査を実施した。その結果，感覚神経に特異的なナトリウムチャネルであるSNS/PN3とNaN/SNS2の反応を，それぞれ25%と15%に認めた。これは，椎間関節包に侵害受容能力があることを意味し，椎間関節由来の疼痛が発生することが組織学的な観点から示唆された。Kim ら[8]は，ラットの腰部から後根神経節のRNAを採取し，臓器提供者や患者から採取した椎間関節包で培養した。RNAの培養は，①媒体管理，②変性のない椎間関節包，③変性した椎間関節包，の3条件で行われた。その結果，③変性した椎間関節包の条件では，後根神経節に

12. 椎間関節障害

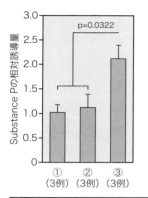
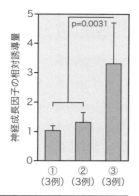

図 12-2 椎間関節包で培養された疼痛神経調節物質の誘導量（文献 8 より引用）
①：媒体管理，②：変性のない椎間関節包，③：変性した椎間関節包。変性した椎間関節包での培養は，後根神経節における疼痛の媒介物（substance P, 神経成長因子）が過剰生産された。

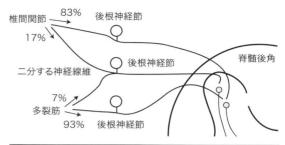

図 12-3 ラットにおける椎間関節と多裂筋から二分する軸索の関係（文献 30 より引用）
ラットの多裂筋と椎間関節で二分する軸索の後根神経節を調査した結果，椎間関節から 17％，多裂筋から 7％の軸索が共通の後根神経節へ合流していた。

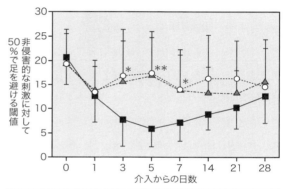

図 12-4 ラットに対する機械的アロデニアの行動検査（文献 29 より引用）
■：関節炎（切開＋ゼラチンスポンジ），▲：対照（切開＋生理食塩水），○：sham（切開のみ）。介入後 3，5，7 日時点で，関節炎群は他の 2 群よりも有意に疼痛閾値が低下していた。＊p＜0.05，＊＊p＜0.01。

おいて疼痛の媒介物である"substance P"や"神経成長因子"の過剰産生を認めた（**図 12-2**）。Wakai ら[30]は，ラットの椎間関節と多裂筋を用いて，椎間関節から 17％，多裂筋から 7％の軸索が共通の後根神経節へ合流することを示した。この合流が，多裂筋部における椎間関節由来の関連痛となる可能性があると考察した（**図 12-3**）。同じくラットの椎間関節を用いた研究では，椎間関節に人為的に炎症を起こし，疼痛行動学的変化の有無が検証された。ラットを関節炎群（切開＋ゼラチンスポンジ），対照群（切開＋生理食塩水），Sham 群（切開のみ）の 3 群に分け，非侵害刺激を後脚の足底に加えた際の疼痛回避閾値が測定された。その結果，介入後 3，5，7 日時点における疼痛閾値が関節炎群で有意に低下した[29]（**図 12-4**）。著者らは，関節炎群では下肢にアロデニアが発生し，椎間関節炎が疼痛につながる可能性を考察した。これらの結果より，椎間関節包が侵害受容能力を有しており，椎間関節変性が同部位の疼痛発生と関連すると推測される。また，椎間関節炎が下肢痛を誘発する可能性も示唆されたが，これらの研究は多くが動物実験であり，結果の解釈には注意が必要である。

2. 腰痛と変形性椎間関節症

変形性関節症（osteoarthritis：OA）は，「関節炎の最も一般的な形態」とされ[6]，椎間関節においても OA の発症を認める。椎間関節 OA の診断は，主に X 線や MRI 画像で，椎間関節狭小化や骨棘発生，関節突起肥大化などによって判断される[31]。Raastad ら[22]のシステマティックレビューは，腰痛と椎間関節 OA の関連性を解明

第3章 腰椎疾患 1

表 12-2 腰痛部位と椎間関節性疼痛の関係（文献 4 より引用）

	感度（95%CI）	特異度（95%CI）
正中群	15.4（6.9, 28.1）	28.0（20.1, 37.0）
非正中群	95.0（83.1, 99.4）	25.3（16.6, 35.8）

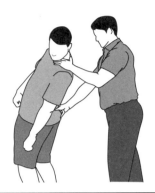

図 12-5 Kemp テスト（文献 26 より作図）
立位にて腰椎伸展に回旋を組み合わせた動作で腰部の疼痛を誘発する。

することが目的であった。選択基準を満たした 28 論文のうち，腰痛と椎間関節 OA の関連性を分析した論文は 2 編存在し，腰痛はアンケート調査，椎間関節 OA は X 線で判定された。メタ分析の結果，調整オッズ比 0.84〜1.44 であり，有意な関連性は認められなかった。椎間関節の OA が腰痛の直接的な原因となる可能性は低いと考えられる。

E. 評　価

1. 画像診断

椎間関節病変の画像診断には主に MRI が用いられる。Stojanovic ら[27]は，慢性腰痛患者 119 名を対象に，椎間関節病変と椎間関節に対する神経ブロックの関連性を調査した。Double blocks 法で陽性反応を示した 24 名の椎間関節部の MRI 画像から，椎間関節部の病変（椎間関節 OA，椎間関節突起の肥大）の有無を調査した。その結果，病変なし 32％，椎間関節 OA 8％，関節突起肥大 33％であった。この結果から，Double blocks 法の結果と椎間関節病変には関連性が認められないといえる。

2. 疼痛部位

疼痛部位が椎間関節性疼痛の診断に有用かが検証された。Depalma ら[4]は，腰痛の最も強い部位から正中群（棘突起上）と非正中群（正中より 1 横指以上外側）に分類し，Double blocks 法にて椎間関節性疼痛を診断した。その結果，正中群では Double blocks 陽性 8 名，陰性 85 名であったのに対し，非正中群では陽性 38 名，陰性 65 名だった。非正中群における感度・特異度は，それぞれ 95.0％・25.3％だった（**表 12-2**）。椎間関節由来の疼痛は棘突起より外側に生じる可能性が高いが，特異度が低いため，他の原因による疼痛との判別に課題を有する。

表 12-3 Kemp テストの診断精度（文献 28 より引用）

報告者	感度	特異度	陽性的中率	陰性的中率
Laslett ら[10] *	100%	22.3%	13.0%	100%
Laslett ら[10] **	85.7%	21.8%	26.1%	82.6%
Manchikanti ら[16]	32.1%	67.3%	43.5%	55.8%
Revel ら[24]	31.8%	22.2%	33.3%	21.1%
Revel ら[23]	23.0%	51.7%	17.7%	60.0%
Schwarzer ら[25]	100%	11.6%	17.6%	100%

＊：疼痛軽減割合 95％以上，＊＊：疼痛軽減割合 75％以上．

3. 臨床検査

椎間関節性疼痛の臨床検査としては，古くからKempテストが用いられてきた（**図12-5**）。Kempテストの診断精度に関するシステマティックレビューでは，選択基準を満たした6つの論文が採用された。これらの研究では，Double blocks法によって椎間関節性疼痛の診断が行われていた。**表12-3**に示す通り，研究間で感度・特異度・陽性的中率のばらつきが大きく，Kempテストによる正確な診断は難しいと考えられる。一方，陰性的中率は高い値を示す研究が多いため，除外診断としては有用な可能性はある[28]。近年，非特異的腰痛に対する臨床検査の精度に関するシステマティックレビューにおいて，Revel基準の感度・特異度が検証された。Revel基準とは，7つの臨床徴候のうち5項目以上に該当した場合を陽性とするテストであり，椎間関節性疼痛評価のスクリーニング検査である[23]（**表12-4**）。しかし，Revel基準の感度・特異度は椎間関節性疼痛の有無を鑑別するには不十分であった[7]（**表12-5**）。臨床検査のみでは椎間関節性疼痛を診断することは難しく，画像診断の結果などと複合した判断が必要と考えられる。

表12-4 Revel基準（文献23より引用）

7項目の臨床徴候のうち5項目以上の該当で椎間関節性疼痛の疑い 　①66歳以上 　②側臥位で疼痛軽減 　③咳で疼痛が悪化しない 以下の身体検査で疼痛が悪化しない 　④過伸展 　⑤前屈 　⑥前屈からの起き上がり 　⑦伸展＋回旋

F. 治　療

椎間関節性疼痛の治療に関しては，ラジオ波療法の介入効果を検証した研究が散見される。ラジオ波療法とは，椎間関節に存在する感覚神経に電極棒を刺してラジオ波を当てることで脱神経を起こす侵襲的治療法である[5]。Poetscherら[21]は，椎間関節由来の慢性腰痛患者に対するラジオ波療法の効果に関するシステマティックレビューを公表した。選択基準を満たした7論文のうち，ラジオ波療法と疼痛の関連を検討したのは5論文であった。メタ分析の結果，ラジオ波群で介入後3～12ヵ月後の疼痛がプラセボ群と比較して有意に低かった。その他，Double blocks法により椎間関節性疼痛と診断された症例に対する理学療法効果を検証した研究は存在しなかった。今後，運動療法や物理療法などの治療効果の検証が必要である。

G. まとめ

1. すでに真実として承認されていること

● 椎間関節性疼痛の有病率に性差は認められな

表12-5 Revel基準の感度と特異度（文献7より引用）

報告者	診断	感度 (95%信頼区間)	特異度 (95%信頼区間)	診断 (疼痛軽減割合)
Revelら[24]	Single block	63（41, 82）	87（64, 98）	75%以上
Revelら[23]	Single block	96（71, 100）	65（46, 81）	75%以上
Manchikantiら[16]	Double block	13（7, 22）	84（76, 90）	75%以上
Laslettら[11]	Single block	18（5, 43）	93（86, 97）	100%

- 椎間関節性疼痛の発生にBMI，心因性因子，椎間関節OAは影響しない。

2. 議論の余地はあるが，今後の重要な研究テーマとなること

- 椎間関節由来の疼痛は棘突起外側に発生する可能性がある。
- 椎間関節包には侵害受容能力がある。
- 椎間関節の炎症は下肢の疼痛閾値を低下させる可能性がある。

3. 真実と思われていたが実は疑わしいこと

- Kempテストによる椎間関節性疼痛の診断精度。

H. 今後の課題

- 椎間関節性疼痛のメカニズムの検証。
- 椎間関節性疼痛の診断法の確立および臨床検査の開発。
- Double blocks法で診断された対象への理学療法介入の効果検証。

文献

1. Bucknill AT, Coward K, Plumpton C, Tate S, Bountra C, Birch R, Sandison A, Hughes SP, Anand P. Nerve fibers in lumbar spine structures and injured spinal roots express the sensory neuron-specific sodium channels SNS/PN3 and NaN/SNS2. *Spine*. 2002; 27: 135-40.
2. Cohen SP, Raja SN. Pathogenesis, diagnosis, and treatment of lumbar zygapophysial (facet) joint pain. *Anesthesiology*. 2007; 106: 591-614.
3. Datta S, Lee M, Falco FJ, Bryce DA, Hayek SM. Systematic assessment of diagnostic accuracy and therapeutic utility of lumbar facet joint interventions. *Pain Physician*. 2009; 12: 437-60.
4. Depalma MJ, Ketchum JM, Trussell BS, Saullo TR, Slipman CW. Does the location of low back pain predict its source? *PM R*. 2011; 3: 33-9.
5. Gofeld M, Jitendra J, Faclier G. Radiofrequency denervation of the lumbar zygapophysial joints: 10-year prospective clinical audit. *Pain Physician*. 2007; 10: 291-300.
6. Goode AP, Carey TS, Jordan JM. Low back pain and lumbar spine osteoarthritis: how are they related? *Curr Rheumatol Rep*. 2013; 15: 305.
7. Hancock MJ, Maher CG, Latimer J, Spindler MF, McAuley JH, Laslett M, Bogduk N. Systematic review of tests to identify the disc, SIJ or facet joint as the source of low back pain. *Eur Spine J*. 2007; 16: 1539-50.
8. Kim JS, Ali MH, Wydra F, Li X, Hamilton JL, An HS, Cs-Szabo G, Andrews S, Moric M, Xiao G, Wang JH, Chen D, Cavanaugh JM, Im HJ. Characterization of degenerative human facet joints and facet joint capsular tissues. *Osteoarthritis Cartilage*. 2015; 23: 2242-51.
9. Laplante BL, Ketchum JM, Saullo TR, DePalma MJ. Multivariable analysis of the relationship between pain referral patterns and the source of chronic low back pain. *Pain Physician*. 2012; 15: 171-8.
10. Laslett M, McDonald B, Aprill CN, Tropp H, Oberg B. Clinical predictors of screening lumbar zygapophyseal joint blocks: development of clinical prediction rules. *Spine J*. 2006; 6: 370-9.
11. Laslett M, Oberg B, Aprill CN, McDonald B. Zygapophysial joint blocks in chronic low back pain: a test of Revel's model as a screening test. *BMC Musculoskelet Disord*. 2004; 5: 43.
12. Manchikanti L, Boswell MV, Singh V, Pampati V, Damron KS, Beyer CD. Prevalence of facet joint pain in chronic spinal pain of cervical, thoracic, and lumbar regions. *BMC Musculoskelet Disord*. 2004; 5: 15.
13. Manchikanti L, Cash KA, Pampati V, Fellows B. Influence of psychological variables on the diagnosis of facet joint involvement in chronic spinal pain. *Pain Physician*. 2008; 11: 145-60.
14. Manchikanti L, Manchikanti KN, Cash KA, Singh V, Giordano J. Age-related prevalence of facet-joint involvement in chronic neck and low back pain. *Pain Physician*. 2008; 11: 67-75.
15. Manchikanti L, Pampati V, Baha AG, Fellows B, Damron KS, Barnhill RC. Contribution of facet joints to chronic low back pain in postlumbar laminectomy syndrome: a controlled comparative prevalence evaluation. *Pain Physician*. 2001; 4: 175-80.
16. Manchikanti L, Pampati V, Fellows B, Baha AG. The inability of the clinical picture to characterize pain from facet joints. *Pain Physician*. 2000; 3: 158-66.
17. Manchikanti L, Pampati V, Rivera J, Fellows B, Beyer C, Damron K. Role of facet joints in chronic low back pain in the elderly: a controlled comparative prevalence study. *Pain Pract*. 2001; 1: 332-7.
18. Manchikanti L, Pampati V, Singh V, Beyer C, Damron K, Fellows B. Evaluation of the role of facet joints in persistent low back pain in obesity: a controlled, prospective, comparative evaluation. *Pain Physician*. 2001; 4: 266-72.
19. Manchikanti L, Singh V, Pampati V, Damron KS, Barnhill RC, Beyer C, Cash KA. Evaluation of the relative contributions of various structures in chronic low back pain. *Pain Physician*. 2001; 4: 308-16.
20. Manchikanti L, Singh V, Fellows B, Pampati V. Evaluation of influence of gender, occupational injury,

and smoking on chronic low back pain of facet joint origin: a subgroup analysis. *Pain Physician*. 2002; 5: 30-5.
21. Poetscher AW, Gentil AF, Lenza M, Ferretti M. Radiofrequency denervation for facet joint low back pain: a systematic review. *Spine*. 2014; 39: E842-9.
22. Raastad J, Reiman M, Coeytaux R, Ledbetter L, Goode AP. The association between lumbar spine radiographic features and low back pain: a systematic review and meta-analysis. *Semin Arthritis Rheum*. 2015; 44: 571-85
23. Revel M, Poiraudeau S, Auleley GR, Payan C, Denke A, Nguyen M, Chevrot A, Fermanian J. Capacity of the clinical picture to characterize low back pain relieved by facet joint anesthesia. Proposed criteria to identify patients with painful facet joints. *Spine*. 1998; 23: 1972-6; discussion 7.
24. Revel ME, Listrat VM, Chevalier XJ, Dougados M, N'guyen MP, Vallee C, Wybier M, Gires F, Amor B. Facet joint block for low back pain: identifying predictors of a good response. *Arch Phys Med Rehabil*. 1992; 73: 824-8.
25. Schwarzer AC, Derby R, Aprill CN, Fortin J, Kine G, Bogduk N. Pain from the lumbar zygapophysial joints: a test of two models. *J Spinal Disord*. 1994; 7: 331-6.
26. Sobrino FJ, de la Cuadra C, Guillen P. Overuse injuries in professional ballet: injury-based differences among ballet disciplines. *Orthop J Sports Med*. 2015; 3: 2325967115590114.
27. Stojanovic MP, Sethee J, Mohiuddin M, Cheng J, Barker A, Wang J, Palmer W, Huang A, Cohen SP. MRI analysis of the lumbar spine: can it predict response to diagnostic and therapeutic facet procedures? *Clin J Pain*. 2010; 26: 110-5.
28. Stuber K, Lerede C, Kristmanson K, Sajko S, Bruno P. The diagnostic accuracy of the Kemp's test: a systematic review. *J Can Chiropr Assoc*. 2014; 58: 258-67.
29. Tachihara H, Kikuchi S, Konno S, Sekiguchi M. Does facet joint inflammation induce radiculopathy?: an investigation using a rat model of lumbar facet joint inflammation. *Spine*. 2007; 32: 406-12
30. Wakai K, Ohtori S, Yamashita M, Yamauchi K, Inoue G, Suzuki M, Orita S, Eguchi Y, Ochiai N, Kishida S, Takaso M, Fukui Y, Hayashi Y, Aoki Y, Kuniyoshi K, Nakamura J, Ishikawa T, Arai G, Miyagi M, Kamoda H, Takahashi K. Primary sensory neurons with dichotomizing axons projecting to the facet joint and the low back muscle in rats. *J Orthop Sci*. 2010; 15: 402-6.
31. Weishaupt D, Zanetti M, Boos N, Hodler J. MR imaging and CT in osteoarthritis of the lumbar facet joints. *Skeletal Radiol*. 1999; 28: 215-9.

〈櫻井　佳宏，須賀　康平〉

第4章
腰椎疾患2
―腰椎椎間板ヘルニア・腰椎椎間板障害・終板障害・仙腸関節障害―

　腰部疾患の大部分は，原因の特定が困難とされる非特異的腰痛が占めており，これらへの対策が重要である。しかし，原因の特定が可能な腰部の特異的疾患は重症化する場合があり，その結果，多くが重篤な症状を招き，スポーツ活動のみならず日常生活においても多大な障害が生じる。診断技術の進歩に伴い，これまで非特異的腰痛とされていた特異的疾患の一部が判別可能なものになりつつあり，これらの疾患への理解は今後より重要になってくるものと思われる。本章では腰部における特異的疾患のうち，「腰椎椎間板ヘルニア」，「腰椎椎間板症・終板障害」，「仙腸関節障害」についてレビューを行い，各疾患における現時点での知見を「疫学・危険因子」「病態」「診断・評価」「治療・予防」に分けて整理した。

　第13項では，腰椎椎間板ヘルニアについてレビューした。手術適応となることが多い疾患であり，多数の先行研究のなかからエビデンスレベルの高い論文を中心にまとめた。腰椎椎間板ヘルニアについては，診断における疼痛聴取の重要性など，コンセンサスの得られている情報が確認された。一方，予防に関する研究が存在しないなど，現状で得られている知見には偏りがあることが明らかとなった。

　第14項では，腰椎椎間板症・終板障害についてレビューした。腰椎椎間板症・終板障害は臨床において頻繁に遭遇する疾患であるにもかかわらず，病態について症状との関連性を示すエビデンスは乏しい。また，診断や治療についても十分な妥当性を示す研究は少なかった。

　第15項では，仙腸関節障害についてレビューした。仙腸関節障害は近年注目度が増してきた疾患である。しかし，診断基準が十分に統一されているとはいえず，エビデンスレベルの高い論文が不足していた。ただし，日本国内を含め，世界的にも今後の医学の進歩に必要な研究が増加しており，今後の発展が期待される。

　各疾患ともに保存療法，特に運動療法や徒手療法などを含めた理学療法の有効性についてはわずかなエビデンスしか存在しない。本章の内容が今後の腰椎疾患に対する臨床および研究活動の一助となり，その発展に寄与できれば幸いである。

第4章編集担当：伊藤　一也

13. 腰椎椎間板ヘルニア

はじめに

椎間板ヘルニアは「局所的に髄核が突出し脊髄神経を圧迫している状態」と定義される[5]。腰椎椎間板ヘルニアは若年アスリートから中高年者まで幅広い年齢層に発症し，患者の生活背景も多種多様である。腰椎椎間板ヘルニアに対するリハビリテーションプログラムは，コンセンサスの得られた疫学・危険因子，病態・発症メカニズム，診断・評価をもとに立案する必要がある。本項では，腰椎椎間板ヘルニアに関して現時点で明らかになっている学術的知識を整理し，今後求められる研究課題を明確にする。

A. 文献検索方法

文献検索には PubMed を使用した。キーワードに「lumbar disc herniation」「sport」「recreation」「athlete」を用いて 218 編がヒットした。その後，2005 年以降のレビュー論文を参考にハンドサーチを行い，最終的に疫学・危険因子に関して 11 編，病態・発症メカニズムに関して 4 編，診断・評価に関して 8 編，治療・予防に関して 21 編の計 44 編の論文を採用した。

B. 疫 学

1. 存在率

腰椎椎間板ヘルニアに関する疫学調査として，手術適応となった患者を対象とする論文が散見された。このうち 2 編の論文の対象者は，男性 2,579 例（65.2%）・女性 1,377 例（34.8%）[3] と男性 626 例（63.6%）・女性 358 例（36.4%）[2] であり，男性のほうが多かった。年齢別では，30 歳未満 607 例（15.3%），30〜40 歳 1,428 例（36.1%），40〜50 歳 1,297 例（32.8%），50 歳以上 624 例（15.8%）であり，30〜50 歳が過半数を占めた[3]。腰椎椎間板ヘルニアの好発部位に関しては，第 1-2 腰椎間 2 例（0.2%），第 2-3 腰椎間 9 例（0.9%），第 3-4 腰椎間 43 例（4.4%），第 4-5 腰椎間 460 例（46.7%），第 5 腰椎−第 1 仙椎間 462 例（47.0%），複数椎間 8 例（0.8%）と報告された[2]。以上より，腰椎椎間板ヘルニアは男性の生産年齢層で，下位腰椎に好発する。しかし，手術にいたらない例を含めた存在率は不明である。

2. 経済的・社会的コスト

腰椎椎間板ヘルニア治療に必要な費用は，治療法により異なる。総コストは大きく 3 つに分類される。すなわち，治療に必要な経費である直接的コスト，疾病が原因で仕事や家事が行えないことによって必要となる経費である間接的コスト，合併症への対応にかかわる経費である合併症によるコストである。費用対効果を調査するための前向きコホート研究が 105 例の手術適応患者を対象に行われた。その結果，腰椎椎間板切除術を施行した患者の総コストは 1 年間で 14,980 ドルであった。その内訳は直接的コスト 6,498 ドル，間接的コスト 8,018 ドル，合併症によるコスト 464 ドルであった[19]。

治療法によるコストの違いも検証された。保存療法群（416例）と手術療法群（775例）を2年間前向きに追跡した結果，保存療法群13,135ドル（95％信頼区間：11,244, 14,902），手術療法群27,273ドル（95％信頼区間：26,009, 28,644）であり，手術療法群で経済的負担が大きかった[37]。スポーツ選手のその後の人生にも大きく影響を与える。ナショナルフットボールリーグ（NFL）スカウティングコンバイン時のドラフト指名率は，腰椎疾患の既往のない選手（78.4％）と比較して腰椎椎間板ヘルニアを呈する選手で60.3％と有意に低かった（p＜0.001）[34]。腰椎椎間板ヘルニアによる経済的・社会的コストは大きく，発症予防が重要である。

C. 危険因子

腰椎椎間板ヘルニア発症の危険因子は，身体特性から生活環境まで多方面にわたって研究されてきた。12編のケースコントロール研究とコホート研究の結果を統合したシステマティックレビューでは，腰椎椎間板ヘルニアに対する喫煙の相対危険度が1.27（95％信頼区間：1.15, 1.40, p＝0.001）であり，最も高い関連性を示した[8]。過去の動物実験の結果より，喫煙により線維輪の損傷が進むことやプロテオグリカン生成が阻害されることが原因として指摘された[8]。25～70歳を対象としたケースコントロール研究では，腰椎椎間板ヘルニア患者564例と対照群901例の生活習慣（体重，喫煙量，運動の種類・量）が比較された。その結果，BMIが29.21以上の場合，オッズ比が男性2.0（p＝0.001），女性2.1（p＝0.006）となり，腰椎椎間板ヘルニアとの関与が示唆された[36]。腰椎椎間板ヘルニア患者287例と同数の対照群を比較した研究では，膝伸展位・背部屈曲位にて25ポンド（約11 kg）以上の物や子どもを頻回に持ち上げる動作や，持ち上げる際に腰部回旋を伴う動作で危険性が高いと結論づけられた[20,21]。他の研究において，遺伝子配列や環境因子の関連が分析された。腰椎椎間板ヘルニア患者128例と年齢・性別をマッチさせた対照群132例とで遺伝子配列と環境因子が比較された。その結果，遺伝子配列ではFasL-844C/T（rs763110）とCASP9-1263A＞G（rs4645978）が，環境因子では腰部負荷が大きい仕事，ソフトタイプベッドの使用，アマチュアスポーツへの不参加，レクリエーション活動への参加などが，腰椎椎間板ヘルニアと有意に相関していた[44]。また遺伝子配列と環境因子の間に相互作用も認めた。手術適応となる因子についても示された。さらに，57,408名を対象に青年期の経済・健康・ライフスタイルに関する16項目と椎間板切除術の関連性を前向きに調査した研究の結果，男性の日常的な喫煙（危険率1.5，95％信頼区間：1.1, 2.2），女性の頻繁なスポーツ活動（危険率2.7，95％信頼区間：1.1, 6.3），女性の過体重（危険率2.1，95％信頼区間：1.1, 4.1）が手術と有意に関連した[17]。以上より，喫煙や腰部への負荷を増大させる仕事や過体重，スポーツ活動などが腰椎椎間板ヘルニアの発症や悪化のリスクと考えられる。

D. 病態

腰椎椎間板ヘルニアはヘルニアの突出部位や形態，期間によって症状が異なる。一般的に椎間板ヘルニアは3つのタイプに分類された[5]（図13-1）。すなわち，髄核が突出しているが線維輪内にとどまっている突出型，線維輪が損傷し髄核が押し出されている脱出型，脱出した髄核が椎間板の領域から遊離している遊離型，の3タイプであった。64例の摘出ヘルニア塊の組織学的特徴をタイプ別に比較した結果，タイプに関係なく73.4％のヘルニア塊に周辺の新生小血管像を伴

う被膜組織を認めた[26]。一方,ヘルニア塊の先端部における新生血管の数は脱出・遊離型で多く(突出型12.1%,脱出型59.1%,遊離型88.9%),ヘルニアが後縦靱帯を穿破することで血管新生反応が促進されると考えられた[26]。腰椎椎間板ヘルニアの自然退縮に関しても調査された。腰椎椎間板ヘルニアにより片側下肢痛を呈し,保存療法を行った77例を対象に,MRIのT1強調矢状断像からヘルニアの形態を3つのタイプ(タイプ1:椎間板後方の低信号域が連続,タイプ2:椎間板後方の低信号域が途絶,タイプ3:タイプ2かつヘルニア塊が椎間板レベルを越える)に分類し(**図13-2**),経過を観察した。その結果,自然退縮の割合はタイプ3で最も多かった〔タイプ1:0/14(0%),タイプ2:7/27(25.9%),タイプ3:28/36(77.8%)〕。退縮までの期間は,初回のMRI撮影から平均195日(29〜910日)であった。退縮を認めた全35例のうち,16例(45.7%)は3ヵ月以内に変化を認め,残り19例は3ヵ月以上経過した後に変化を認めた[12]。腰椎椎間板ヘルニアでは主に神経圧迫による神経症状を認めるが,腰痛を伴う場合もある。1,191例の腰椎椎間板ヘルニア患者を対象とした横断研究では,ヘルニアの突出部位(**図13-3**)と形態が腰痛に影響するかについて調査された。腰痛の程度はBack Pain Bothersomeness Scoreを用いて0〜6点で評価され,中央型(4.3点)は神経根を圧迫する外側型(3.9点)よりも有意に痛みが強かった(p=0.012)[27]。腰椎椎間板ヘルニアは,ヘルニアの形態や突出部位により症状や経過が異なることが示唆された。

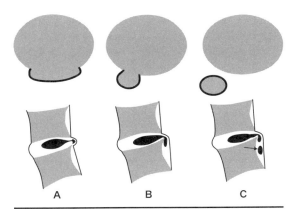

図13-1　腰椎椎間板ヘルニアの分類(文献27より引用)
A:突出型。髄核が突出しているが線維輪内にとどまっている。B:脱出型。線維輪が損傷し髄核が押し出されている。C:遊離型。脱出した髄核が椎間板の領域から遊離している。

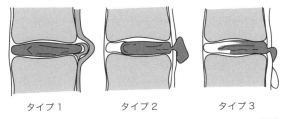

図13-2　MRIによる腰椎椎間板ヘルニアの形態(文献12より引用)
タイプ1:椎間板後方の低信号域が連続している,タイプ2:椎間板後方の低信号域が途絶している,タイプ3:タイプ2に加えヘルニア塊が椎間板レベルを超えている。

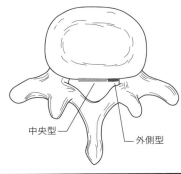

図13-3　腰椎椎間板ヘルニアの突出部位(文献27より引用)
腰椎椎間板ヘルニアには,中央域から髄核が突出する中央型と後外側域から髄核が突出する外側型がある。

E. 診断・評価

1. 画像診断

腰椎椎間板ヘルニアの確定診断には画像診断が

第4章 腰椎疾患2

表13-1 MRIによる腰椎椎間板ヘルニア所見の信頼性（文献15より引用）

評価項目	検者内ICC	検者間ICC
椎間板形態	0.90	0.81
硬膜嚢の圧迫	0.84	0.54
神経根インピンジメント	0.63	0.47

ICC：級内相関係数（intraclass correlation coefficient）。

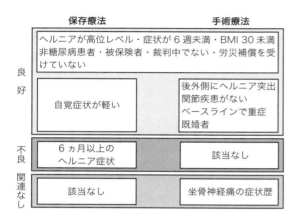

図13-4 治療法別にみた予後予測因子（文献9, 11, 23, 31より作図）
ヘルニア所見から患者背景まで、さまざまな予後予測因子が検討されている。

った（表13-1）[15]。MRIは腰椎椎間板ヘルニアの画像診断において、最も高い精度を有するが、神経根インピンジメントの判断に関しては注意が必要である。

2. 臨床検査

臨床検査として下肢伸展挙上テスト（straight leg raising test：SLRテスト）や知覚検査、腱反射などさまざまな手法が用いられる。第5腰椎もしくは第1仙椎神経根症状を呈した腰椎椎間板ヘルニア80名を対象に、臨床検査結果に基づく診断精度が前向きコホート研究により検証された。臨床検査項目には、現病歴や疼痛、労災補償、側弯、局所の筋スパズム、指床間距離、SLRテスト、麻痺、筋萎縮、腱反射異常、知覚障害を採用した。検査の結果、疼痛部位（坐骨神経に沿った痛み）が最も診断精度の高い臨床所見であり、その他の項目は診断精度が低かった[1]。これに対して、腰椎椎間板ヘルニアが原因と考えられる坐骨神経領域の疼痛に関して、病歴と臨床所見の意義がメタ分析にて検討された。このシステマティックレビューに採択された論文のうち、病歴の有用性を述べたものは存在せず、診断に唯一有効なのは疼痛の分布領域と結論づけられた[38]。腰椎椎間板ヘルニアを含む神経根圧迫が疑われる274例を対象に、疼痛範囲や臨床検査結果とMRI画像上の神経根圧迫の一致度を調査した研究では、ROC（receiver-operating characteristic）曲線の値（0〜1で示され、1は完璧な検査で0.5以下は無効）が、疼痛範囲だけ0.8と高い値を示し、疼痛範囲の正確な聴取が神経根圧迫の診断に重要であることがわかった[39]。なかでも、①下腿まで放散する疼痛、②神経根の走行に一致する疼痛、③咳やくしゃみにより悪化する疼痛、④発作性の疼痛、の4つが重要とされた。これらにSLRテスト陽性や知覚鈍麻などの臨床所見を追加してもROC曲線の値の上昇はわずか

用いられる。腰椎椎間板ヘルニアの代表的な画像診断法としてMRIやCT、脊髄造影がある。これらの検査法を術中の椎間板や髄核の肉眼所見を基準として感度・特異度が検証された[10]。その結果、CTおよび脊髄造影の感度がそれぞれ57％、81％であったのに対し、MRIは感度96％・特異度97％と最も優れていた[10]。腰椎椎間板ヘルニア患者60名のMRI画像を用いた研究では、読影時の注意点が示された。放射線科医および整形外科医が椎間板形態や神経根インピンジメントを評価し、検者内・検者間信頼性を級内相関係数（intraclass correlation coefficient：ICC）にて検証した結果、椎間板形態は検者内信頼性0.90・検者間信頼性0.81と高い値を示したものの、神経根インピンジメントは検者内信頼性0.63・検者間信頼性0.47と中等度の信頼性であ

表 13-2 腰椎椎間板ヘルニアに対する保存療法を検討した研究（文献 9，13，28，29 より作成）

報告者	エビデンスレベル	対象・介入	アウトカム	結果
Radcliff ら[28]	I	1,062 名 A：オピオイド鎮痛薬（542 名） B：対照群（520 名）	SF-36 ODI	症状悪化 神経学的欠損増加 手術治療数が増加
Radcliff ら[29]	I	607 名 A：硬膜外ステロイド注射（154 名） B：対照群（453 名）	SF-36 ODI	群間差なし ※手術率に群間差あり B：56％＞A：19％
Krych ら[13]	IV	NFL 選手 17 名 硬膜外ステロイド注射	復帰率 キャリア	復帰率 89％ 2.8 シーズン
Iwamoto ら[9]	II	アスリート 100 名 理学療法，助言，トレーニング	復帰に要した期間	平均 4.8 ヵ月で 79％復帰

であり（0.83），疼痛範囲の正確な聴取の重要性が強調された[39]。本項で採用したすべての論文において，疼痛範囲が最も診断精度の高い臨床所見であると結論づけられており，髄節レベルに一致する疼痛の有無の聴取が神経根圧迫の診断に重要であることが示唆された。

3．予後予測因子

いくつかの研究によって，腰椎椎間板ヘルニアの予後予測に関して，保存療法・手術療法別に良好となる因子，不良となる因子，関連しない因子が示された（図 13-4）。近年公表された腰椎椎間板ヘルニアの予後予測因子に関するシステマティックレビューでは，「18 歳以上」「保存療法を実施しても最低 6 週は神経根痛がある」「神経伸張テストや神経障害が陽性」「症状と一致した画像所見がある」が取り込み基準とされた。データを統合した結果，保存療法・手術療法ともに 4 年後の ODI（Oswestry disability index）の有意な改善に関連する因子として，「BMI 30 未満」「被保険者」「裁判中でない」「労災補償を受けていない」「有症状期間が 6 週未満」，の 5 つがあげられた。2 年間の経過観察期間では，「腰椎高位のヘルニア」「労災補償を受けていない」「非糖尿病患者」でよりよい治療効果が示された。また，手術療法後 4 年間の経過観察で改善に関連する因子として，「解剖学的特性（ヘルニアが後外側に突出，ヘルニアが隔離）」があげられた[11]。術後 4 年間の多変量解析では，「既婚」「関節疾患がない」「ベースライン時点で重症」が手術療法でよりよい結果をもたらした[11]。不良となる因子の検討も行われた。腰椎椎間板ヘルニア患者 1,192 名を対象に症状の持続期間を調査した研究では，保存・手術療法ともに症状が 6 ヵ月以上持続した後に治療を受けた患者で SF-36（健康に関する QOL を測定するための尺度），ODI が有意に低かった[31]。腰椎椎間板ヘルニア患者 240 名を対象として，術後成績に術前の坐骨神経痛持続期間が影響するかを調査した研究が存在した。この研究では，術前の坐骨神経痛持続期間が 12 ヵ月未満と 12 ヵ月以上の 2 群に分けて ODI を測定した結果，2 群間に有意差を認めなかった[23]。これらの結果は，治療結果を予測する一助となりうる。

F．治療・予防

腰椎椎間板ヘルニアに対する治療法には保存療法と手術療法がある。アスリートにおける各治療成績に関して，エビデンスレベルの高い研究を中心に整理する。

表 13-3 腰椎椎間板ヘルニアに対する手術療法を検討した研究（文献 16, 18, 22, 32, 33, 40, 41, 43 より作成）

報告者	エビデンスレベル	術式	対象	復帰率	競技復帰までの期間	キャリア
Nair ら [22]	I	LD	エリートアスリート対象の研究 10 編	75〜100%	2.8〜8.7 ヵ月	2.6〜4.8 年
Savage ら [33]	IV	LD	NFL 選手	74%	—	4.1 年
Mochida ら [18]	IV	LD	A：アスリート B：マッチさせた非アスリート	A：63% B：76%	3 ヵ月以上	2 年以内（21%）
Matsunaga ら [16]	IV	PD	A：クラブ・プロアスリート B：労働者	A：87% B：58%	A：7.5 週 B：9 週	—
Sakou ら [32]	IV	PD	アスリートのみ	77%	1〜6 ヵ月	—
Watkins ら [41]	IV	MD	プロアスリート, オリンピック選手	88%	5.2 ヵ月	—
Watkins ら [40]	IV	MD	プロアスリート	89%	5.8 ヵ月	—
Yoshimoto ら [43]	IV	MD	エリートアスリート	83%	2.8 ヵ月	—

LD：腰椎椎間板切除，PD：経皮的椎間板切除，MD：microdiscectomy。

1. 保存療法

保存療法に関する論文は 4 編存在し，その内訳は薬物療法 1 編，ステロイド注射 2 編，理学療法 1 編であった [9, 13, 28, 29]（**表 13-2**）。腰椎椎間板ヘルニア患者 1,062 例を対象に，オピオイド鎮痛薬の効果を検証するための無作為化比較試験が行われた [28]。その結果，オピオイド鎮痛薬群は非オピオイド群と比較して，症状悪化と神経学的欠損が増加し（$p<0.001$），手術例が多かった（$p<0.001$）[28]。腰椎椎間板ヘルニア患者 607 例を硬膜外ステロイド注射群と対照群に無作為に割りつけて効果を検証した研究では，SF–36 および ODI に有意な差を認めなかった。しかし，手術率に群間差を認め，注射群 19% に対して対照群 56% と硬膜外ステロイド注射を実施した群で有意に手術率が低かった（$p<0.001$）[29]。これらの結果より，硬膜外ステロイド注射が手術回避に有効な可能性がある。

2. 手術療法

手術療法に関する論文は 8 編存在した [16, 18, 22, 32, 33, 40, 41, 43]（**表 13-3**）。腰椎椎間板切除術後の復帰率や競技復帰までの期間，術後の競技継続期間（キャリア）などをアウトカムとして，1947〜2013 年の間に公表された研究を対象としたシステマティックレビューでは，10 編の論文が採択された。これらの研究のデータを統合した結果，術後復帰率は 75〜100% と高く，腰椎椎間板切除術後の競技復帰までの期間は 2.8〜8.7 ヵ月，平均術後キャリアは 2.6〜4.8 年であった [22]。手術療法はスポーツ選手にとって選択肢の 1 つと考えられる。

3. 保存療法 vs. 手術療法

保存療法と手術療法の治療成績を比較した論文は 6 編存在した [4, 6, 7, 30, 35, 42]（**表 13-4**）。腰椎椎間板ヘルニアに対する保存療法（管理，介入）と手術療法（経皮的髄核摘出術・椎間板切除術，腰椎椎間板切除術，microdiscectomy など）の選択がスポーツ選手の復帰率に影響を与えるかを検討したシステマティックレビューでは，手術群と保存群で復帰率に差は認めなかった（手術群 84% vs. 保存群 76%，$p=0.33$）[30]。以上より，どちらの方法を選択しても同程度の確率でスポーツ復帰できると考えられる。

表 13-4 腰椎椎間板ヘルニアに対する手術・非手術療法後の復帰率を比較検討した研究（文献 4, 6, 7, 30, 35, 42 より作成）

報告者	エビデンスレベル	対象・術式	復帰率	競技復帰までの期間	キャリア
Reiman ら [30]	I	スポーツ選手対象の研究 14 編	群間差なし	—	
Hsu ら [6]	IV	NFL 選手 腰椎椎間板切除術	群間差なし	—	A：3.1 年 36 試合 B：2 年 18 試合
Hsu ら [7]	IV	NFL, NBA, NHL, MLB 選手 腰椎椎間板切除術	群間差なし	—	A：3.3 年 B：3.5 年
Schroeder ら [35]	III	NHL 選手 腰椎椎間板切除術	群間差なし	—	A, B：136 試合 2.7 年
Earhart ら [4]	III	MLB 選手 MD，椎弓切開，椎間孔拡大	群間差なし	手術群＞保存群	A：233 試合 B：432 試合
Weistroffer ら [42]	IV	NFL ラインマン 椎弓切除術	手術＞保存	—	A：33 試合 3 年 B：5 試合 1.2 年

MD：microdiscectomy。

4. 術後療法

腰椎椎間板手術後のリハビリテーションに関するコクランレビューが 2009 年と 2014 年に公表された [24, 25]。これによると術後 4～6 週でのエクササイズプログラム開始が推奨された。エクササイズに関しては，非治療群よりも疼痛に対する短期的効果があること（低いエビデンス），機能的ステータスに対する短期的効果があること（中等度のエビデンス），低頻度よりも高頻度エクササイズでより効果的であること（低いエビデンス），が示された。エクササイズプログラムが再手術率を増加させる根拠はないことも示された [24, 25]。具体的なプログラムの内容，スケジュールの体系化が望まれる。

5. 再 発

腰椎椎間板ヘルニアに対する術後再発例も報告された。手術療法を実施した患者を 8 年間経過観察し，再手術率と関連する危険因子を調査した結果，15％が再手術にいたっていた。また，健康状態（SF-36 や ODI）が悪い例では再手術のリスクが高かった [14]。再発のメカニズム，危険因子の解明が望まれる。

6. 予 防

腰椎椎間板ヘルニアの予防に関する論文は存在しなかった。経済的・社会的コストの観点からも，今後予防プログラムの策定が望まれる。

G. まとめ

1. すでに真実として承認されていること
- 腰椎椎間板ヘルニアの突出位置や形態によって症状や経過が変化する。
- スポーツ選手の腰椎椎間板ヘルニアに対する治療後のスポーツ復帰率は良好。

2. 議論の余地はあるが，今後の重要な研究テーマとなること
- 喫煙が腰椎椎間板ヘルニアの発症に関与する可能性。

3. 真実と思われていたが実は疑わしいこと
- MRI による神経根圧迫評価の信頼性。

H. 今後の課題

現時点では，腰椎椎間板ヘルニアの危険因子は

第 4 章 腰椎疾患 2

明らかにされておらず，効果的な治療法，予防法が開発されていない．生体を用いた発生メカニズムに関する力学的検討が必要と考える．それをもとに，身体機能を中心とした危険因子を特定し，危険因子を反映させた治療法，予防法の開発とその効果の検証が今後必要である．

文 献

1. Albeck MJ. A critical assessment of clinical diagnosis of disc herniation in patients with monoradicular sciatica. *Acta Neurochir (Wien)*. 1996; 138: 40-4.
2. Davis RA. A long-term outcome analysis of 984 surgically treated herniated lumbar discs. *J Neurosurg*. 1994; 80: 415-21.
3. Donceel P, Du Bois M. Fitness for work after surgery for lumbar disc herniation: a retrospective study. *Eur Spine J*. 1998; 7: 29-35.
4. Earhart JS, Roberts D, Roc G, Gryzlo S, Hsu W. Effects of lumbar disk herniation on the careers of professional baseball players. *Orthopedics*. 2012; 35: 43-9.
5. Fardon DF, Milette PC. Nomenclature and classification of lumbar disc pathology. Recommendations of the Combined task Forces of the North American Spine Society, American Society of Spine Radiology, and American Society of Neuroradiology. *Spine (Phila Pa 1976)*. 2001 ; 26: E93-113.
6. Hsu WK. Performance-based outcomes following lumbar discectomy in professional athletes in the National Football League. *Spine (Phila Pa 1976)*. 2010; 35: 1247-51.
7. Hsu WK, McCarthy KJ, Savage JW, Roberts DW, Roc GC, Micev AJ, Terry MA, Gryzlo SM, Schafer MF. The professional athlete spine initiative: outcomes after lumbar disc herniation in 342 elite professional athletes. *Spine J*. 2011; 11: 180-6.
8. Huang W, Qian Y, Zheng K, Yu L, Yu X. Is smoking a risk factor for lumbar disc herniation? *Eur Spine J*. 2016; 25: 168-76.
9. Iwamoto J, Sato Y, Takeda T, Matsumoto H. Return to play after conservative treatment in athletes with symptomatic lumbar disc herniation: a practice-based observational study. *Open Access J Sports Med*. 2011; 2: 25-31.
10. Janssen ME, Bertrand SL, Joe C, Levine MI. Lumbar herniated disk disease: comparison of MRI, myelography, and post-myelographic CT scan with surgical findings. *Orthopedics*. 1994; 17: 121-7.
11. Koerner JD, Glaser J, Radcliff K. Which variables are associated with patient-reported outcomes after discectomy? Review of SPORT disc herniation studies. *Clin Orthop Relat Res*. 2015; 473: 2000-6.
12. Komori H, Shinomiya K, Nakai O, Yamaura I, Takeda S, Furuya K. The natural history of herniated nucleus pulposus with radiculopathy. *Spine (Phila Pa 1976)*. 1996; 21: 225-9.
13. Krych AJ, Richman D, Drakos M, Weiss L, Barnes R, Cammisa F, Warren RF. Epidural steroid injection for lumbar disc herniation in NFL athletes. *Med Sci Sports Exerc*. 2012; 44: 193-8.
14. Leven D, Passias PG, Errico TJ, Lafage V, Bianco K, Lee A, Lurie JD, Tosteson TD, Zhao W, Spratt KF, Morgan TS, Gerling MC. Risk factors for reoperation in patients treated surgically for intervertebral disc herniation: a subanalysis of eight-year SPORT data. *J Bone Joint Surg Am*. 2015; 97: 1316-25.
15. Lurie JD, Tosteson AN, Tosteson TD, Carragee E, Carrino JA, Kaiser J, Sequeiros RT, Lecomte AR, Grove MR, Blood EA, Pearson LH, Herzog R, Weinstein JN. Reliability of magnetic resonance imaging readings for lumbar disc herniation in the Spine Patient Outcomes Research Trial (SPORT). *Spine (Phila Pa 1976)*. 2008; 33: 991-8.
16. Matsunaga S, Sakou T, Taketomi E, Ijiri K. Comparison of operative results of lumbar disc herniation in manual laborers and athletes. *Spine (Phila Pa 1976)*. 1993; 18: 2222-6.
17. Mattila VM, Saarni L, Parkkari J, Koivusilta L, Rimpela A. Early risk factors for lumbar discectomy: an 11-year follow-up of 57,408 adolescents. *Eur Spine J*. 2008; 17: 1317-23.
18. Mochida J, Nishimura K, Okuma M, Nomura T, Toh E. Percutaneous nucleotomy in elite athletes. *J Spinal Disord*. 2001; 14: 159-64.
19. Mummaneni PV, Whitmore RG, Curran JN, Ziewacz JE, Wadhwa R, Shaffrey CI, Asher AL, Heary RF, Cheng JS, Hurlbert RJ, Douglas AF, Smith JS, Malhotra NR, Dante SJ, Magge SN, Kaiser MG, Abbed KM, Resnick DK, Ghogawala Z. Cost-effectiveness of lumbar discectomy and single-level fusion for spondylolisthesis: experience with the NeuroPoint-SD registry. *Neurosurg Focus*. 2014; 36: E3.
20. Mundt DJ, Kelsey JL, Golden AL, Panjabi MM, Pastides H, Berg AT, Sklar J, Hosea T. An epidemiologic study of sports and weight lifting as possible risk factors for herniated lumbar and cervical discs. *Am J Sports Med*. 1993; 21: 854-60.
21. Mundt DJ, Kelsey JL, Golden AL, Pastides H, Berg AT, Sklar J, Hosea T, Panjabi MM. An epidemiologic study of non-occupational lifting as a risk factor for herniated lumbar intervertebral disc. *Spine*. 1993; 18: 595-602.
22. Nair R, Kahlenberg CA, Hsu WK. Outcomes of lumbar discectomy in elite athletes: the need for high-level evidence. *Clin Orthop Relat Res*. 2015; 473: 1971-7.
23. Omidi-Kashani F, Ghayem Hasankhani E, Kachooei AR, Rahimi MD, Khanzadeh R. Does duration of preoperative sciatica impact surgical outcomes in patients with lumbar disc herniation? *Neurol Res Int*. 2014; 2014: 565189.
24. Oosterhuis T, Costa LO, Maher CG, de Vet HC, van Tulder MW, Ostelo RW. Rehabilitation after lumbar disc surgery. *Cochrane Database Syst Rev*. 2014; 3: CD003007.
25. Ostelo RW, Costa LO, Maher CG, de Vet HC, van Tulder MW. Rehabilitation after lumbar disc surgery: an

update Cochrane review. *Spine (Phila Pa 1976)*. 2009; 34: 1839-48.
26. Ozaki S, Muro T, Ito S, Mizushima M. Neovascularization of the outermost area of herniated lumbar intervertebral discs. *J Orthop Sci*. 1999; 4: 286-92.
27. Pearson AM, Blood EA, Frymoyer JW, Herkowitz H, Abdu WA, Woodward R, Longley M, Emery SE, Lurie JD, Tosteson TD, Weinstein JN. SPORT lumbar intervertebral disk herniation and back pain: does treatment, location, or morphology matter? *Spine (Phila Pa 1976)*. 2008; 33: 428-35.
28. Radcliff K, Freedman M, Hilibrand A, Isaac R, Lurie JD, Zhao W, Vaccaro A, Albert T, Weinstein JN. Does opioid pain medication use affect the outcome of patients with lumbar disc herniation? *Spine (Phila Pa 1976)*. 2013; 38: E849-60.
29. Radcliff K, Hilibrand A, Lurie JD, Tosteson TD, Delasotta L, Rihn J, Zhao W, Vaccaro A, Albert TJ, Weinstein JN. The impact of epidural steroid injections on the outcomes of patients treated for lumbar disc herniation: a subgroup analysis of the SPORT trial. *J Bone Joint Surg Am*. 2012; 94: 1353-8.
30. Reiman MP, Sylvain J, Loudon JK, Goode A. Return to sport after open and microdiscectomy surgery versus conservative treatment for lumbar disc herniation: a systematic review with meta-analysis. *Br J Sports Med*. 2016; 50: 221-30.
31. Rihn JA, Hilibrand AS, Radcliff K, Kurd M, Lurie J, Blood E, Albert TJ, Weinstein JN. Duration of symptoms resulting from lumbar disc herniation: effect on treatment outcomes: analysis of the Spine Patient Outcomes Research Trial (SPORT). *J Bone Joint Surg Am*. 2011; 93: 1906-14.
32. Sakou T, Masuda A, Yone K, Nakagawa M. Percutaneous discectomy in athletes. *Spine (Phila Pa 1976)*. 1993; 18: 2218-21.
33. Savage JW, Hsu WK. Statistical performance in National Football League athletes after lumbar discectomy. *Clin J Sport Med*. 2010; 20: 350-4.
34. Schroeder GD, Lynch TS, Gibbs DB, Chow I, LaBelle M, Patel AA, Savage JW, Hsu WK, Nuber GW. Pre-existing lumbar spine diagnosis as a predictor of outcomes in National Football League athletes. *Am J Sports Med*. 2015; 43: 972-8.
35. Schroeder GD, McCarthy KJ, Micev AJ, Terry MA, Hsu WK. Performance-based outcomes after nonoperative treatment, discectomy, and/or fusion for a lumbar disc herniation in National Hockey League athletes. *Am J Sports Med*. 2013; 41: 2604-8.
36. Schumann B, Bolm-Audorff U, Bergmann A, Ellegast R, Elsner G, Grifka J, Haerting J, Jager M, Michaelis M, Seidler A. Lifestyle factors and lumbar disc disease: results of a German multi-center case-control study (EPILIFT). *Arthritis Res Ther*. 2010; 12: R193.
37. Tosteson AN, Skinner JS, Tosteson TD, Lurie JD, Andersson GB, Berven S, Grove MR, Hanscom B, Blood EA, Weinstein JN. The cost effectiveness of surgical versus nonoperative treatment for lumbar disc herniation over two years: evidence from the Spine Patient Outcomes Research Trial (SPORT). *Spine (Phila Pa 1976)*. 2008; 33: 2108-15.
38. Vroomen P, De Krom M, Knottnerus J. Diagnostic value of history and physical examination in patients suspected of sciatica due to disc herniation: a systematic review. *J Neurol*. 1999; 246: 899-906.
39. Vroomen PC, de Krom MC, Wilmink JT, Kester AD, Knottnerus JA. Diagnostic value of history and physical examination in patients suspected of lumbosacral nerve root compression. *J Neurol Neurosurg Psychiatry*. 2002; 72: 630-4.
40. Watkins RG 4th, Hanna R, Chang D, Watkins RG 3rd. Return-to-play outcomes after microscopic lumbar diskectomy in professional athletes. *Am J Sports Med*. 2012; 40: 2530-5.
41. Watkins RG 4th, Williams LA, Watkins RG 3rd. Microscopic lumbar discectomy results for 60 cases in professional and Olympic athletes. *Spine J*. 2003; 3: 100-5.
42. Weistroffer JK, Hsu WK. Return-to-play rates in National Football League linemen after treatment for lumbar disk herniation. *Am J Sports Med*. 2011; 39: 632-6.
43. Yoshimoto M, Takebayashi T, Ida K, Tanimoto K, Yamashita T. Microendoscopic discectomy in athletes. *J Orthop Sci*. 2013; 18: 902-8.
44. Zhang YG, Zhang F, Sun Z, Guo W, Liu J, Liu M, Guo X. A controlled case study of the relationship between environmental risk factors and apoptotic gene polymorphism and lumbar disc herniation. *Am J Pathol*. 2013; 182: 56-63.

〈濱田　孝喜〉

14. 腰椎椎間板障害・終板障害

はじめに

腰椎椎間板障害，終板障害は腰痛の一因とされる。腰椎は加齢や腰部への反復するストレスによって変性し，椎間関節は狭小化する。その結果，椎間板を構成する線維輪や終板に構造的変化が生じ，腰痛の原因となる。本項では腰椎椎間板障害および終板障害に関して疫学，病態，診断，治療に分けて整理した。

A. 文献検索方法

文献検索には PubMed を使用した。キーワードは，「disc lesion」「discopathy」「degenerative disk disease」「intervertebral disc」「endplate change」「endplate disease」「modic change」とし，検索された論文の引用文献を中心にハンドサーチによる論文を加え，最終的に 33 編の論文を採用した。

B. 疫学・危険因子

1. 腰椎椎間板障害

腰椎椎間板障害は，主に X 線や CT, MRI 画像によって診断される。腰椎椎間板障害は慢性腰痛患者の 39％に存在し，その好発部位は第 4-5 腰椎（L4-L5）および第 5 腰椎-第 1 仙椎（L5-S1）レベルであった[23]。この結果は，椎間板造影時の疼痛誘発により診断された。腰椎椎間板障害の危険因子は，X 線や MRI 画像における椎間板の異常所見を基準に検討された。MRI 画像上で椎間板の異常所見を有する者は異常所見のない者と比べて，包括的腰仙角度（第 1 腰椎前縁と第 1 仙椎前縁の延長線がなす角度）が有意に減少していた[12]。スポーツ活動への参加も腰椎椎間板障害発生のリスクとされる。SwÄrdら[24]の研究によると，スウェーデン国内トップレベルの 12〜17 歳の体操選手において，X 線画像上に椎間板の異常所見を認めた者が 75％であったのに対し，一般ボランティアでは 31％であった。MRI 画像による分析では，対象となるボート選手と年齢・身長・体重をマッチさせた運動習慣のない者を比較したところ，ボート選手において椎間板の高信号変化が有意に高率に存在した[17]。また，若年エリートテニス選手（平均年齢 17.3 ± 1.7 歳）においては 33 名中 13 名で椎間板の退行性変化が生じていた[1]。このように，アスリートでは椎間板の退行性変化が生じやすいと考えられるが，これらの変化が必ずしも腰痛発生と一致しないとの見解もある[15]。以上より，腰痛と椎間板変性との関連性についての解釈には注意が必要である。

2. 終板障害

終板障害は主に MRI 画像によって診断される。3,500 人のボランティアにおいて，MRI 画像上で終板の異常所見は 5.8％に存在し，下位腰椎に好発していた[19]。部位別では L5-S1 レベル（47.0％），L4-L5 レベル（35.5％）の順で多かった（**図 14-1**）。システマティックレビューにおいて，MRI 画像上での終板の異常信号は，加齢や肥

満，医療従事者に多いことが明らかにされた[13]。また，加齢によって約4%リスクが増大すると推定され，肥満（BMIが27.5以上）のオッズ比は1.07であった[13]。加えて，医療従事者の43%に終板の異常信号を認めたのに対して，非医療従事者では6%であった[13]。加齢により椎体終板の開孔部が閉塞することが示された[3]。この研究では，椎体終板の開孔部の密度と椎間板のプロテオグリカン含有量に正の相関関係（r＝0.50, p＝0.001）が認められた。これにより，終板変性による開孔部の閉塞が椎間板への栄養供給を減少させ，椎間板変性のリスクを増加させる可能性があると考察された。その他の危険因子として，腰痛を有さない者でも多裂筋の50%以上に脂肪置換を認めた場合，終板変性のオッズ比は4.3であったとする研究[25]や細菌感染が終板変性と中等度の関連があるとする研究[27]も存在する。終板障害は腰椎椎間板障害と同様に下位腰椎に好発し，加齢や肥満，職種のほか，筋構成や感染など多くの因子が関与すると考えられる。

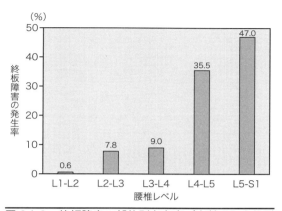

図14-1 終板障害の部位別存在率（文献19より引用）
L5-S1レベル（47.0%），L4-L5レベル（35.5%）の順で多かった。

C. 病 態

1. 腰椎椎間板障害

加齢に伴い椎間板における水分含有量やコラーゲン線維の構造および構成比が変化し，椎間板変性が生じる[2]。具体的には，加齢に伴いタイプⅡコラーゲンの変性とタイプⅠコラーゲン合成体が増加し，タイプⅡコラーゲンのプリコラーゲンやアグリカン合成体は増加しない[2]。髄核の変形は，屈曲および伸展に回旋を加えた複合運動で大きくなる[10]。椎間板造影で腰椎椎間板障害と診断された者においては，腰痛の他に殿部痛や鼠径部痛，下肢痛を訴えることもあるが，姿勢変化（座位・立位・歩行）による疼痛増強に差は認めなかった[23]。また，殿部や鼠径部，大腿部，腓腹筋，足部の疼痛発生割合も椎間板造影の結果と関連しなかった[23]。腰椎椎間板障害由来の腰痛は姿勢変化に影響されにくく，疼痛部位は明確ではないと推測される。

2. 終板障害

終板障害とは椎間板の上下に存在する軟骨が変性した状態を示し，主に3つに分類される。Modicら[18]は，MRIのT1強調像で低信号，T2強調像で高信号を示すものをタイプ1（骨髄浮腫），T1強調像で高信号，T2強調像で等～高信号を示すものをタイプ2（脂肪変性），T1強調像・T2強調像ともに低信号を示すものをタイプ3（骨硬化）と分類した。シュモール結節（終板および椎体が髄核に突出した状態）は，タイプ3終板障害が長期間経過することで生じるとされた[30]。終板の構造的耐久性に関して，スチールシリンダー内に設置した50の屍体終板に対して垂直方向へ圧力を加えた結果，148～308 kp（平均264 kp），12～35 kp/cm²（平均21 kp/cm²）の負荷で亀裂が生じた[22]。その他の研究で，タイプ1の終板障害が腰椎すべり症に影響することが示された[4]。以上より，終板障害が腰痛を含めた症状とどのように関連するかは現時点で不明である。

表 14-1　MRI を用いた椎間板障害のグレード分類（文献 21 より引用）

グレード	構造	髄核と線維輪の境界	椎間板の信号	椎間板高
I	均一，明白な白	明瞭	高	通常
II	不均一，水平の帯	明瞭	高	通常
III	不均一，灰色	不明瞭	中間	軽度減少
IV	不均一，灰色～黒色	消失	中間～低	中等度減少
V	不均一，黒色	消失	低	椎間腔陥没

表 14-2　X 線像を用いた椎間板障害の分類（文献 29 より引用）

測定項目	κ 係数	
	検者内	測定間
椎間板高減少	0.80	0.86
骨棘形態	0.69	0.61
骨硬化	0.68	0.34
グレード分類	0.79	0.71

D. 診断・評価

1. 腰椎椎間板障害

腰椎椎間板障害の診断は，椎間板造影法がゴールドスタンダードとされてきた[7]。椎間板造影法は，椎間板に造影剤を注入した際の疼痛の有無によって椎間板由来の疼痛を判別する方法である。腰痛者を対象に椎間板造影法と CT 画像を比較した研究では，椎間板造影法の結果と CT 画像上の線維輪の亀裂に有意な関連を認めた[31]。一方で椎間板造影法による侵襲の問題も指摘された。10 年間の前向きコホート研究において，椎間板造影法は椎間板高の減少や MRI 画像上での椎体の高信号を引き起こすことが示された[6]。椎間板造影法は疼痛部位を限局できるという利点を有するものの侵襲によるリスクに注意が必要である。

臨床場面では X 線や MRI を用いることが多い。Pfirrmann ら[21]は，MRI を用いた椎間板障害のグレード分類を提唱した（**表 14-1**）。この分類では，椎間板構造，髄核と線維輪の境界，椎間板の信号，椎間板高の結果から 5 段階のグレードに分けられた。この分類は，検者内信頼性 0.74 以上，検者間信頼性 0.84 以上（κ 係数）と高い信頼性が示された[21]。Wilke ら[29]は，X 線画像による分類法の信頼性を検証した。この分類では，椎間板高の減少や骨棘形態，骨硬化が 0～3 点で点数化された。各測定項目の検者内信頼性（κ 係数）は，椎間板高減少 0.80，骨棘形態 0.69，骨硬化 0.68 であった。また，屍体の肉眼的所見との比較による測定間信頼性（κ 係数）は，椎間板高減少 0.86，骨棘形態 0.61，骨硬化 0.34 であり，骨硬化の測定間信頼性以外は高い信頼性を示した（**表 14-2**）。しかしながら，これらの異常所見が疼痛の原因と断定することは困難なため，疼痛の原因を解明するためには椎間板造影法が必要と考えられる。

2. 終板障害

終板変性の診断には，主に MRI が用いられる。MRI 画像を用いた終板障害の測定信頼性（κ 係数）は，検者内信頼性 0.64，検者間信頼性 0.55 とされた[16]。測定間信頼性は，検者内・検者間ともに高いとはいえない。

E. 治　療

腰椎椎間板障害に対する治療は大きく保存療法と手術療法に分けられる。手術療法として，主に椎体固定術と椎体置換術が施行される[20,32]。

1. 保存療法

腰椎椎間板障害の保存療法に関する研究は少な

表14-3 椎間板障害に対する手術療法（文献 5, 20, 32 より引用）

報告者	エビデンスレベル	対象	術式	アウトカム（術後1年）	結果 術前	結果 術後
Ni ら [20]	II	腰椎椎間板症患者 84 名	前方固定術	VAS ODI	7.5 ± 1.4 60.0 ± 5.7	3.3 ± 1.3 13.6 ± 3.4
Canbay ら [5]	II	椎間板障害を有する 25 名	後方固定術	VAS ODI	7.6 ± 1.3 57.4 ± 16.3	1.7 ± 0.9 10.2 ± 4.7
Zagra ら [32]	II	椎間板変性を伴う腰痛患者 32 名	後方固定術	VAS（腰部） VAS（下肢） ODI	4.8 7.3 48.8	0.9 1.7 10.0

VAS：visual analog scale，ODI：Oswestry disability index。

く，注射療法，多血小板血漿（platelet-rich plasma：PRP）療法，マニピュレーション，体幹筋トレーニングに関するものが存在した．注射療法の効果を検証した研究では，椎間板造影法とMRI 画像における退行性変化にて診断された120名の腰椎椎間板障害患者を対象に，椎間板にステロイドを注射する群と生理食塩水を注射する群で効果が比較された（各群の介入頻度は不明）．その結果，両群間の疼痛軽減に有意差は認められなかった[14]．近年，PRP 療法の効果が検証された．PRP 療法は，患部を急性期の状態にもどすことで自己治癒力を再活性化することを目的とする．椎間板造影法にて診断された 58 名を対象とした無作為化比較試験の結果，介入後 8週目の functional rating index スコア（疼痛や歩行・仕事参加などの活動面を評価する指標）における最大疼痛が，注射をしなかった対照群と比べて PRP 群で有意に低値であった（対照群 44.45，PRP 37.99）[26]．腰椎マニピュレーションの効果が検証された．MRI 上で椎間板の退行性変化を認めた 56 名に対して，側屈位で腰仙椎へ回旋・側屈方向のマニピュレーションを行った結果，疼痛スコア軽減と指床間距離の改善をもたらした[28]．運動療法の効果に関しては，X 線画像で下位腰椎に異常所見を有した 20 名を対象に検証された．10 日間の体幹筋等尺性運動を行った結果，腰痛の程度が 15％軽減されたが，統計学的な有意差は示されていない[9]．腰椎椎間板や終板障害を対象とした保存療法の研究はわずかであり，今後は障害の個別性を考慮した治療法の効果検証が必要である．

2．手術療法

手術療法の効果に関して主に椎体固定術（前方・後方）と椎体置換術の術後成績が示された．X 線および MRI 画像上で椎間板の退行性変化を認めた患者 84 名に対して椎体前方固定術を行った研究では，術後 1 年時点における体幹動作時の疼痛（visual analog scale：VAS）は術前 7.5 ± 1.4 から術後 3.3 ± 1.3 に減少し，腰痛に特異的な日常生活の障害程度を意味する Oswestry disability index（ODI）は術前 60.0 ± 5.7 から術後 13.6 ± 3.4 に改善した[20]．椎体後方固定術も同様に良好な成績が報告された．X 線画像上で椎間板の退行性変化を有した 32 名の対象において，椎体後方固定術 1 年後の腰部の VAS は術前 4.8 から術後 0.9，下肢の VAS は術前 7.3 から術後 1.7，ODI は術前 48.8 から術後 10.0 に改善した[32]．MRI 画像で椎間板退行性変化を認め，椎間板造影陽性であった 25 名において，椎体後方固定術 1 年後の VAS は術前 7.6 ± 1.3 から術後 1.7 ± 0.9，ODI は術前 57.4 ± 16.3 から術後 10.2 ± 4.7 と有意に改善した[5]（表 14-3）．同様の対象において前方固

定術と後方固定術で手術時間および術後成績を比較した調査では，前方固定術で有意に手術時間が短かったが，ODI に有意差を認めなかった[11]。

椎間板全置換術と椎体固定術の術後成績の比較が行われた．X線画像で椎間板の退行性変化を認めた者を対象として，161 名に椎間板全置換術，75 名に椎体固定術を施行した結果，置換術が固定術と比べて術後 5 年時点における隣接関節の退行性変化が少なく，処置を行った椎間の可動性に優れていた[33]．一方で椎体後方固定術後の隣接関節の退行性変化と Japanese Orthopedic Association（JOA）スコアおよび ODI に基づく日常生活障害の程度に関連を認めないとする研究が存在した[8]．以上より，術式の優劣に一致した見解は得られていない．

F. まとめ

1. すでに真実として承認されていること
- 腰椎椎間板障害，終板変性は下位腰椎に好発する．
- 腰椎椎間板障害・終板障害には加齢やスポーツ活動，肥満，職種が影響する．

2. 議論の余地はあるが，今後の重要な研究テーマとなること
- 椎間板や終板由来の腰痛の診断法．
- 終板障害の危険因子の解明．
- 腰椎椎間板障害および終板障害に対応した治療法の確立．

3. 真実と思われていたが実は疑わしいこと
- 腰椎固定術が隣接関節の変性を誘発する．

文献

1. Alyas F, Turner M, Connell D. MRI findings in the lumbar spines of asymptomatic, adolescent, elite tennis players. *Br J Sports Med*. 2007; 41: 836-41; discussion 841.
2. Antoniou J, Steffen T, Nelson F, Winterbottom N, Hollander AP, Poole RA, Aebi M, Alini M. The human lumbar intervertebral disc: evidence for changes in the biosynthesis and denaturation of the extracellular matrix with growth, maturation, ageing, and degeneration. *J Clin Invest*. 1996; 98: 996-1003.
3. Benneker LM, Heini PF, Alini M, Anderson SE, Ito K. 2004 Young Investigator Award Winner: Vertebral endplate marrow contact channel occlusions and intervertebral disc degeneration. *Spine (Phila Pa 1976)*. 2005; 30: 167-73.
4. Brinjikji W, Diehn FE, Jarvik JG, Carr CM, Kallmes DF, Murad MH, Luetmer PH. MRI findings of disc degeneration are more prevalent in adults with low back pain than in asymptomatic controls: a systematic review and meta-analysis. *AJNR Am J Neuroradiol*. 2015; 36: 2394-9.
5. Canbay S, Aydin AL, Aktas E, Erten SF, Basmaci M, Sasani M, Ozer AF. Posterior dynamic stabilization for the treatment of patients with lumbar degenerative disc disease: long-term clinical and radiological results. *Turk Neurosurg*. 2013; 23: 188-97.
6. Carragee EJ, Don AS, Hurwitz EL, Cuellar JM, Carrino JA, Herzog R. 2009 ISSLS Prize Winner: Does discography cause accelerated progression of degeneration changes in the lumbar disc: a ten-year matched cohort study. *Spine*. 2009; 34: 2338-45.
7. Carragee EJ, Lincoln T, Parmar VS, Alamin T. A gold standard evaluation of the "discogenic pain" diagnosis as determined by provocative discography. *Spine (Phila Pa 1976)*. 2006; 31: 2115-23.
8. Chen BL, Wei FX, Ueyama K, Xie DH, Sannohe A, Liu SY. Adjacent segment degeneration after single-segment PLIF: the risk factor for degeneration and its impact on clinical outcomes. *Eur Spine J*. 2011; 20: 1946-50.
9. Dzierzanowski M, Dzierzanowski M, Mackowiak P, Slomko W, Radziminska A, Kazmierczak U, Strojek K, Srokowski G, Zukow W. The influence of active exercise in low positions on the functional condition of the lumbar-sacral segment in patients with discopathy. *Adv Clin Exp Med*. 2013; 22: 421-30.
10. Fazey PJ, Song S, Price RI, Singer KP. Nucleus pulposus deformation in response to rotation at L1-2 and L4-5. *Clin Biomech (Bristol, Avon)*. 2013; 28: 586-9.
11. Freudenberger C, Lindley EM, Beard DW, Reckling WC, Williams A, Burger EL, Patel VV. Posterior versus anterior lumbar interbody fusion with anterior tension band plating: retrospective analysis. *Orthopedics*. 2009; 32: 492.
12. Habibi Z, Maleki F, Meybodi AT, Mahdavi A, Saberi H. Lumbosacral sagittal alignment in association to intervertebral disc diseases. *Asian Spine J*. 2014; 8: 813-9.
13. Jensen TS, Karppinen J, Sorensen JS, Niinimaki J, Leboeuf-Yde C. Vertebral endplate signal changes (Modic change): a systematic literature review of prevalence and association with non-specific low back pain. *Eur Spine J*. 2008; 17: 1407-22.
14. Khot A, Bowditch M, Powell J, Sharp D. The use of intradiscal steroid therapy for lumbar spinal discogenic pain: a randomized controlled trial. *Spine (Phila Pa*

1976). 2004; 29: 833-6; discussion 837.
15. Lundin O, Hellstrom M, Nilsson I, Sward L. Back pain and radiological changes in the thoraco-lumbar spine of athletes. A long-term follow-up. *Scand J Med Sci Sports.* 2001; 11: 103-9.
16. Luoma K, Vehmas T, Gronblad M, Kerttula L, Kaapa E. Relationship of Modic type 1 change with disc degeneration: a prospective MRI study. *Skeletal Radiol.* 2009; 38: 237-44.
17. Maurer M, Soder RB, Baldisserotto M. Spine abnormalities depicted by magnetic resonance imaging in adolescent rowers. *Am J Sports Med.* 2011; 39: 392-7.
18. Modic MT, Steinberg PM, Ross JS, Masaryk TJ, Carter JR. Degenerative disk disease: assessment of changes in vertebral body marrow with MR imaging. *Radiology.* 1988; 166(1 Pt 1): 193-9.
19. Mok FP, Samartzis D, Karppinen J, Fong DY, Luk KD, Cheung KM. Modic changes of the lumbar spine: prevalence, risk factors, and association with disc degeneration and low back pain in a large-scale population-based cohort. *Spine J.* 2016; 16: 32-41.
20. Ni J, Fang X, Zhong W, Liu N, Wood KB. Anterior lumbar interbody fusion for degenerative discogenic low back pain: evaluation of L4-S1 fusion. *Medicine (Baltimore).* 2015; 94: e1851.
21. Pfirrmann CW, Metzdorf A, Zanetti M, Hodler J, Boos N. Magnetic resonance classification of lumbar intervertebral disc degeneration. *Spine (Phila Pa 1976).* 2001; 26: 1873-8.
22. Rolander SD, Blair WE. Deformation and fracture of the lumbar vertebral end plate. *Orthop Clin North Am.* 1975; 6: 75-81.
23. Schwarzer AC, Aprill CN, Derby R, Fortin J, Kine G, Bogduk N. The prevalence and clinical features of internal disc disruption in patients with chronic low back pain. *Spine (Phila Pa 1976).* 1995; 20: 1878-83.
24. SwÄrd L, Hellstrom M, Jacobsson B, Peterson L. Back pain and radiologic changes in the thoraco-lumbar spine of athletes. *Spine.* 1990; 15: 124-9.
25. Teichtahl AJ, Urquhart DM, Wang Y, Wluka AE, Wijethilake P, O'Sullivan R, Cicuttini FM. Fat infiltration of paraspinal muscles is associated with low back pain, disability, and structural abnormalities in community-based adults. *Spine J.* 2015; 15: 1593-601.
26. Tuakli-Wosornu YA, Terry A, Boachie-Adjei K, Harrison JR, Gribbin CK, LaSalle EE, Nguyen JT, Solomon JL, Lutz GE. Lumbar intradiskal platelet-rich plasma (PRP) injections: a prospective, double-blind, randomized controlled study. *PM R.* 2016; 8: 1-10.
27. Urquhart DM, Zheng Y, Cheng AC, Rosenfeld JV, Chan P, Liew S, Hussain SM, Cicuttini FM. Could low grade bacterial infection contribute to low back pain? A systematic review. *BMC Med.* 2015; 13: 13.
28. Vieira-Pellenz F, Oliva-Pascual-Vaca A, Rodriguez-Blanco C, Heredia-Rizo AM, Ricard F, Almazan-Campos G. Short-term effect of spinal manipulation on pain perception, spinal mobility, and full height recovery in male subjects with degenerative disk disease: a randomized controlled trial. *Arch Phys Med Rehabil.* 2014; 95: 1613-9.
29. Wilke HJ, Rohlmann F, Neidlinger-Wilke C, Werner K, Claes L, Kettler A. Validity and interobserver agreement of a new radiographic grading system for intervertebral disc degeneration: part I. Lumbar spine. *Eur Spine J.* 2006; 15: 720-30.
30. Wu HT, Morrison WB, Schweitzer ME. Edematous Schmorl's nodes on thoracolumbar MR imaging: characteristic patterns and changes over time. *Skeletal Radiol.* 2006; 35: 212-9.
31. Xi MA, Tong HC, Fahim DK, Perez-Cruet M. Using provocative discography and computed tomography to select patients with refractory discogenic low back pain for lumbar fusion surgery. *Cureus.* 2016; 8: e514.
32. Zagra A, Minoia L, Archetti M, Corriero AS, Ricci K, Teli M, Giudici F. Prospective study of a new dynamic stabilisation system in the treatment of degenerative discopathy and instability of the lumbar spine. *Eur Spine J.* 2012; 21 Suppl 1: S83-9.
33. Zigler JE, Glenn J, Delamarter RB. Five-year adjacent-level degenerative changes in patients with single-level disease treated using lumbar total disc replacement with ProDisc-L versus circumferential fusion. *J Neurosurg Spine.* 2012; 17: 504-11.

〔伊藤　博志〕

15. 仙腸関節障害

はじめに

近年,仙腸関節に起因する腰痛の存在が認知されてきた。仙腸関節障害の疫学調査は1990年代より散見され,腰痛者の約10～30％が仙腸関節障害と推察された[17,19,26]。しかし,信頼性の高い診断法は確立されておらず,発症メカニズムの解明や保存療法が進歩していない。仙腸関節障害に対する理解が深まることで,原因不明とされる非特異的腰痛症者の割合を軽減させることができると考えられる。本項では,仙腸関節障害を「仙腸関節の異常に起因する腰部・骨盤の疼痛症状」と定義し,文献レビューを実施した。

A. 文献検索方法

文献検索にはPubMedを用いた。仙腸関節障害を表わすキーワードは多数存在する。しかし,本項では女性特有の原因で生じる仙腸関節障害を除外してレビューするため「sacroiliac joint pain」「sacroiliac joint dysfunction」「sacroiliac joint instability」を用いた。加えて,「epidemiology OR etiology」「pathology」「diagnosis OR evaluation」「therapy OR treatment OR physical therapy OR management」を組み合わせ検索した。その後,外傷,妊娠由来,エビデンスレベルVの論文などを除外し,検索後の論文の引用文献より論文を追加し,最終的に32編を採用した。

B. 疫　学

仙腸関節障害の疫学調査では,画像所見や身体所見,関節ブロックなどを診断に用いた研究が多い。O'Sheaら[24]は,慢性腰痛を有する者213名を対象にX線画像による仙腸関節変性の存在とstandard modified New York grading scaleによる仙腸関節障害の存在を横断的に調査した。その結果,腰痛を有する者の31.7％で仙腸関節の変性もしくは関節炎を認めた。関節変性は女性に多く,関節炎は男性に多かった。内部疾患により受診した患者(無症候者)500名を対象としたCT画像による仙腸関節変性の存在率調査では,仙腸関節に何らかの変性を有する者は65.1％,重度の変性を有する者は30.5％であった。また,30歳以下で軽度の変性を有する者が7.1％だったのに対し,60歳以上で何らかの変性を有する者は87.6％,さらに60歳以上で重度変性を有する者は45.0％であった[6]。下肢痛の有無にかかわらず腰痛により来院した368名を対象に画像所見(CT・MRI),関節ブロック注射,理学療法の効果から病因を同定した研究では,14.4％(53名)の腰痛が仙腸関節に起因していた[27]。加齢とともに仙腸関節の変性や炎症が生じると推測されるが,仙腸関節変性が腰痛の原因とならない例や,過去の仙腸関節障害の痕跡としての変性が含まれていた可能性がある。

腰椎固定術後患者や腰椎椎間板ヘルニア患者を対象としたコホート研究や横断研究も散見される。腰椎固定術後に腰痛が3ヵ月以上継続し,

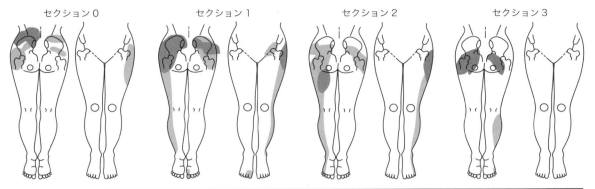

図 15-1　仙腸関節障害の疼痛出現領域（文献 11 より引用）
アミかけ部分は仙腸関節障害の疼痛出現領域を示す．濃いアミかけの部分は疼痛が出現しやすい領域である．セクションごとの特徴として，セクション 0 は腸骨稜に沿った上殿部，セクション 1 は上後腸骨棘と鼠径部，セクション 2 は殿部中央，セクション 3 は下殿部を中心にそれぞれ関連痛を認めた．

疼痛部位や疼痛誘発テストから仙腸関節との関連が疑われた 130 名を対象とした研究では，3 回中 2 回の関節腔内ブロックにて 75％以上の疼痛軽減を認めた場合に仙腸関節に起因すると判断された[15]．その結果，75％以上の疼痛軽減を認めた者は 16.2％（21 名）であった[15]．第 5 腰椎－第 1 仙椎間を含む腰椎固定術後 3 ヵ月以上経過後に疼痛が再発し，6 ヵ月以上継続する患者を対象とした研究では，関節腔内ブロックにて 75％以上除痛が得られた者は 35％であった[18]．以上より，腰椎固定術後に生じる仙腸関節障害は 16～35％程度と考えられる．先行研究では，術後の仙腸関節障害の予測因子として，①術前と異なる疼痛分布，②片側疼痛，③疼痛誘発テスト 3 つ以上陽性，があげられた[15,18]．Madani ら[16]は，MRI 画像により診断された腰椎椎間板ヘルニア患者 202 名を対象として，疼痛誘発テストなどを用いて仙腸関節障害の存在率を横断的に調査した．その結果，仙腸関節障害は 72.3％で認め，女性や疼痛再発歴，自動下肢伸展挙上（active straight leg rising：ASLR）テスト異常，重労働負荷に当てはまる対象が多かった．腰椎固定術後や腰椎椎間板ヘルニア患者にも仙腸関節障害が含まれている可能性は高く，十分な鑑別診断が必要である．

C. 病　態

仙腸関節障害の病態に関する研究はかぎられる．Kurosawa ら[11]は，仙腸関節由来の疼痛領域の同定を目的に横断研究を実施した．24 名の仙腸関節障害者において仙腸関節を上から 0～3 の 4 つのセクションに分け，疼痛分布の再現性と関節腔外ブロックによる除痛効果を検証した．70％以上の疼痛軽減を除痛効果ありと定義した．セクション 0～1（上方区域）は上殿部，セクション 2～3（下方区域）は下殿部と関連し，下肢遠位に疼痛が広がる例もあった（図 15-1）．さらに 44％で鼠径部痛を認め，上方区域と関連する傾向が示された．仙腸関節由来の疼痛領域は，上殿部を中心に下殿部～下腿遠位部まで分布し，さらに鼠径部にも分布することが示された．Becker ら[4]は，仙腸関節に疼痛を有する者とそれ以外の腰痛者間で恥骨結合の変化を調査した．X 線画像にて恥骨結合の変化を，変性あり，恥骨垂直偏位，靱帯骨化の 3 つに分類した．その結果，仙腸関節に疼痛を有する者の 97％において恥骨結合に何らかの変化が生じていた．また，腰

第4章 腰椎疾患2

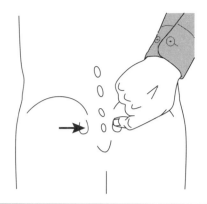

図15-2 One finger テスト（文献22より引用）
患者自身が示指で疼痛部位を指し示す。矢印は上後腸骨棘を示す。

痛者において恥骨結合に変化を認めたものは30％であった。仙腸関節に疼痛を有する者では恥骨垂直偏位を最も多く認めた。このことは、同じく骨盤輪を形成する仙腸関節においても力学的変化が生じている可能性を示唆した。仙腸関節障害の診断・評価法の確立がさらなる病態解明につながると思われ、今後の研究が待たれる。

D. 診断・評価

仙腸関節障害の診断・評価法として、関節ブロック、one fingerテスト、疼痛誘発テスト、診断スコアシステムが提唱され、その有用性が検証された。

1. 関節ブロック

仙腸関節障害診断のゴールドスタンダードは仙腸関節ブロックである。仙腸関節ブロックのほとんどが「関節腔内ブロック」と「関節腔外ブロック」のどちらかに区別される。前者は仙腸関節前方の関節区域、後者は後方の靱帯区域への局所麻酔を指す。1990年代には関節腔内ブロックが多用されたが、近年では関節腔外ブロックも用いられるようになった。Borowskyら[5]は、骨盤帯に疼痛を有する120名における関節腔内ブロックと関節腔外ブロックの効果を比較した。50％以上のVAS（visual analogue scale）の改善を有意な陽性反応とした。その結果、関節腔内ブロックの陽性反応は12.5％、関節腔外ブロックは31.3％であった。Murakamiら[23]も同様に、慢性仙腸関節痛を有する者に対する関節腔内ブロックと関節腔外ブロックによる改善度を検討した。評価にはJOA（Japanese Orthopaedic Association）スコアのADL制限の項目を使用し、介入後に10.5点以上を改善と定義した。各群25名の対象者における改善率は関節腔外ブロック100％、関節腔内ブロック36％であった。関節腔内ブロックで改善しなかった16名に対し関節腔外ブロックを実施したところすべてに改善を認めた。関節腔内ブロックのみでは仙腸関節痛を過小評価する可能性がある。

2. One finger テスト

簡便な仙腸関節障害の評価方法としてone fingerテストが提唱された。このテストは、患者自身が示指1本で疼痛部位を指し示す方法である（図15-2）[22]。腰痛患者239名に対してこのテストを実施したところ、上後腸骨棘もしくは上後腸骨棘周囲2cmを指し示した25名のうち、関節腔外ブロック陽性者が20名、疼痛誘発テスト陽性者が18名存在した[22]。以上より、one fingerテストにて上後腸骨棘周囲を示す者の多くは仙腸関節痛を有すると考えられる。一方で、上後腸骨棘周囲2cm以外に疼痛を有する者のうち13名で関節腔外ブロック陽性であった。よって、上後腸骨棘周囲は仙腸関節痛と関連の強い疼痛部位と考えられるが、例外も存在するため、他の検査結果と合わせた判断が必要である。

3. 疼痛誘発テスト

仙腸関節障害に対する疼痛誘発には、離開テス

15. 仙腸関節障害

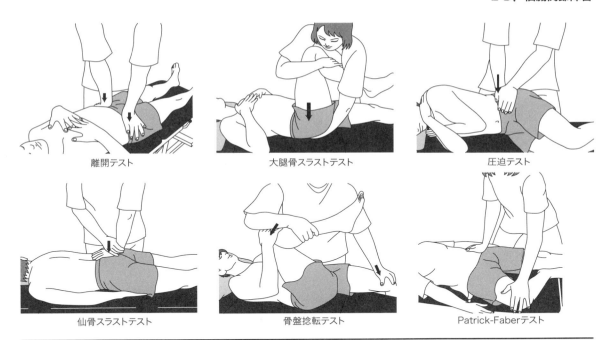

図 15-3 仙腸関節障害の疼痛誘発テスト（文献 13 より引用）
仙腸関節障害の評価として主に 6 つの疼痛誘発テストが用いられる。仙腸関節に対する力学的ストレスを負荷し疼痛の有無を確認する。離開テスト：両上前腸骨棘を下外側方向に圧迫し、仙腸関節へストレスを加えるテスト。大腿骨スラストテスト：大腿骨を介して仙腸関節に剪断ストレスを加えるテスト。圧迫テスト：側臥位にて寛骨を上方から圧迫することで仙腸関節にストレスを加えるテスト。仙骨スラストテスト：腹臥位にて仙骨を下方へ圧迫することで仙腸関節に剪断ストレスを加えるテスト。骨盤捻転テスト：検査側の股関節、膝関節を最大屈曲させ、対側下肢を伸展させることで仙腸関節にストレスを加えるテスト。Patrick-Faber テスト：一側の上前腸骨棘を固定した状態で検査側の下肢を開排し、仙腸関節にストレスを加えるテスト。

ト，大腿骨スラストテスト，圧迫テスト，仙骨スラストテスト，骨盤捻転テスト，Patrick-Faber テストが用いられる（図 15-3）。複数の疼痛誘発テストを組み合わせた際の感度・特異度が示された。van der Wurff ら[29]は，離開テスト，圧迫テスト，大腿骨スラストテスト，骨盤捻転テスト，Patrick-Faber テストの 5 つのテストを用いて，ブロック注射の結果と比較した。その結果，3 つ以上のテストで陽性の場合，感度 0.85，特異度 0.79 であった[29]。離開テスト，大腿骨スラストテスト，仙骨スラストテスト，骨盤捻転テストについて検討された研究もあった。3 つ以上のテストで陽性の場合，感度 0.94，特異度 0.78 であった[13]。以上より，3 つ以上の疼痛誘発テスト陽性で仙腸関節痛を判定できる可能性が高い。

疼痛誘発テストが仙腸関節にもたらす力学的作用は不明であった。Kim ら[9]は，男性 1 例の仙腸関節の三次元有限要素モデルを用いて，6 つの疼痛誘発テスト時の仙腸関節周囲靱帯の歪みおよび仙腸関節圧を検証した。解析に用いた靱帯は，前仙腸靱帯，骨間仙腸靱帯，長後仙腸靱帯，短後仙腸靱帯，仙棘靱帯，仙結節靱帯，腸腰靱帯であった。仙腸関節周囲靱帯の歪みは疼痛誘発テストの種類によって異なり，圧迫テストでは後方の靱帯と骨間仙腸靱帯，離開テストでは前方の靱帯と骨間仙腸靱帯，仙骨スラストテストではすべての靱帯，大腿スラストテストでは後面の靱帯，Patrick-Faber テストでは前仙腸靱帯，骨盤捻転テストでは前方の靱帯の伸張力がそれぞれ増加した[9]。関節圧は圧迫テスト，大腿スラストテス

第4章 腰椎疾患2

表15-1 仙腸関節障害のスコアシステム（文献12より引用）

項目	スコア
One finger テスト	3
鼠径部痛	2
椅子座位での疼痛	1
仙腸関節剪断テスト	1
上後腸骨棘の圧痛	1
仙結節靱帯の圧痛	1
合計	9

ト，Patrick-Faberテスト，骨盤捻転テストで10 MPa以上と高く，仙骨スラストテストでは3 MPaと低い値を示した[9]。靱帯の歪みと関節圧の変化を推察しながらテストを実施することは，仙腸関節障害の病態理解に役立つ可能性がある。

近年，仙腸関節障害の有無によるPatrick-Faberテスト時の寛骨キネマティクスの違いについて検証されている。Adhiaら[2]は122名の慢性腰痛を有する者に対し，疼痛誘発テストを用いて仙腸関節由来群とそれ以外の2群に分け，三次元デジタルシステムを用いて寛骨キネマティクスを比較した。研究に用いられた三次元デジタルシステム（palpation-digitization テクニック）は，高い信頼性が示された測定方法である[1]。ランドマークを上前腸骨棘および上後腸骨棘に置き，FABERポジション（股関節外転10°・20°・30°・40°・50°）における寛骨キネマティクスを算出した。その結果，仙腸関節障害を有する群は寛骨の水平面における回旋運動パターンが有意に異なっていた。この左右非対称な運動パターンは仙腸関節障害の特徴の1つの可能性がある。

4. 診断スコアシステム

単独の評価手技のみでは診断精度が不十分であることなどを背景に，複数の評価手段を統合した簡易的なスコアシステムが提唱された。Kurosawaら[12]は，骨盤後方靱帯由来の仙腸関節痛の診断スコアシステムを提案した。62名の後方靱帯由来の仙腸関節障害患者と59名の腰椎椎間板ヘルニアおよび腰部脊柱管狭窄症患者に対して，疼痛部位や疼痛増強肢位，疼痛誘発テストが調査された。スコアシステムは調査項目の多変量ロジスティック回帰分析に基づき構築された。その結果，高いオッズ比（OR）を示したのは，one fingerテスト（OR：25.87），鼠径部痛（OR：14.48），仙結節靱帯部の圧痛（OR：5.76）であった。仙腸関節痛のリスクスコアシステムでは，オッズ比などを考慮し10項目中6項目（one fingerテスト，鼠径部痛，椅子座位，仙腸関節スラストテスト，上後腸骨棘および仙結節靱帯部の圧痛）が選択された。各項目に対して回帰係数に基づき1〜3点の点数を分配し，合計9点のスコアシステムが構築された[12]（**表15-1**）。カットオフ値を4点とした際の感度は90.3％，特異度は86.4％であった[12]。このスコアシステムは，腰椎椎間板ヘルニアや腰部脊柱管狭窄症と仙腸関節障害の鑑別に有益な評価法と考えられる。

E. 治療

治療法に関して，理学療法や徒手療法を含む保存療法，関節注射，手術療法（関節固定術・熱凝固術）に分けて整理する。

1. 保存療法

仙腸関節障害に対する保存療法の効果を検証した研究は少ない。Visserら[30]は，仙腸関節由来の下肢痛患者を理学療法群15名，徒手療法群18名，関節腔内注射群18名の3群に分け，介入効果を検証した。理学療法群は仙腸関節の可動性改善と背部筋および骨盤底筋のトレーニングを週1回，6週間実施した。徒手療法群は2週間の間隔をあけて2回のセッションを実施した。徒手療法には，仙腸関節の高速スラストテクニッ

クを用いた。関節腔内注射は2回実施された。アウトカムは治療成功率，VAS，RAND-36質問紙とした。その結果，治療成功率（ベースラインより3ヵ月後に疼痛スコアの平均値が減少した率）は理学療法群20％，徒手療法群72％，関節腔内注射群50％であり，徒手療法群で高かった。VASおよびRAND-36は，理学療法群，関節腔内注射群に有意差がなく，徒手療法群の疼痛に有意な改善がみられた。しかし，異なる介入内容や関節腔外への注射では結果が変わる可能性がある。Molins-Cuberoら[21]は，月経困難症の腰部骨盤帯痛を有する女性40名を対象に，グローバル骨盤マニピュレーション（global pelvic manipulation：GPM）群20名とGPM法と同じ姿勢を2分間とるプラセボ治療群20名の即時効果を比較した。GPM法とは仙腸関節と仙骨を介した第5腰椎–第1仙椎間関節に対する高速度・低振幅のスラストテクニックである。アウトカムにはVAS，圧痛閾値（pressure pain threshold：PPT），血液データが用いられた。その結果，介入前後を比較するとGPM群ではプラセボ群と比較してVAS，PPT，セロトニン濃度に有意な改善を認めた。Hammerら[7]は，仙腸関節障害を有する患者24名における骨盤ベルト装着前後の効果を検証した。この研究で用いられた骨盤ベルトは，上前腸骨棘から上後腸骨棘の高さで腸骨稜付近に圧迫を加えて仙腸関節面の安定化を意図する構造であった。骨盤ベルトを締める強さをベルトなし，中等度，最大の3条件として，その時々のアウトカムを測定した。その結果，SF-36（質問紙評価）の身体サマリーに基づくQOLの改善や歩行時の大腿直筋の活動減少，歩行速度向上などの変化はみられるものの，疼痛の程度に変化は認めなかった。以上より，仙腸関節の可動性に着目した徒手療法は疼痛改善に対して一定の効果を示すと考えられるが，骨盤ベルトの除痛効果は示されていない。現時点では研究が少ないため，今後も介入研究が必要である。

2．関節注射

主に関節腔内への関節注射の効果が検証された。McKenzie-Brownら[20]は，仙腸関節痛および仙腸関節機能不全者に対する関節腔内ブロックの効果に関するシステマティックレビューを公表した。その結果，疼痛軽減効果に対して，短期的には中等度のエビデンス，長期的には限定されたエビデンスが示された。一方，関節腔内ブロックの有害事象も報告された[25]。これによると，介入後早期の有害事例として血管迷走神経性反射が2.1％に認められた。遅発性の有害事例として注射部の疼痛が12.9％，疼痛悪化が5.3％，皮膚の発赤・発汗が2.3％に認められた[25]。組織回復の刺激を目的とする増殖療法であるprolotherapyは，ステロイド注射と比較して介入15ヵ月後の有意な疼痛軽減効果を認めた[8]。ボツリヌス注射は局所麻酔と比較して，介入2ヵ月後，3ヵ月後の有意な疼痛軽減効果を認めた[14]。関節腔内注射による一定の疼痛軽減効果は認められたが，注射の種類によって効果の程度や持続期間が異なる可能性が示唆された。今後は関節腔外注射の効果検証も望まれる。

3．手術療法

手術療法の効果に関して関節固定術や熱凝固術の効果が検証された。Ashmanら[3]が公表したシステマティックレビューでは，仙腸関節固定術と仙腸関節の除神経の効果が検討された。選択された論文では，術後約1〜2年間の経過観察が行われた。その結果，どちらの治療ともに満足度や疼痛改善，機能改善の効果が示された。Spikerら[28]は，仙腸関節固定術と関節注射の効果に関するシステマティックレビューを公表した。群間差は認められず，両群ともに40％以上の疼痛改善，20％以上の機能改善（Oswestry disability index：ODI）を認めた．Whang ら[31]は，両側性および片側性の仙腸関節障害患者 148 名を対象に無作為化対照試験を実施した．対象を最小侵襲仙腸関節後方固定術群 102 名と非手術管理群 46 名（関節腔内ステロイド注射と仙骨神経の高周波除去）の 2 群に分けて，ベースライン，1 ヵ月，3 ヵ月，6 ヵ月時の効果を検証した．その結果，固定術群で成功率（術後 6 ヵ月時点での VAS がベースラインより 20 mm 以上減少）や術後 6 ヵ月時点の ODI および QOL の有意な改善を認めた．仙腸関節後方固定術の術後成績を検証した研究でも同様の疼痛改善効果が示された[32]．King ら[10]が公表したシステマティックレビューでは，仙腸関節痛患者に対する仙骨外側枝ブロックと仙骨外側枝高周波熱凝固術の効果について分析された．その結果，いくつかの論文において高周波熱凝固術の疼痛緩和効果がみられたが，エビデンスは不十分と結論づけられた．以上より，仙腸関節固定術では，短期的な疼痛・機能改善が得られると推測される．しかしながら，仙腸関節の可動性を図る徒手治療と仙腸関節の安定化を図る固定術のどちらも一定の効果が示されており，さらなる病態の解明とそれに応じた治療プロトコルの構築が求められる．

F．まとめ

1．すでに真実として承認されていること

- 仙腸関節由来の疼痛は上殿部を中心に下肢に分布する．
- 仙腸関節固定術は短期的な疼痛軽減効果がある．

2．議論の余地はあるが，今後の重要な研究テーマとなること

- 統一された診断基準を用いた保存療法・手術療法の効果検証．

- 仙腸関節障害の発症メカニズムおよび病態の解明．

3．真実と思われていたが実は疑わしいこと

- 仙腸関節障害に対する関節腔内ブロックのみの疫学調査および治療効果の検証は過小評価になっている可能性がある．

文 献

1. Adhia DB, Bussey MD, Mani R, Jayakaran P, Aldabe D, Milosavljevic S. Inter-tester reliability of non-invasive technique for measurement of innominate motion. *Man Ther*. 2012; 17: 71-6.
2. Adhia DB, Milosavljevic S, Tumilty S, Bussey MD. Innominate movement patterns, rotation trends and range of motion in individuals with low back pain of sacroiliac joint origin. *Man Ther*. 2016; 21: 100-8.
3. Ashman B, Norvell DC, Hermsmeyer JT. Chronic sacroiliac joint pain: fusion versus denervation as treatment options. *Evid Based Spine Care J*. 2010; 1: 35-44.
4. Becker S, Capobianco R, Seita M. Is sacroiliac joint pain associated with changes in the pubic symphysis? A radiographic pilot study. *Eur J Orthop Surg Traumatol*. 2015; 25 Suppl 1: S243-9.
5. Borowsky CD, Fagen G. Sources of sacroiliac region pain: insights gained from a study comparing standard intra-articular injection with a technique combining intra- and peri-articular injection. *Arch Phys Med Rehabil*. 2008; 89: 2048-56.
6. Eno JJ, Boone CR, Bellino MJ, Bishop JA. The prevalence of sacroiliac joint degeneration in asymptomatic adults. *J Bone Joint Surg Am*. 2015; 97: 932-6.
7. Hammer N, Mobius R, Schleifenbaum S, Hammer KH, Klima S, Lange JS, Soisson O, Winkler D, Milani TL. Pelvic belt effects on health outcomes and functional parameters of patients with sacroiliac joint pain. *PloS One*. 2015; 10: e0136375.
8. Kim WM, Lee HG, Jeong CW, Kim CM, Yoon MH. A randomized controlled trial of intra-articular prolotherapy versus steroid injection for sacroiliac joint pain. *J Altern Complement Med*. 2010; 16: 1285-90.
9. Kim YH, Yao Z, Kim K, Park WM. Quantitative investigation of ligament strains during physical tests for sacroiliac joint pain using finite element analysis. *Man Ther*. 2014; 19: 235-41.
10. King W, Ahmed SU, Baisden J, Patel N, Kennedy DJ, MacVicar J, Duszynski B. Diagnosis and treatment of posterior sacroiliac complex pain: a systematic review with comprehensive analysis of the published data. *Pain Med*. 2015; 16: 257-65.
11. Kurosawa D, Murakami E, Aizawa T. Referred pain location depends on the affected section of the sacroiliac joint. *Eur Spine J*. 2015; 24: 521-7.
12. Kurosawa D, Murakami E, Ozawa H, Koga H, Isu T,

Chiba Y, Abe E, Unoki E, Musha Y, Ito K, Katoh S, Yamaguchi T. A diagnostic scoring system for sacroiliac joint pain originating from the posterior ligament. *Pain Med*. 2017; 18: 228-38.
13. Laslett M, Aprill CN, McDonald B, Young SB. Diagnosis of sacroiliac joint pain: validity of individual provocation tests and composites of tests. *Man Ther*. 2005; 10: 207-18.
14. Lee JH, Lee SH, Song SH. Clinical effectiveness of botulinum toxin A compared to a mixture of steroid and local anesthetics as a treatment for sacroiliac joint pain. *Pain Med*. 2010; 11: 692-700.
15. Liliang PC, Lu K, Liang CL, Tsai YD, Wang KW, Chen HJ. Sacroiliac joint pain after lumbar and lumbosacral fusion: findings using dual sacroiliac joint blocks. *Pain Med*. 2011; 12: 565-70.
16. Madani SP, Dadian M, Firouznia K, Alalawi S. Sacroiliac joint dysfunction in patients with herniated lumbar disc: a cross-sectional study. *J Back Musculoskelet Rehabil*. 2013; 26: 273-8.
17. Maigne JY, Aivaliklis A, Pfefer F. Results of sacroiliac joint double block and value of sacroiliac pain provocation tests in 54 patients with low back pain. *Spine (Phila Pa 1976)*. 1996; 21: 1889-92.
18. Maigne JY, Planchon CA. Sacroiliac joint pain after lumbar fusion. A study with anesthetic blocks. *Eur Spine J*. 2005; 14: 654-8.
19. Manchikanti L, Singh V, Pampati V, Damron KS, Barnhill RC, Beyer C, Cash KA. Evaluation of the relative contributions of various structures in chronic low back pain. *Pain Physician*. 2001; 4: 308-16.
20. McKenzie-Brown AM, Shah RV, Sehgal N, Everett CR. A systematic review of sacroiliac joint interventions. *Pain Physician*. 2005; 8: 115-25.
21. Molins-Cubero S, Rodriguez-Blanco C, Oliva-Pascual-Vaca A, Heredia-Rizo AM, Bosca-Gandia JJ, Ricard F. Changes in pain perception after pelvis manipulation in women with primary dysmenorrhea: a randomized controlled trial. *Pain Med*. 2014; 15: 1455-63.
22. Murakami E, Aizawa T, Noguchi K, Kanno H, Okuno H, Uozumi H. Diagram specific to sacroiliac joint pain site indicated by one-finger test. *J Orthop Sci*. 2008; 13: 492-7.
23. Murakami E, Tanaka Y, Aizawa T, Ishizuka M, Kokubun S. Effect of periarticular and intraarticular lidocaine injections for sacroiliac joint pain: prospective comparative study. *J Orthop Sci*. 2007; 12: 274-80.
24. O'Shea FD, Boyle E, Salonen DC, Ammendolia C, Peterson C, Hsu W, Inman RD. Inflammatory and degenerative sacroiliac joint disease in a primary back pain cohort. *Arthritis Care Res (Hoboken)*. 2010; 62: 447-54.
25. Plastaras CT, Joshi AB, Garvan C, Chimes GP, Smeal W, Rittenberg J, Lento P, Stanos S, Fitzgerald C. Adverse events associated with fluoroscopically guided sacroiliac joint injections. *PM R*. 2012; 4: 473-8.
26. Schwarzer AC, Aprill CN, Bogduk N. The sacroiliac joint in chronic low back pain. *Spine (Phila Pa 1976)*. 1995; 20: 31-7.
27. Sembrano JN, Polly DW Jr. How often is low back pain not coming from the back? *Spine (Phila Pa 1976)*. 2009; 34: E27-32.
28. Spiker WR, Lawrence BD, Raich AL, Skelly AC, Brodke DS. Surgical versus injection treatment for injection-confirmed chronic sacroiliac joint pain. *Evid Based Spine Care J*. 2012; 3: 41-53.
29. van der Wurff P, Buijs EJ, Groen GJ. A multitest regimen of pain provocation tests as an aid to reduce unnecessary minimally invasive sacroiliac joint procedures. *Arch Phys Med Rehabil*. 2006; 87: 10-4.
30. Visser LH, Woudenberg NP, de Bont J, van Eijs F, Verwer K, Jenniskens H, Den Oudsten BL. Treatment of the sacroiliac joint in patients with leg pain: a randomized-controlled trial. *Eur Spine J*. 2013; 22: 2310-7.
31. Whang P, Cher D, Polly D, Frank C, Lockstadt H, Glaser J, Limoni R, Sembrano J. Sacroiliac joint fusion using triangular titanium implants vs. non-surgical management: six-month outcomes from a prospective randomized controlled trial. *Int J Spine Surg*. 2015; 9: 6.
32. Wise CL, Dall BE. Minimally invasive sacroiliac arthrodesis: outcomes of a new technique. *J Spinal Disord Tech*. 2008; 21: 579-84.

〈小椋　浩徳〉

索引

【あ行】

圧迫ストレス　83
圧迫テスト　163
アメリカンフットボール　59, 61

一過性四肢麻痺　71
　　── 疫学　72
遺伝子配列　146

運動療法　128
疫学
　　── 一過性四肢麻痺　72
　　── 頚椎神経根　72
　　── バーナー症候群　72
炎症　83

横隔膜　15
黄色靱帯　26
横靱帯　4
横突起　22
　　── 相対的厚さ　120
　　── 幅　120

【か行】

下位頚椎　63
下位頚椎運動　8
外傷性胸椎損傷後の初期診断アルゴリズム　92
回旋運動の測定　41
回旋時のカップリングモーション　17
外側縫線　50
外腹斜筋　37
過屈曲損傷　73
下肢伸展挙上テスト　148, 161
下肢痛　155
過伸展損傷　73
画像診断
　　── 胸椎椎間板ヘルニア　94

　　── 胸椎椎体骨折　92
　　── 頚椎損傷　65
　　── 頚椎椎間板ヘルニア　83
　　── 腰椎すべり症　125
　　── 腰椎不安定症　127
　　── 腰椎分離症　124
　　── 肋骨疲労骨折　93
片脚過伸展テスト　107
カップリングモーション　16, 30
　　── 回旋時　17
　　── 上肢挙上時　18
　　── 脊椎　10
　　── 側屈時　18
感覚神経　53
環境因子　146
関節炎　160
関節固定術　165
関節注射　165
関節突起　23
関節突起間部　99
関節ブロック　160, 162
関節変性　160
関節包内運動　9
環椎後頭関節　3

喫煙　146
急性頚髄損傷　61
胸郭
　　── 運動　18
　　── 経年変化　13
　　── 構造的制動効果　18
胸郭−骨盤運動　42
胸骨の骨構造　12
胸鎖乳突筋　8
胸椎
　　── 構造的制動効果　18
　　── 骨構造　12

索　引

胸椎疾患　90
　── スポーツ復帰　94
胸椎椎間板ヘルニア　90, 91
　── MRI 診断　94
　── 無症候性　94
胸椎椎体骨折　90
　── X 線診断　92
胸椎マニピュレーション　86
胸腰筋膜　45
　── 後葉　47
　── 後葉の深層　48
　── 後葉の浅層　47
　── スティフネス　53
　── 前葉　45
　── 中葉　45
胸腰腱膜複合体　50
胸肋関節　14
棘間靱帯　26
棘上靱帯　26
棘突起　22
筋線維芽細胞　52
筋膜　44

頚神経　5
頚神経叢　6
頚髄損傷　61
頚椎　3
　── アライメント　4
　── 過屈曲　63
　── 過伸展　63
　── 加齢性変化　83
　── 間欠牽引　86
頚椎骨折　63
頚椎神経孔　7
頚椎神経根　71, 75
　── 疫学　72
頚椎損傷　59
　── 画像診断　65
　── 術後の競技復帰　67
　── 初期症状　64
　── 画像所見に関する臨床的意志決定規則　65
　── フィールドでの評価　64, 65
頚椎脱臼骨折　59, 61

　── 発生高位　62
頚椎椎間板ヘルニア　82
　── 画像診断　83
　── 自然退縮　85
　── 治療のフローチャート　86
　── 保存療法　85
頚椎捻挫　71
経皮的髄核摘出術　150
頚部の運動　9

交感神経節後線維　54
後縦靱帯　26, 147
後方椎体間固定術　130
骨硬化　156
骨構造
　── 胸骨　12
　── 胸椎　12
　── 肋骨　12
骨端輪　103
骨年齢　104
骨盤運動　41
骨盤回旋角　124
骨盤形態角　124
骨盤捻転テスト　163
骨癒合　94
骨癒合率　108
固有受容器　54
ゴルフスウィング　40
ゴルフパフォーマンス　40
コンタクトプレー　82
コンプレッションタイプ，バーナー症候群　73

【さ行】
細菌感染　155
最長筋　35
鎖骨下動脈溝　92
坐骨神経痛　149
3 本支柱説　91

軸圧損傷　74
四肢麻痺　61
自動下肢伸展挙上テスト　161
終板　23, 103

── 異常信号　155
終板障害　154
終板変性　122
シュモール結節　155
瞬間回転中心　9, 102
上位頚椎　63
上位頚椎運動　8
上肢挙上時のカップリングモーション　18
侵害受容器　54
侵害受容性ニューロン　54
侵害受容能力　136
神経根圧迫　148
神経根インピンジメント　148
神経根症　82
　　── 徒手療法　86
神経根障害　102
神経成長因子　137
深刻な損傷，頚椎　59
診断スコアシステム　162, 164
深部腱反射　84

髄核　24, 83, 146
スクラム　62
スコッチテリアの首輪像のサイン　106
ストレッチタイプ，バーナー症候群　72
スパーリングテスト　85
すべり症　99
　　── 固定術　108
　　── 修復術　108

正中環軸関節　3
成長期スポーツ障害　99
成長軟骨板　103
成長板　103
生理学的筋横断面積　36, 38
脊髄硬膜外注射　86
脊髄症　82
　　── 徒手療法　86
脊柱管　22, 26
　　── 前後径　75
脊柱起立筋　15, 35
脊椎
　　── アライメント　105, 123

── カップリングモーション　10
── 骨折　90
── 側屈運動　30
── マニピュレーション　85
線維輪　23, 83, 146, 154
仙骨
　　── 円形化　105
　　── 傾斜角　124
　　── 形態　105
　　── 後弯角　105
　　── 終板変形　116
　　── スラストテスト　163
仙骨外側枝高周波熱凝固術　166
仙骨外側枝ブロック　166
前縦靱帯　26
仙腸関節障害　160
前方頚椎除圧固定術　87
前方すべり　104

僧帽筋　7
鼠径部　155
鼠径部痛　161
側屈時のカップリングモーション　18

【た行】
第1肋骨疲労骨折
　　── 損傷メカニズム　92
　　── 偽関節化　95
体幹筋活動　51
大腿骨スラストテスト　163
大腰筋　27
ダイレクトブロータイプ，バーナー症候群　73
多血小板血漿療法　157
タックル　62
脱神経所見　76
他動椎体間生理的運動テスト　127
他動椎体間副運動テスト　127
多裂筋　27, 137, 155

恥骨結合の変化　161
長内転筋　37
腸腰靱帯　120
腸肋筋　35

索　引

椎間関節　13, 22
　　―― 退行性変化　123
　　―― 面積　118
椎間関節炎　137
椎間関節角　118, 119
椎間関節間距離　118, 119
椎間関節障害　135
椎間関節性疼痛　135
椎間関節突起　138
椎間関節病変　138
椎間関節包　136
椎間孔　26
　　―― 断面積　5
椎間孔部のヘルニア　84
椎間板　4, 14, 23
　　―― 狭小化　110
　　―― 楔状化　124
　　―― 内圧　24
椎間板切除術　150
椎間板全置換術　158
椎間板造影法　156
椎間板ヘルニア, 無症候性　83
椎間板変性　30, 110, 122
椎弓根　22
椎弓靱帯　14
椎骨動脈　6
椎体　22
　　―― 楔状化　124
　　―― 前後径　75
椎体鉤状関節　3
椎体固定術　157
椎体靱帯　14
椎体幅　120
椎体変形　104

殿部痛　155
典型的頚椎　3

疼痛誘発テスト　161, 162
徒手療法
　　―― 神経根症　86
　　―― 脊髄症　86

【な行】
内腹斜筋　38

2椎体間固定　87

熱凝固術　165

【は行】
％slip　100
バーナー症候群　71
　　―― 疫学　72
　　―― コンプレッションタイプ　73
　　―― ストレッチタイプ　72
　　―― ダイレクトブロータイプ　73
背部筋の特性　36
破局的頚椎損傷　59
　　―― 受傷時の頚椎肢位　63
　　―― 受傷場面　62
　　―― 発生率　61

非典型的頚椎　3
非特異的腰痛　139

フィールドでの頚椎損傷の評価アルゴリズム　65
腹横筋　38, 46
腹腔内圧　39
腹直筋　37
腹部筋　37
　　―― 特性　38
分離すべり症の保存療法　128

並進運動　9
変形性関節症　137
変形性椎間関節症　137

包括的腰仙角度　154
保存療法
　　―― 分離すべり症　128
　　―― 腰椎分離症　107
ホフマン反射　84

【ま行】
膜　44

索　引

マトリックスメタロプロテアーゼ-3　83
マニピュレーション　157
無症候性胸椎椎間板ヘルニア　94
無症候性椎間板ヘルニア　83
無症候性腰椎分離症　121

【や行】

有限要素解析　101

腰仙椎角　125
腰仙椎後弯　106
腰椎　22
　── 回旋　29
　── 屈曲　28
　── 固定術　160
　── 伸展　28
　── 前方すべり　104
腰椎運動　41
腰椎すべり症　99
　── 画像診断　125
腰椎椎間板手術後のリハビリテーション　151
腰椎椎間板障害　154
腰椎椎間板切除術　150
腰椎椎間板ヘルニア　145, 160
　── 再発例　151
　── 自然退縮　147
　── ステロイド注射　150
　── 脱出型　146
　── 治療に必要なコスト　145
　── 治療法　149
　── 突出型　146
　── 分類　147
　── 薬物療法　150
　── 遊離型　146
腰椎不安定性　121
　── 画像診断　127
　── 評価　127
腰椎分離症　99
　── 画像診断　124
　── 骨形態　118
　── 固定術　108
　── 修復術　108
　── 新鮮例　113

　── 発生高位　116
　── 発生メカニズム　101
　── 分離部組織　121
　── 保存療法　107, 128
　── 無症候性　121
　── 有病率　114
腰椎分離・すべり症　31, 113, 116
　── 発生高位　117
　── 有病率　117
腰椎変性　122
腰痛　40, 52, 100, 120, 137
腰部背筋　35
腰方形筋　36
翼状靱帯　4

【ら行】

ラグビー　61
ラジオ波療法　139
ランニング　41

離開テスト　163
リハビリテーション，ACDF 術後　87
リフティング　39

ローイング動作における肋骨へのストレス　93
ローイング動作中の筋活動　92
肋横突関節　14
肋椎関節　13
肋軟骨関節　14
肋間筋　15
肋骨，骨構造　12
肋骨疲労骨折　90
　── 画像診断　93
　── スポーツ復帰　94
　── 損傷メカニズム　92

【わ行】

腕神経叢　71, 75

【欧文】

active straight leg rising（ASLR）テスト　161
Advanced Trauma Life Support（ATLS）プロトコル　92

索　引

anterior cervical discectomy and fusion（ACDF）　87
　――術後の復帰基準　87
　――術後のリハビリテーション　87
AO 分類　91

C7 pump line　124
Canadian C-Spine Rule（CCR）　66

Denis 分類　91
disability rating scale　131
Double blocks 法　135
Eastern Association for the Surgery of Trauma（EAST）：Cervical Spine Injuries Following Trauma　65

Fascia　44
　――滑走性　52
fascial strain hardening phenomenon　53
frozen lumbar　52

hydraulic amplifier mechanism　49

Kemp テスト　107, 138

lateral raphe　50
lumbar disc herniation　145
lumbar index　104
lumbar interfascial triangle（LIFT）　50
lumbosacral joint angle（LSJA）　106

MacNab criteria　109
Meyerding slippage grade　105
microdiscectomy　150
MMP-3　83

National Center for Catastrophic Sport Injury Research（NCCSIR）　59

One finger テスト　162
osteoarthritis（OA）　137
Oswestry disability index（ODI）　109, 149

paraspinal retinacular sheath（PRS）　49
passive accessory intervertebral motion test（PAIVM）　127
passive physiological intervertebral motion test（PPIVM）　127
Patrick-Faber テスト　163
pelvic angle　124
pelvic incidence　124
pelvic tilt　124
platelet-rich plasma（PRP）療法　157

Revel 基準　139

sacral slope　124
sacral table angle（STA）　105
sagittal vertical alignment（SVA）　6
SF-36　149
%slip　125
SPECT　107
spinal tilt　106
SRS questionnaire　106
standard modified New York grading scale　160
Steiner and Micheli スケール　108
straight leg raising test（SLR テスト）　148
substance P　137
superficial fascia　44

The National Emergency X-radiography Utilization Study（NEXUS）Criteria　66
The subaxial cervical spine injury classification（SLIC）system　66
thoracolumbar composite（TLC）　50
three column theory　91
3D-to-2D registration 法　28
Torg-Pavlov 比　3
Torg 比　75

Wiltse らの分類　113

X-factor　40
X-factor stretch　40

Sports Physical Therapy Seminar Series⑫
脊柱疾患のリハビリテーションの科学的基礎　　　　　　　　　　（検印省略）

2017年9月13日　第1版　第1刷

監修	福 林 　 徹	
	金 岡 恒 治	
総編集	蒲 田 和 芳	
	小 林 　 匠	
編集	河 端 将 司	
	真 木 伸 一	
	吉 田 昌 弘	
	伊 藤 一 也	
発行者	長 島 宏 之	
発行所	有限会社　ナップ	

〒111-0056　東京都台東区小島 1-7-13　NKビル
TEL 03-5820-7522／FAX 03-5820-7523
ホームページ http://www.nap-ltd.co.jp/
印　刷　シナノ印刷株式会社

© 2017　Printed in Japan　　　　　　　　　　　　　ISBN978-4-905168-49-2

JCOPY　〈(社) 出版者著作権管理機構　委託出版物〉
本書の無断複写は著作権法上での例外を除き禁じられています．複写される場合は，そのつど事前に，(社)出版者著作権管理機構（電話 03-3513-6969, FAX 03-3513-6979, e-mail: info@jcopy.or.jp）の許諾を得てください．

Sports Physical Therapy Seminar Series

足関節疾患のリハビリテーションの科学的基礎

B5判・184頁・図表196点・定価3,240円
ISBN978-4-905168-46-1

第1章 急性内反捻挫
疫学・受傷機転・危険因子／病態・評価／治療・予防

第2章 外反捻挫と腓骨骨折
疫学・受傷機転・危険因子／病態・評価／治療・予防

第3章 慢性足関節不安定症・捻挫後遺症・変形性足関節症
疫学・危険因子／病態／治療・予防

第4章 筋・腱・骨・軟骨損傷
腓骨筋腱損傷・後脛骨筋腱損傷／骨軟骨損傷・インピンジメント症候群／アキレス腱断裂

第5章 私の治療法
急性内反捻挫に対する私の治療法／慢性足関節不安定症に対する私の治療法／外反捻挫・腓骨骨折に対する私の治療法

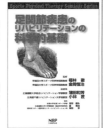

膝関節疾患のリハビリテーションの科学的基礎

B5判・344頁・図表382点・定価4,644円
ISBN978-4-905168-44-7

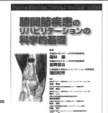

下肢のスポーツ疾患治療の科学的基礎 筋・腱・骨・骨膜

B5判・160頁・図表160点・定価3,240円
ISBN978-4-905168-34-8

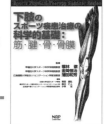

骨盤・股関節・鼠径部のスポーツ疾患治療の科学的基礎

B5判・198頁・図表237点・定価3,240円
ISBN978-4-905168-26-3

足部スポーツ障害治療の科学的基礎

B5判・182頁・図表239点・定価3,240円
ISBN978-4-905168-19-5

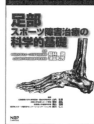

ACL再建術前後のリハビリテーションの科学的基礎

B5判・256頁・図表282点・定価3,888円
ISBN978-4-905168-12-6

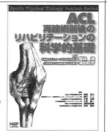

スポーツにおける肘関節疾患のメカニズムとリハビリテーション

B5判・168頁・図表230点・定価3,240円
ISBN978-4-905168-02-7

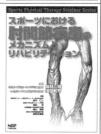

筋・筋膜性腰痛のメカニズムとリハビリテーション

B5判・160頁・図表170点・定価3,240円
ISBN978-4-931411-92-0

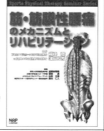

足関節捻挫予防プログラムの科学的基礎

B5判・138頁・図表161点・定価2,700円
ISBN978-4-931411-91-3

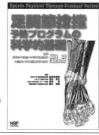

肩のリハビリテーションの科学的基礎

B5判・200頁・図表31点・定価3,240円
ISBN978-4-931411-79-1

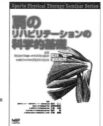

ACL損傷予防プログラムの科学的基礎

B5判・160頁・図表164点・定価3,240円
ISBN978-4-931411-74-6

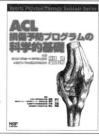

NAP Limited 〒111-0056 東京都台東区小島1-7-13 NKビル
TEL 03-5820-7522／FAX 03-5820-7523
http://www.nap-ltd.co.jp/ ナップ